개정증보판

산야초 약이 되는
108 가지

2

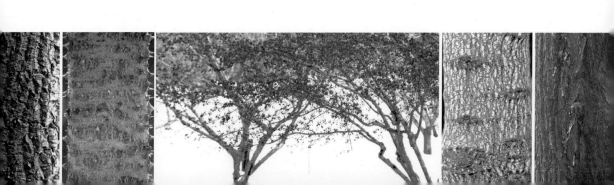

개정증보판

약이 되는 산야초 108가지 ❷

지은이   최 양 수
펴낸이   배 기 순
펴낸곳   하남출판사

초판1쇄 발행   2019년 3월 15일

등록번호   제10-0221호

주소   서울시 종로구 관훈동 198-16 남도B/D 302호
전화번호   (02)720-3211(代) / 팩스   (02)720-0312
e-mail   hanamp@chol.com

ⓒ 최양수, 2019

ISBN   978-89-7534-241-7

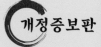

개정증보판

한·중 의서에서 전하는
350여 식물의 생생지식 추가 !

약이 되는 산야초 108가지

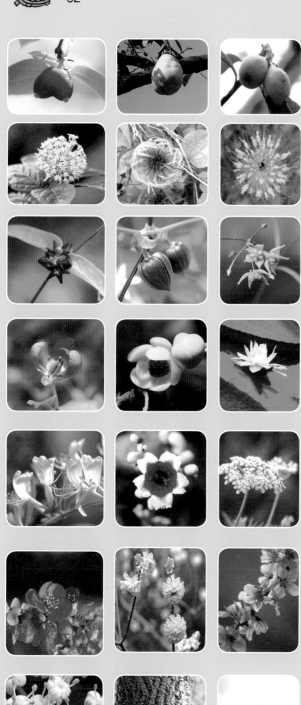

2

최양수 지음

하남출판사

개정 증보판 서문

오랫동안 사랑을 받아온 약이 되는 산야초 108가지 시리즈를 다시 손본다는 것은 저자로선 매우 행복하지만 한편으로 매우 힘든 일이었다. 그동안 산야초에 대한 일반인들의 관심과 사랑이 매우 증가하였을 뿐만 아니라 일반 야생화 전문 사진들의 품격도 향상되어 왔다. 더욱 바람직한 것은 산야초의 약초로서의 구분보다도 다양한 유사종에 대한 식물분류학적인 지식이 증가되고 본초학으로서의 자생식물 이용에 대한 물음이 끊임없이 확장되어 온 것이다.

비록 산야초의 응용을 위한 여러 방법론을 모색하면서 그 결과 여러 책을 쓰고 관심 있는 많은 독자들의 사랑을 받아 왔지만 저자로서의 의무와 책임감은 본초학과 더불어 식물분류학 생태학의 통합된 개념을 구축하여 보다 향상된 산야초학을 위한 디딤돌을 완성시키고자 하는데 매달려 있었다. 그 과정 중에도 마음 속은 늘 산야초로 순수한 도를 추구하며 인간의 생명을 따지고 물어 왔다.

생명의 고귀함과 진실함은 어디에서 시작된 것일까? 우리 인간들은 우리의 방식대로 자연과 생명을 해석한다. 생명의 아름다움은 고귀함과 진실함과도 연관이 있겠지만 인간만의 선택이 아닌 것은 확실하다. 특히 식물의 진화는 그들의 생존방식에 따라 움직이기에 당연히 우리가 이해 못하는 이해할 수 없는 것도 있으리라. 인간의 가치규범이 모든 동물에게 적용될 수 없는 것이고 더군다나 모든 식물에게 적용될 수 없는 것은 당연한 일이다.

몸에는 항생제를 투입하지 않는 것이 좋다고 한다. 하지만 땅에는 항생제보다 더 독한 제초제를 넣는다. 몸속에 세균이나 바이러스가 난리를 치면 급한 것이 다양한 항생제로 구성된 약물이다. 땅은 아프지도 않은데 잡초가 많다고 약을 뿌려대는데 이것이 농약이고 화학제이다. 조그마한 분자를 찾아 원소의 본질을 규명한다 해도 그것이 정답이 될 수 있을까? 꽃이 피어 나는 걸 바라 보듯이 인간은 오로지 자신의 시각과 감정과 그 주위의 환경속에서 바라보는 것이다. 그러나 생명의 본질 속엔 이보다 우선적인 것이 생명 그 자체다. 진정으로 생명을 다스리는 자는 누구일까? 남의 생명이 아닌 자신의 생명을 다스리는 자, 주재하는 것은 무엇일까?

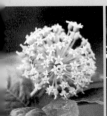 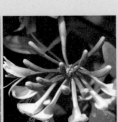 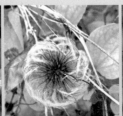 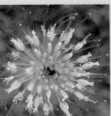 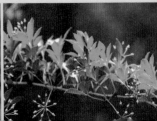

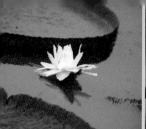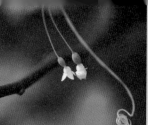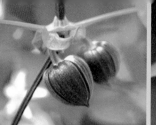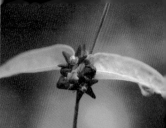

이 책을 만들어 내기까진 많은 분들의 수고와 격려가 있어 가능한 것이었다. 먼저 가족을 위해 헌신을 다한 아내와 인용, 수진에게 '고맙다'라는 속마음을 전한다. 그리고 산야에서의 많은 동지들이 벗하여 주었기에 감사를 드린다. 그리고 지난 20여 년 동안 15권의 책을 발간해 주신 하남출판사의 배 사장님, 오경진 편집장의 눈물어린 힘든 고통이 있었기에 가능한 일이었다. 특별히 감사를 드려야 할 분은 『한국본초도감』, 『본초임상도감』, 『법제도감』의 저자이며 한의학 박사이신 존경하는 안덕균 교수님으로, 이 책이 햇빛을 보기에는 산야에서나 연구실에서 항상 따뜻한 지도 편달이 있어 가능하였기에 이에 대해 마음 속으로 다시 한번 깊이 감사드린다.

최 양 수

서문

산야초는 무엇인가? 인간의 몸과 마음을 둘러싸는 병(病)은 과연 왜 생기는가.

병이 발생하는 원인은 동서양을 막론하고 인간의 역사 이래로 수많은 추측과 설명들이 있다. 더욱이 질병의 종류도 점점 다양해져 인간의 몸을 위주로 분석해 보면 그야말로 병이 안 생기는 것이 이상할 정도이다. 게다가 요즘은 생태와 환경의 불균형한 문제로 생기는 원인 모를 질병까지도 생겨나고 있다.

20세기 초, 서구에서는 수많은 질병의 원인은 '미생물' 때문이라 생각하고 미생물을 발견해서 모조리 죽이는 방법이야말로 인류의 미래를 지켜나갈 수 있다는 '과학의 미신'을 섬기고 있었다. 그 당시는 '세균학'을 최고의 학문으로 생각하고 미생물을 죽이기만 하면 모든 인간의 질병은 박멸

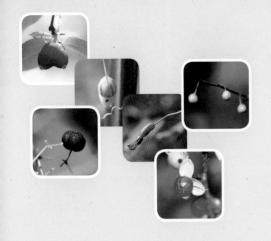

되리라는 오렌지빛 환상을 가지고 있었다. 급기야는 항생제의 시대를 개막한 페니실린의 발견으로 과학의 시대는 한층 더 빨리 다가올 것으로 모두들 믿고 있었다. 항생제의 등장과 함께 의사들은 환자 개개인의 감염뿐만 아니라 집단적인 전염병을 억제할 수 있게 되었다. 오늘날의 제약산업이 지금과 같은 모습을 갖추게 된 것은 항생제 덕분이며 제약산업은 이 시대를 거치면서 의학의 치유력과 더욱 긴밀하게 결합되었다.

이제 과학은 더욱 발전하여 만성 미감염성 질환에도 적용되었다. 과학적인 의학에 의해 내분비선들은 극소량으로도 인체의 말단 부위에까지 작용하여 각 기관의 기능이나 발육을 제어하는 호르몬을 생산한다는 사실과 각 분비선 중의 어느 하나의 기능이 이상해지면 인체 말단의 특정 질병을 일으킬 수 있다는 사실이 밝혀졌다. 이렇게 해서 생기는 병이 '당뇨병'인데 인슐린의 발견을 통해 당뇨병을 정복한 것이다. 이 또한 의학을 과학에 적용한 중요한 성공사례가 되었다.

어쨌든 병은 살아있기 때문에 생긴다고 볼 수 밖에 없다. 식물이든 동물이든 살아있는 모든 것은 자라면서 병이 생기고 번식을 하면서 병들어 죽어간다. 죽을 수밖에 없으니까 유성이든 무성이든 번식을 하게되고 유전자를 지켜나간다. 어떻게 보면 병이란 유전자가 활동하는 한계를 지켜나가기 위해 생겨난 것인지도 모른다. 요즘은 의학의 차원에서보다도 생물학적 차원에서 병을 더욱 깊이 연구한다. 질병을 치료하는 차원이 이제 의학의 차원이 아니다. 그야말로 생물학적 차원에서 더욱 타당한 설명을 할 수 있다는 것이다. 그러므로 그 변수적 유전자 연구가 필수적이다.

유전의 법칙은 1900년 이전부터 알려졌음에도 불구하고 1900년에야 재발견되어 유전적 형질의 전달을 담당하는 미지의 물질에 '유전자'라는 이름이 붙여졌고 '유전학'이 탄생하였다. 그리하여 1941년에는 하나의 유전자가 갖는 기능은 하나의 단백질 생산을 조절하는 것이라는 사실이 밝혀졌다. 드디어 1990년대에는 생물학계 초유의 거대 과학법칙인 인간 유전체 프로젝트가 시작되었다. 이것의 목적은 인간 유전자 전체를 복제하고 배열을 밝히는 것이다.

과학적 의학으로 하여금 질병 치료를 위한 유전자 이식의 시대로 돌입하게 하는 주요 동력이 되었다. 의학계에서는 유전자 대체요법을 사용하여 결함 유전자를 정상적인 것으로 교체할 수 있으리라는 기대를 가지고 질병에 관계하는 유전자를 찾고 있다. 그러나 시간이 갈수록 과학자들 사이에는 우리가 현재 어디까지 와 있는지 그리고 과연 질병의 원인이나 치료에 대한 해결책을 유전자로부터 알아낼 수 있을지에 대한 이견의 폭이 커지고 있다. 그리고 사실 유전적 요인이 관여하는 질병들에는 대부분 여러개의 유전자가 관여하고 있어 어떤 유전자가 가장 중요하고 그것들이 서로 어떻게 상호작용을 하는지 인체 및 환경과 어떤 관련이 있는지를 밝히는데는 오히려 복잡성만 느끼게 될 것이다.

사람들은 기술과 의학에 대한 불안과 두려움이 날로 커가고 있으며 인근의 원자력 발전소가 가져올 수 있는 가공할 파괴력이나 도시 생활의 스트레스, 여기저기 묻어 있는 농약, 그리고 심지어는 과학적인 의학치료에 불안해한다. 이 가운데 1990년에는 미국인 세 명 중 한명이 기존 과학적 의학에 추가하여 동양의학, 영적치료, 자연요법 등의 대체의학을 이용하였다.

세계에는 대체의학의 바람이 거세게 불고 있다. 현대 의학에 밀려 빛을 못 봤던 대체의학, 자연의학이라는 이름으로 꽃을 피우고 있다. 독일에는 자연요법으로 치료하는 의사가 2만여 명이나 되며, 영국도 1999년에 5백만 명의 환자들이 23억 파운드를 자연요법에 쏟아 부었다. 미국의 국립보건원은 1992년도에 대체의학 연구원을 설립했으며 1998년도에 국립보완 대체의학센터(NCCAM)로 명칭을 바꾸고 조직을 확대 개편했다. 미국의 의대중 상당수인 2003년 97개 대학이 대체의학을 선택 또는 필수 과목으로 개설하고 있다.

이제 의학의 패러다임이 변하고 있다. 앞으로 계속 변화할 것이다. 이런 상태에서 우리에게 산야초란 어떤 의미를 지속적으로 가질 수 있을까 삶과 죽음에 대한 인식의 변화도 중요할 뿐 아니라 몸과 마음, 병과 약에 대한 생각도 변해야 한다. 병은 사람을 따라다니고 사람은 약을 따라다닌다. 그리고 약은 병을 따라 다닌다. 여기에서 약이란 과학적인 의학치료뿐만 아니라 각종 대체의학을 포함하며 구체적인 의미로서 산야초도 그 중의 하나이다.

2004년 봄
최 양 수

추천사

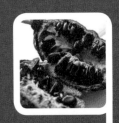

근래 우리 주변에 피어나는 들꽃을 즐기는 애호가들이 늘어나며 자연사랑 모임이 부쩍 많아졌다. 단순히 들꽃을 찾고 감상하며 사진을 촬영하는 수준을 넘은 관심있는 애호가들에게 들꽃에 대한 생김새, 식물의 어원, 유래, 종속을 분석 정리하여 애호가들의 호기심을 만족시키는 안내서가 있었으면 하고 생각해 왔다.

좀 더 나아가서는 이 들꽃 중 우리에게 유용한 산야초로 알려진 꽃을 모아 꽃의 부분이나 특정 성분이 우리 몸에 어떤 영향을 주고 이들을 활용하는 방법이 무엇인지를 체계적으로 정리한 지침서가 나오기를 은근히 기대하고 있던 것이 이 분야에 전문가로서의 마음이었다. 이러한 방대한 작업은 식견과 열정 그리고 많은 시간이 소요되기에 정작 식물을 전공하고 깊이 연구하는 이는 보기 드문 상황이었다.

그러나 최양수님은 배낭에 『식물도감』과 『신농본초경』, 『본초비요』, 『동의학 사전』 등의 전문서적을 넣고, 묵직한 카메라 2대를 메고 이른 아침부터 열정과 해 내겠다는 신념으로 똘똘 뭉쳐 오랜기간 산과 들판을 누비는 강인함은 자신도 모르게 끈길긴 산야초의 생태를 닮은 듯하다. 식물에 대한 탐구욕과 내재된 잠재력을 바탕으로 식물연구를 자력(自力)으로 공부한 지 30여 년이 흘렀다. 하루도 거르는 날이 없이 산야에서 생활하고 카메라 사진을 촬영하며 전문서적을 읽어 방대한 자료들을 수집 정리하는 모습을 옆에서 지켜보니 점점 더 연구가 성숙하고 학문적 깊이가 더 심화되어 가는 것을 같이 채집을 다니면서 느낄 수가 있었다.

최양수님은 그냥 꽃만 촬영하는 것이 아니라 식물 분류학적인 측면에서 꽃의 색깔과 모양, 암수를 가리고, 잎에 형태학적인 체계분석과 감촉(感觸), 그리고 냄새를 일일이 맡아가면서 식물의 기원(基源)을 상세하게 분류하고 기록하였다. 식물들은 변이(變異)가 심하여 소위 독학을 한다는 것이 매우 어렵고 힘든 작업이지만 열정은 식지 않았다. 기존 식물도감과 신농본초경 등의 수많은 전문서적들을 탐구하여 비교 분석하고 쉴 사이 없이 자연을 찾아 현장에서 확인하고 기록하는 작업은 식물학에 대한 애정이 없으면 알아 낼 수가 없는 것이다. 그 힘든 과정을 거쳐 최양수님은 식물의 어원(語源)부터 생태적인 자연환경과 종(種)의 분류를 면밀하게 조사하고 비교 분석하여 명칭에 옳고 그름을 분별하고 일목요연하게 정리하였다. 필자도 약용으로 만 50년을 보냈지만 최양수님은 분류학적인 체계에서 나보다 한 수 위이다. 그만큼 생생한 살아있는 연구와 현장에서 확인하는 생동감이 앞선다는 의미이다.

국내외의 문헌들을 상고하며 사진으로 연구하고 고증과 실증을 통하여 새로운 종 들을 밝혀내어 앞으로도 후학들의 연구에 계속 도움을 주고자하는 모습에 필자는 이 분야의 전문가로서 최양수님을 마음속으로 격려하며 한편으론 경의를 표한다.

지금까지 유사한 여러 책들이 나왔지만, 이 책을 읽는 독자들은 식물들의 생태에서부터 분류체계, 식용, 약용으로 활용되는 임상사례들의 종합적인 기록을 읽을수록 흥미를 더해가며 어느덧 스스로 산야초에 대한 충분한 전문적인 지식을 습득한 자신을 바라보게 되길 기대한다.

2018. 5. 13.

한의학박사 안 덕 균

차 례

색인

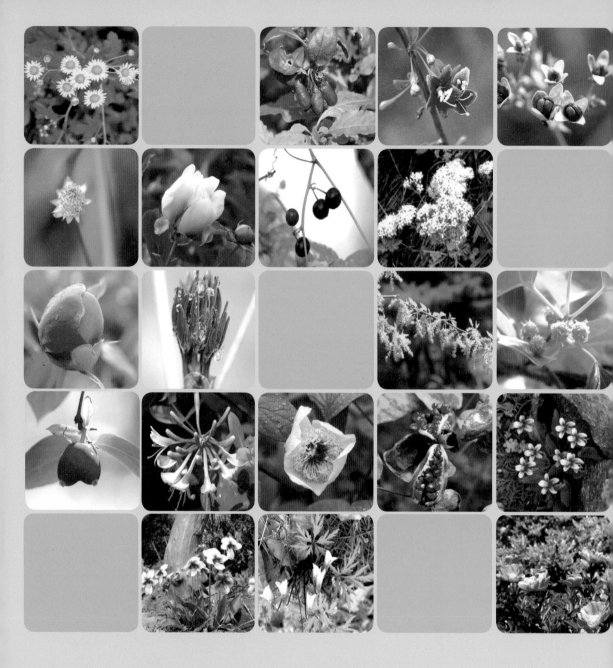

제1장
열을 물리치는 산야초

● ○ ○ ■ ■ □

족도리풀은 전국 산지의 응달에서 자라는 쥐방울과 여러해살이 풀로,
꽃 모양이 시집갈 때 머리에 썼던,
족도리와 비슷하여 '족도리' 란 이름이 붙여졌다.
속명은 그리스어로,
'가지가 갈라지지 않는다' 에서 유래 되었다.

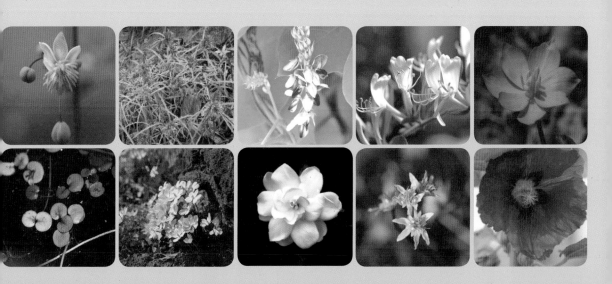

족도리풀

세신(細辛) *Asarum sieboldii Miquel*

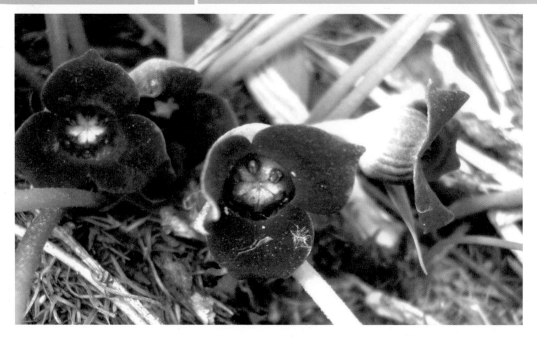

자생지	개화기	채취시기	채취부위
산지, 응달	4월	5~7월	뿌리

특징

성질은 따뜻하고 맛은 맵다. 거풍, 산한, 진통, 진해작용을 한다.

· 생 김 새 ·

족도리풀은 전국 산지의 응달에서 자라는 쥐방울과 여러해살이풀로, 꽃 모양이 시집갈 때
머리에 썼던 족도리와 비슷하여 '족도리'란 이름이 붙여졌다. 속명은 그리스어로 '가지가
갈라지지 않는다'에서 유래되었다..

높이는 20~30㎝ 정도 자라고 뿌리줄기는 마디가 넓은 육질이며 매운 맛이 있다. 뿌리줄기
끝에서 긴 자루가 있는 2개의 잎이 나와 퍼진다. 잎자루는 짙은 자색이고 잎은 끝이 뾰족하고
밑부분은 심장 모양으로 넓이가 5~10㎝ 정도이다.

꽃은 잎이 싹 틀 때 잎 사이에서 1개씩 나오며, 지름이 1~1.5㎝ 정도로 검은 빛이 난다. 반달
모양의 꽃받침은 윗부분이 3개로 갈라져 퍼진다. 꽃받침 조각은 삼각형 비슷한 계란형이다.
꽃잎은 없고 꽃받침통 속에 12개의 수술이 두 줄로 배열되고 암술대가 6개인 씨방이 위에 있다.
10월에 맺는 열매는 삭과로 끝에 화피열편이 담겨 있는데 그 속에 약 20개의 씨앗이 들어있다.

· 효 능 ·

채취 방법 뿌리의 채취시기는 4월경으로 뿌리째 채취하여 씻지 않고 그늘에서 말린 후 썰어서 사용한다. 뿌리를 '세신' 이라 한다.

뿌리는 고르지 않게 구부러진 노끈 모양을 이루고 길이 2~4cm, 지름 2~3cm의 황갈색 마디가 진 뿌리줄기에 길이 약 15cm, 지름 약 1mm의 뿌리가 많이 달린 것으로 바깥면은 엷은 갈색 또는 어두운 갈색으로 밋밋하거나 극히 얇은 세로 주름이 있다. 특이한 냄새가 있고 혀를 약간 마비시킨다.

주의 최근 족두리풀 지상부에서 신장암을 일으키는 성분(Aristolochic Acid)이 함유되어 있는 것이 밝혀져 뿌리만 약용으로 사용한다.

감기 치료 감기의 오한과 발열 증상에 발한, 해열의 효과가 있다.

특히 풍한 감기로 인해 코가 막히고 콧물이 흐르고 해수가 심해 많은 담을 뱉으며 흉통이 나타나는 경우에 좋다.

뚜렷한 항균작용 구강점막의 염증 및 치은염에는 세신을 부드럽게 가루 내어 1g을 입에 넣고 있으면 소염, 지통에 효과가 있다.

산한거풍, 진통작용 관절통과 각종 신경통 치료에 효과가 있다. 급·만성에 모두 좋다.

· 질병에 따라 먹는 방법 ·

먹는 방법 내복용은 끓이거나 가루 또는 환으로 쓰며, 외용에는 가루를 내어 코 안에 뿌린다.

급작스런 류머티스 좌골신경통 강활, 독활, 방기, 오가피를 가미해 쓰면 통증을 빨리 멎게 한다. 세신에는 국소마취작용이 있으며 예부터 천오, 현호색 등을 가미해 마취약으로 사용했다.

입 주위나 입 속이 헐었을 때 세신 가루를 물에 타서 죽처럼 만들고, 꿀이나 참기름을 섞어 잘 배합한 다음 환부에 바르면 염증이 낫는다.

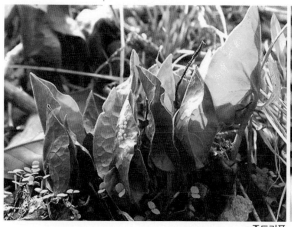

족도리풀

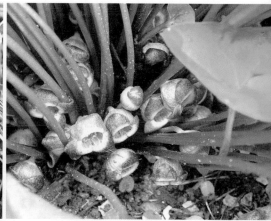

족도리풀

족도리풀

족도리풀속 식물은 전 세계에 약 90종이 있으며, 주로 아시아 동부와 남부에 분포한다.
세신이란 약명은 '신농본초경' 상품에 처음 기재 되었다.

중국 약전에는 북세신, 한성세신, 화세신을 주약 세신의 법정기원 식물 내원종으로 수록
하였다. 이들은 모두 이 땅에서 자생하는 것으로 만주족두리풀, 서울족두리풀, 족두리풀이라
한다.

족도리풀을 대용할 수 있는 식물로 민족도리풀, 개족도리풀(Asarum maculatum Nakai)
이 있다.

서울족도리풀 서울과 경기도 일대의 숲속에서 자라고 잎이 유사종에 비해 큰 편이고
잎자루와 뒷면에 털이 많이 나기도 한다. 털족도리풀이라 고도 부른다. 꽃도 큰편이고
황록색 계열의 색깔이 나타나기도 한다. 만주족도리풀과 근연종으로 산지의 숲속에 드물게
가란다.

금오족도리풀 중부이남 산지의 숲속에서 자라고 경북 금오산에서 발견되어 붙여진
이름으로 선운족도리풀로 부르기도 한 것과 같은 종이며 황록색 꽃이 피기도 한다.

개족도리풀 개족도리풀은 환경부가 지정한 특정 야생식물로서 조금 작으며, 우리나라
남부 산지 나무 밑에서 나고 앞에 백색 무늬가 있으며 냄새가 난다. 기본적으로 잎이 두껍고
진한 녹색이며 무늬가 있고 다양한 변이가 발견된다. 잎 앞면은 가장자리와 막을 따라 털이
나 있고 뒷면은 매우 짧은 털이 빽빽하게 난다.

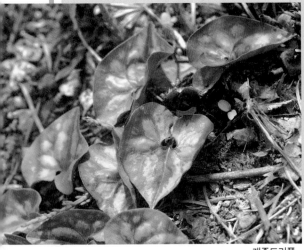

개족도리풀

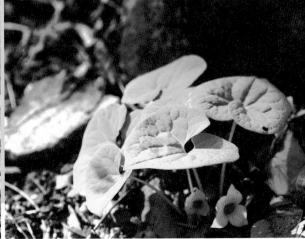

족도리풀

작 약

산작약 *Paeonia obovata Max*
작약   *Paeonia lactiflora Pall*

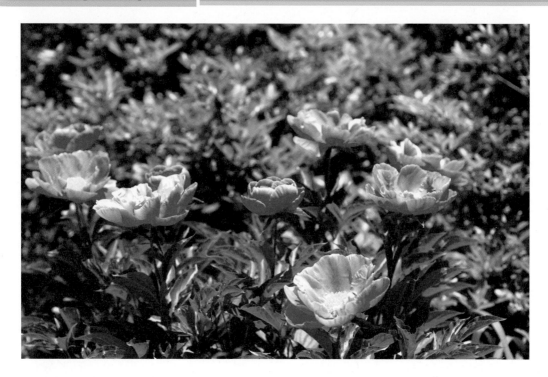

자생지	개화기	채취시기	채취부위
• 산(재배)	• 5~6월	• 9~10월	• 뿌리

특징
• 성질은 차고 맛은 달고 시고 쓰다. 양혈, 진통, 소종, 활혈작용을 한다.

• 생 김 새 •

중국 원산지로 밝고 아름다운 약초라는 의미이다.

① **적작약** 잎이 깃 모양으로 깊이 째져 있고. 줄기는 뿌리에서 여러 대가 곧게 자라 높이가
60~80㎝이고 줄기와 잎에는 털이 없다. 잎은 어긋나고 잎자루가 있다. 근생엽은 1~2회 우상으로
갈라지거나 2회 3출복엽으로 난다. 뿌리는 방추상으로 내리고, 자르면 붉은 빛이 난다.
꽃은 5~6월에 분홍색으로 줄기 끝에 1개씩 정생(頂生)한다. 꽃받침은 5장, 꽃잎은 10장이다.
수술은 황색이며 씨방은 3~5개로 짧은 암술머리가 뒤로 젖혀진다.

② **백작약** 백작약은 잎이 달걀 모양 또는 피침형이다 잎의 앞면은 녹색이지만 뒷면은 흰빛이 돈다.
5~6월경 줄기 끝에 한 송이 백색꽃이 피며 꽃받침은 3개이다.

· 효 능 ·

채취 방법 가을에 뿌리를 채취하여 털뿌리와 조피를 제거하여
햇볕에 말려 보관한다.

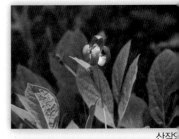

산작약

① 적작약

소염 · 해열작용 발열성에 의한 출혈 증후에 우수한 효과가 있다.
급성 염증으로 출혈이 나거나 나올 듯 보이면 적작약을 사용하면 좋다.
진통작용 적작약을 사용하면 어혈을 흩어뜨리고 통증을 멈출 수 있다.
활혈 · 조경작용 부인과에서 월경기 및 산후병증 치료에 사용한다.

② 백작약

혈을 보충하고 간을 사하며, 땀을 막고 수렴(收斂)작용을 한다.
주로 자한(自汗)과 도한(盜汗)에 사용한다.

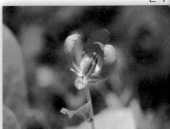

산작

· 질병에 따라 먹는 방법 ·

먹는 방법 햇볕에 말린 뿌리를 말리거나 끓는 물에 가볍게 삶은 후,
말려 썰어서 그대로 쓰든지 볶거나 술에 담아 사용한다.
혈허로 인한 월경부조에 월경이 평소보다 일찍 시작되면 당귀, 아교,
토사자, 상기생과 같이 쓰고, 늦어지면 당귀, 홍화, 천궁을 넣어 쓴다.
자한증에 표허(表虛)로 인한 자한에 황기, 산약, 모려, 부소맥을 쓰고,
음허로 인한 자한에는 백자인, 모려, 용골, 부소맥을 더해 쓴다.
만성 위염에 제산(制酸)작용으로 위산을 토하는 경우 건강, 육계, 오수유를 넣어 쓴다. 신경이
완작용도 있어 근육경련 통증에는 지룡, 현호색 등과 같이 쓴다. 한방에서는 백작약을 보(補),
수(收) 기능이 세며 적작약은 사(瀉), 산(散) 하는 상반된 작용을 하는 것으로 본다.

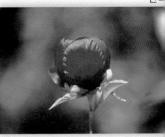

적작

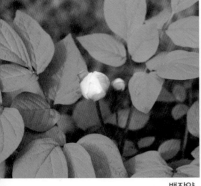

백작약

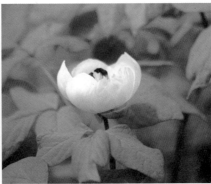

백작약

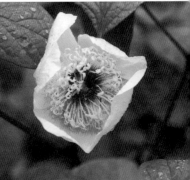

백작

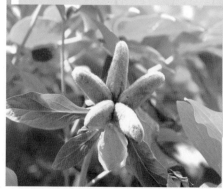

작약싹

작약(芍藥)은 미나리아재비과의 여러해살이풀로 모란과 비슷하지만 모란은 목본인데 반해 작약은 초본이며, 일반적으로 모란이 꽃을 피운 이후에 꽃을 핀다는 것이 다르다.

'작약' 이라는 명칭은 맨 처음 신농본초경 중품에 기재되었으며, 중국에서 원래 백작약, 적작약 구별없이 사용하였으나, 명나라 이후 구별하기 시작했다.

서양에서도 '가시 없는 장미' 로 약효를 인정받아 성스러운 식물로 숭배되었다. 속명은 그리스 신화의 의술의 신 '파에온' 에서 유래되었다. 파에온이 화살에 맞아 부상당한 자에게 올림포스 산에서 캔 작약 뿌리로 치료했다는 내용이 있다.

작약속(Paeonia) 식물은 전 세계에 약 35종이 있다. 유럽과 아시아의 온대지역에 분포한다. 중국에는 약 11종과 10변종이 있다. 한국에서 백작약은 Peaonia lactiflora Pallas 또는 같은 속의 식물의 뿌리를 말하고, 적작약은 Paeonia obovata maxim, Paeonia albiflora Pall. var hortensis Makino 또는 그 밖의 같은 식물의 뿌리를 말한다.

중국에선 기원전부터 재배하여 왔으며 Ovovata, Albiflora 종을 적작약이라 하고 Lactkflora 종을 백작약이라로도 한다.

시중에선 외피를 제거한 것은 백작약, 외피가 붙은 대로 건조한 것을 적작약이라 한다.

식물 분류학적으로 백작약(Japinica), 적작약(Lactiflora), 산작약(Obovata) 등이 있다. 이 외에 자생하는 작약으로 호작약, 참작약이 있다.

참작약 적작약의 변종으로 흰색꽃이 핀다. 호작약에 비해 씨방과 열매에 털이 있다.
호작약 적작약의 자연품종으로 꽃이 흰색이다.
산작약(Oborata) 초작약이라하고 Veitchii 종은 천작약이라 한다.

작약

백작약

인동덩굴

금은화, *Lonicera Japonica Thunb*

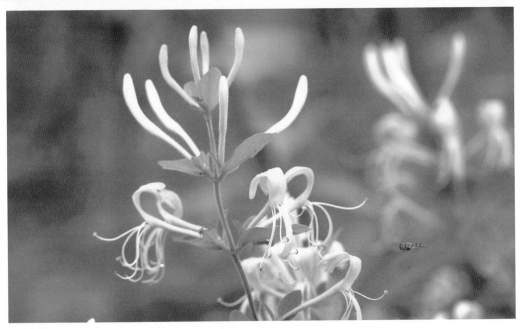

자생지	개화기	채취시기	채취부위
산	6~7월	9~10월	꽃, 줄기

특징

성질은 차고 맛은 달다. 심폐경의 해독, 활맥, 열내림작용을 한다.

· 생 김 새 ·

인동꽃 수술이 할아버지 수염과 같다고 해서 '노옹수', 꽃잎의 펼쳐진 모양이 해오라기 같다고
해서 '노사등', 줄기가 왼쪽으로 감아 올라간다고 해서 '좌전등', 꿀이 있어 '밀보등',
귀신을 다스린다 해서 '통령초' 등의 여러 이름으로 불린다.

인동덩굴은 산과 들의 양지바른 구릉지, 초원에서 흔히 자라며 추운 겨울도 잘 견뎌내며
반그늘에서 자라는 푸른 덩굴나무이다.

줄기는 왼쪽으로 감아 올라가며, 단단하고 붉은 빛이 돌고 어린 가지와 잎이 잘 붙어 있는 것이
상품이다. 작은 가지는 적갈색이며 털이 있고 속은 비어 있다.

잎은 넓은 피침형 또는 계란 모양의 타원형이며 마주 보고 자란다. 끝은 둔하고 아래가 둥글다.

꽃은 6~7월에 피며 한 두 개씩 줄기와 잎자루 사이의 겨드랑이에 달린다.

아름답고 왕성하게 자라나 여름에 처음에는 흰색으로 피었다가 며칠 지나 노란색으로 변한다.
'금은화(金銀花)'라고도 부르는 이유가 여기에 있다.

· 효 능 ·

채취 방법 이른 여름 꽃이 필 때 따서 그늘에서 말린다. 인동덩굴은 늦은 여름부터 가을 사이에 줄기를 거둬 말린다. 맛과 성질은 꽃과 덩굴이 같다.

① 인동덩굴 잎, 줄기

인동덩굴 잎에는 주로 로니세린과 후라보노이드가 있고, 줄기에는 탄닌과 알칼로이드와 후라보노이드성분이 있어 해열, 진통, 소염 효과, 전립성 감염, 신경통, 관절염에 좋다. 인동덩굴은 해열, 해독, 이뇨, 소염약으로 종기, 치질, 임질, 소변불리, 버섯중독에 주로 사용한다.

청열 · 해독작용 인동덩굴 줄기에는 강한 항균작용을 가지는 바 '한방의 항생제'라고 불린다. 바이러스 억제작용이 있어 염증성 질환과 감기로 인한 발열 및 외과 질환에 쓰인다.

② 인동덩굴 꽃

꽃에는 향기가 있으며 풍온의 열을 식히며 혈중의 독을 제거하는 해열, 해독약으로 쓴다.

경락소통 원활 인동덩굴 꽃에는 루테올린, 사포인 등이 있어 그 효능이 줄기보다 뛰어나고 경락을 잘 통하게 하는 작용이 있으며, 맹장염, 복막염, 유방염이나 자궁내막염 등의 염증도 가라앉히고 세균의 발육을 억제시키는 효과가 크다.

해열, 해독 열을 식히며 혈중 독을 제거한다. 감기 초기의 발열, 일체의 옹종, 창독에 응용한다.

『명의별록』 "금은화는 달고 따뜻하며 한열에 편하고 복창, 혈리에 잎을 찧어 쓴다"고 한다.

장경악의 『본초정』에 "맛은 달고, 기는 평하며 성질은 약간 차다.
독을 잘 용해시키기에 옹저종독, 창선, 양매, 풍습제독에 요약이다. 나력이나 상부의 기분에 있는 제독을 치료하려면 40g 정도를 달여 수시로 복용하면 효과가 있다"고 한다.

『본초비요』에 "맛은 달고 차며 폐로 들어간다. 산열하고 해독, 허를 보하며 풍증을 치료하고 양혈, 지갈한다. 인동주는 옹저, 발배와 악독의 초기에 복용하면 신기한 효과가 있다."고 한다.

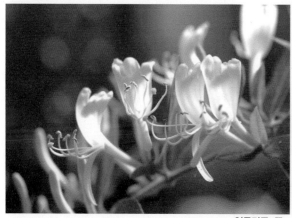

인동덩굴 꽃

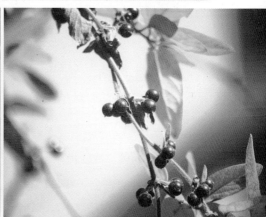

인동덩굴 열매

· 질병에 따라 먹는 방법 ·

먹는 방법 말린 줄기와 잎을 음지에서 말려 차로 마시면 종기, 부스럼, 매독에 좋고, 독한 술에 담가 1주일 후에 먹으면 각기병에 좋다.
검게 구운 것은 지혈약으로 사용한다. 꽃은 술에 담가 먹는다.

고열과 수족경련에 열이 너무 높아서 의식불명이나 수족경련이 일어난 경우엔 금은화에 구등, 석고, 선의를 배합하여 사용한다. 해열하며 경련도 진정시키며 B형 간염에 많이 사용한다.
초기 편도선염에 초기에 소염과 배농의 효과가 있는데 이때 금은화를 대량 사용한다.
기관지염에 금은화를 황금, 행인을 배합해 사용하나 소염화담이 될 자궁경부의 미란의 치료에는 금은화 유액제를 환부에 도포한다.
자궁경부암 확산에 포공영, 동과자, 황기, 백화사설초, 괴화 등을 배합하여 치료한다.
풍열감기 및 온열병 초기에 형개, 연교, 박하 등과 같이 쓴다.
고열과 가슴이 답답하고 목이 마르면 석고, 지모, 연교를 더해 쓴다.
유행성 감기에 열이 심하면 시호, 황금, 형개와 같이 쓴다.
열독으로 인한 설사에 피가 나오며 심한 설사를 하면 황금, 적작약, 백두옹을 더해 쓴다.
심마진으로 가려움증에 연교, 생지황, 형개, 방풍과 같이 써서 예방약으로도 이용한다.

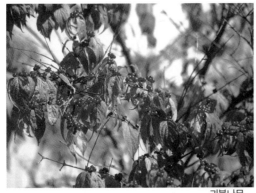
괴불나무

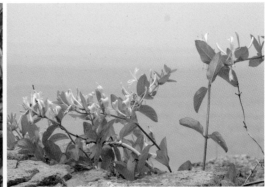
인동덩굴

● 인동주 담그기
잎은 잘게 자르고 꽃은 그대로 사용하는데, 100g을 소주 1.8ℓ 에 넣고 꿀 400g을 넣은 후 1개월 정도 차고 그늘진 곳에 보관한 후 하루에 30~40g을 복용한다.
신장, 방광 치료에 쓴다. 인동주를 목욕물에 풀면 습창, 요통, 관절통에 효과를 볼 수 있다.

● 인동 발효액 담그기
발효액에 쓰는 꽃은 활짝 피기 전에 따고 줄기와 잎은 늦은 가을에 채취한다. 꽃에 흑설탕을 넣어 발효시키고 줄기와 잎은 푹 끓여 달여진 물을 가지고 발효액을 만든다.

괴불나무

인동덩굴속(Lonicera)은 전세계에 약 180종이 있다. 꽃은 잎겨드랑이에 산방화서 또는 2송이씩 붙는다. 우리나라엔 6종이 있다. 주로 관목으로 잎은 대생한다.

인동덩굴과 같은 속으로 붉은인동, 괴불나무, 청괴불나무, 섬괴불나무, 왕괴불나무, 올괴불나무, 길마가지나무, 홍괴불나무, 흰괴불나무, 댕댕이나무, 구슬댕댕이가 있다.

붉은인동 북미가 원산지인 도입종으로 셈페르비렌스인동이라고도 하며 관상수로 심는다. 5~9월에 가지 끝에 홍자색 꽃이 두상화서처럼 모여핀다. 열매는 구형 장과로 8~11월에 붉은 색으로 익고 줄기는 적갈색을 띤다.

섬괴불나무 을릉도에서 자라고 잎에 부드러운 털이 많고 꽃줄기가 길다. 열매는 장과로 6~8월에 붉은 색으로 익으며 약간 합착한다.

올괴불나무 양성화로 소표목단, 올아귀나무, 조화인동(무花忍冬) 등으로도 불리우며 낙엽관목인 올괴불나무는 쌍떡잎식물로서 3~4월에 잎보다 먼저 꽃줄기에 2개씩의 연한 홍자색꽃이 아래를 향해 피며, 꽃은 식용, 관상용, 밀원용으로 사용된다.

흰괴불나무 5~6월에 2cm 정도의 자루에 흑자색의 양성화가 2개씩 잎 뒷면에 달린다. 홍괴불나무와 비교해 잎뒷면이 털이 있어 회백색이다. 크기는 1~2m 정도 자란다.

댕댕이나무 한반도 자생종은 모두 변종으로 강원 이북 고산에는 진달래과의 들쭉나무처럼 이용할 수 있는 개들쭉이란 변종이 있다. 외국 원종은 blue honeysuckle로 불리며 다른 베리들처럼 식용하며 대량생산 하고 있다. 열매가 크고 씨앗이 작아 이용도가 높다.

길마가지 인동과 lonicera속으로 한국 남부, 중국, 일본에 자란다. 꽃은 2~3월에 잎이 피기전후에 피는 양성화로 잎겨드랑이에 달린다. 열매는 2개가 거의 하나로 합착해 반바지 하트모양처럼 5~6월에 적색으로 익는다.

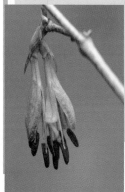
올괴불나무

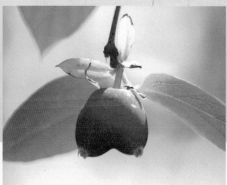
길마가지

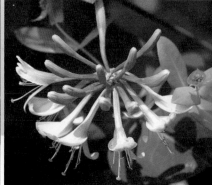
붉은인동

대나물

Gypsophia oldhamiana Miquel.
Stellaria dichotoma L. var. lanceolata Bge. 은시호

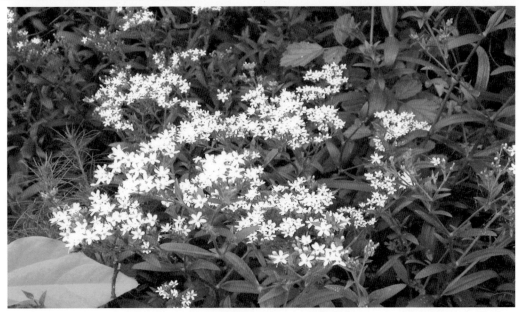

자생지	개화기	채취시기	채취부위
산	6~7월	9~10월	뿌리

특징

성질은 좀 차고 맛은 달다. 양혈, 허열 퇴치작용을 한다.

· 생 김 새 ·

대나물의 속명은 라틴어로서 '석회'와 '좋아하는' 의미이며, 이 속중의 식물이 석회질 토양에서 잘 자란다 하여 붙여진 이름이다. 종명은 라틴어 panicula(타래)에서 나온 말로 '원추화서'라는 뜻이다.

대나물은 전국 볕이 잘 드는 풀밭이나 들에 흔히 나는 석죽과의 여러해살이풀이다.

높이는 50~100㎝로 털이 없으며 상부에서 많은 가지가 갈라져 곧게 서고 윗부분에서 가지가 갈라진다. 잎은 마주나고 길이가 약 7㎝로 끝이 뾰족하고 잎자루가 없고 3맥이 뚜렷하다.

꽃은 6~7월에 가지와 원줄기 끝에 산방상 취산화서에 백색꽃이 달리고 꽃받침은 짧은 종 같으며 5개로 갈라지고 꽃잎은 5개이다. 수술은 10개, 암술은 1개이며 암술대가 2개로 갈라진다.

열매는 삭과로 둥글며 끝이 4개로 갈라진다. 뿌리는 원추형으로 가지가 갈라져 있고 길이가 15~40㎝이다. 바깥면을 회색 또는 회흑색이고 희미하여 가는 세로 주름이 있다.

질은 비교적 단단하며 냄새가 없고 맛은 조금 아리면서 달다.

· 효 능 ·

채취 방법 가을에 뿌리를 채취하여 잔뿌리를 제거하고 햇볕에 말린 뒤 썰어서 사용한다.

은시호는 시호와 이름이 비슷하지만 과가 다르고 효능도 다르다. 은시호는 음허로 인한 발열을 치료하고 양혈(凉血)의 효능이 있고, 시호는 한열 왕래를 치료하고 승양(升揚)작용이 있다.

허열을 퇴치 허열증에는 은시호의 용도가 매우 넓어 허열퇴치작용이 있는 다른 약물인 구갑, 지골피, 지모 등과 같이 써도 좋다.

『본초강목』에서 은주(銀州)에서 나는 시호는 길이가 1척이나 되며 흰색에 가깝고 연하지만 구하기가 쉽지 않다."고 하였다. 우리나라에서 나는 야생의 산은시호(대나물)에서 짚소게닌 (Gypsogenin)을 추출했다고 한다. 이러한 짚소게닌은 『중약대사전』에 "동물실험에서 동맥경화를 치료하고 혈액중의 콜레스테롤 농도를 내려 체내에서 용해된다."고 한다.

· 질병에 따라 먹는 방법 ·

조열에 폐결핵의 미열이 조수의 간만처럼 정해진 시간에 나거나 폐결핵이 오래되어 체액이 감소하며 발생하는 허열을 조열(潮熱)이라고 한다. 생진·자양하는 약초를 사용하여 체력증강을 이루어야 하므로 장기간에 걸쳐 복용해야 효과가 난다. 이때 은시호, 지골피, 북사삼, 석곡, 구갑, 모려를 끓여 복용하면 유효하다.

어린 아이의 도한에 오후에 미열이 나고 안색이 희고 성질이 급하고 음식을 잘 안 먹으면서 점점 말라가고 밤중에 자신도 모르게 땀이 나다 깨면 멈추는 도한에는 황기, 당삼, 산약, 백출 등을 끓여 먹인다.

성인의 체력 감퇴에 체력 저하와 미열이 있으면 지골피, 구갑, 사삼을 끓여 먹으면 매우 좋다.

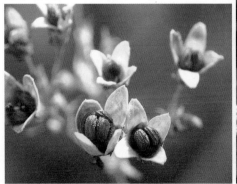

대나물

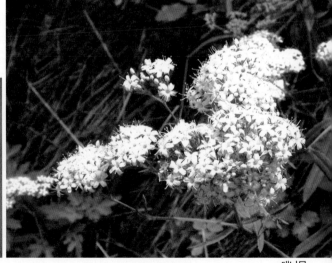

대나물

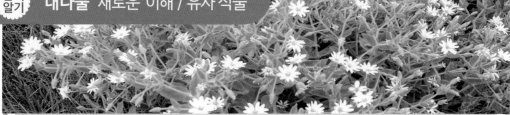

은시호

대나물 속 (Gypsaphila) 식물은 전 세계에 약 10종이 살며 우리나라엔 2종이 있다. 1년초 또는 다년초, 소관목으로 잎은 대생한다. 꽃은 양성화로 취산화서를 이룬다.

은시호의 약명은 '본초강목' 중 시호의 편에 처음 수록 되었다. 중국약전엔 이 종을 은시호의 법정기원식물로 수록하고 있다. 명나라 이전의 본초서적에선 '은주시호' 와 혼용하였으며 명대와 청대에 이르러 이것을 은시호의 기원식물로 확정하였다. 시장의 유통제품은 주로 재배종과 몇 종의 동속식물이다.

은시호는 시호와 관련하여 생각해볼 수 있는 식물이다. 시호를 대신하여 쓸 수 있지만 효능은 떨어진다. 골증노열, 음허발열, 소아감열에 효과가 있으며 맛은 달고 성질은 차겁다. 이것은 석죽과의 별꽃속 식물로 우리나라에서의 같은 속의 유사식물은 별꽃이다. 중국의 은시호는 stellaria dichotoma 변종을 말한다. 한국에선 자생하지 않아 한방본초의 은시호 대용으로 자생하는 석죽과의 대나물로 규정하고 있다.

가는대나물 Pacifica로 우리나라에 자생하는데 중국에선 '태평양 사석죽' 이라 한다. 이 종은 강원 이북의 산지나 바위틈에서 자란다. 대나물에 비해 잎이 난상 피침형으로 좀 더 넓고 끝이 둥글며 꽃줄기가 비교적 가느다랗다.

가는다리 장구채 은시호의 대용식물로 자생하며, 장구채속(Silene)이다.

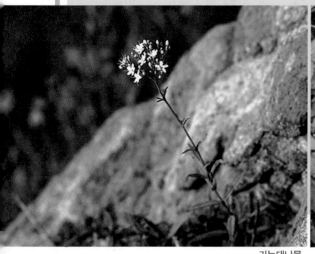

가는대나물

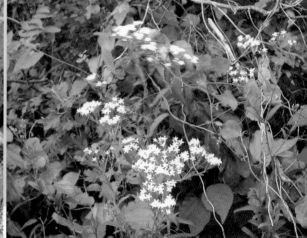

대나물

제비꽃

Viola mandshurica W. Becker
Viola yedoinsis Makino. 자화지정(紫花地丁)

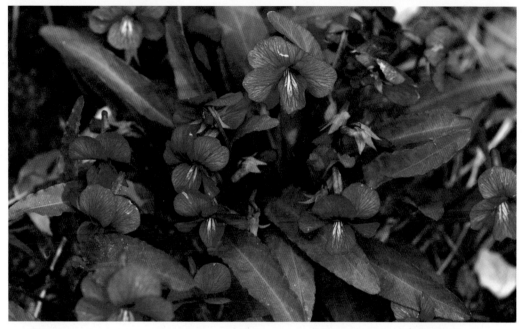

자생지	개화기	채취시기	채취부위
들	3월	6월	전초

특징

• 성질은 차고 맛은 쓰고 맵다. 효능 : 해독, 억균, 소염작용을 한다.

• 생 김 새 •

제비꽃이란 이름은 남쪽나라에서 제비가 올 때쯤 핀다 해서 붙여진 이름이다.

한방명은 꽃이 보라색이고 줄기가 못과 같다 하여 '자화지정(紫花地丁)'이라 한다

이 꽃이 필 때 북쪽에서 오랑캐들이 쳐들어왔다 해서 '오랑캐꽃'이라 부르기도 한다. 또한 땅바닥에 차분히 앉아 핀다 해서 '앉은뱅이 꽃'이라 부르기도 한다.

봄을 대표하는 꽃으로 전국 각지의 산과 들에 자생한다. 제비꽃은 보라색 또는 짙은 자주색으로 원줄기가 없고, 3월에 잎 사이로 나온 가늘고 긴 꽃대가 잎과 함께 5~20cm 나와 꽃줄기 끝에 한개의 꽃이 옆으로 다소곳이 핀다. 꽃이 지면 꽃대는 사라진다.

뿌리에서 잎자루가 긴 풀잎이 돋아나며, 뿌리는 나눠져 있다. 잎은 심장의 아랫부분 모양이며, 잎 가장자리는 얇고 둔한 톱니모양이다. 꽃잎 뒤쪽 동그란 통 모양 위에 기다란 꿀주머니가 약간 휘어지면서 위로 올라온다.

열매는 보리알처럼 6월경에 익는데 열매속에는 흑색의 작은 씨앗이 들어있다. 점차 여물어 가면서 녹색에서 황록색으로 변하며 세갈래로 갈라진다.

· 효 능 ·

채취 방법 전초를 봄에서 여름에 걸쳐 채취한다. 뿌리는 씻어 그늘에서 말려 둔다.

제비꽃은 루틴과 살리신 등을 함유하고 있으며, 혈압강하 효과가 있다고 한다.

심경과 간경에 주로 작용하며, 열을 내리고 독성을 제거한다. 약리실험에서 억균, 소염작용이 밝혀졌다. 가래를 삭이며 소변을 잘 나오게 하며 불면증과 변비에도 효과가 있다.

· 질병에 따라 먹는 방법 ·

먹는 방법 제비꽃은 쓰임새가 다양하여, 약으로도 쓰고 나물로도 먹고 염색재료로도 쓰고, 과자나 샐러드에 넣어 먹기도 한다. 특히 깊고 그윽한 내음이 있어 유럽에서는 향수의 원료로 쓰기도 한다.

어린 순은 뿌리와 함께 나물로 먹는데 쓴맛이 나므로 데쳐서 먹는다. 줄기가 붙은 대로 밀가루를 잎에만 묻혀 튀김을 해 먹기도 한다. 잎은 줄기째 데쳐 소금 한 줌을 넣은 열탕에 데쳐 물기를 짠 후 간장 양념을 해서 먹는다.

관절염에 말린 제비꽃 전초 100 g과 말린 차전자 전초 100 g을 혼합하여 5ℓ 의 물에 넣어 그 양이 반이 될 때까지 약한 불로 달여 더운 찜질을 한다.

불면증, 황달에 뿌리 2 g당 물 1컵 기준으로 약한 불로 반이 될 때까지 달여 취침 30분 전에 마신다. 황달에도 차로 마신다.

전염성 간염 초기에 이습, 퇴황의 효능이 있어 인진, 비해, 구맥, 갈근, 차전자, 통초를 배합하여 사용하면 눈과 피부가 누렇게 되는 것을 막을 수 있다.

각종 창상에 금은화, 연교를 넣고 끓여 복용하고 제비꽃을 찧어 매일 한번씩 바른다.

급성 유선염에 화농성, 궤양 질환에는 상처 입구가 커져 농액이 흐르면 제비꽃 뿌리를 40~80g 을 끓여 3일간 복용하면 어독을 깨끗이 제거하는데 효과가 있다. 뱀에 물린 곳에 발라도 좋다.

각종 안구질환에 눈이 충혈되고 눈물이 흐르면 곡정주를 더해 끓여 매일 1첩씩 복용시킨다.

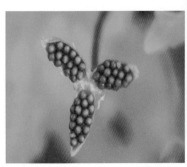

서울제비꽃

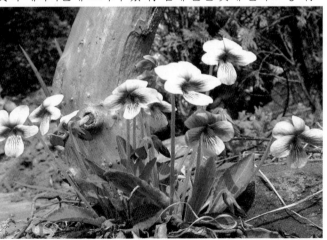

서울제비꽃

『본초비요』에 "자화지정은 열을 내리고 독을 푼다. 성미는 맵고 쓰며 차다.
옹저, 발배(發背), 정종, 나력, 이름 없는 종독을 치료한다.
잎이 버드나무 잎과 비슷하면서 가늘다. 여름에 자색의 꽃이 열리며 깍지를 맺는다.
평지에서 나는 것은 줄기가 나고 계곡에서 나는 것은 덩굴이 난다." 고 하였다.

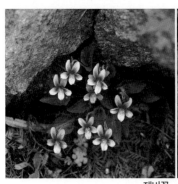
제비꽃

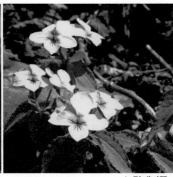
노랑제비꽃

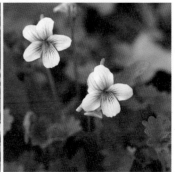
종지나물

● 제비꽃술 담그기

제비꽃은 봄을 대표하는 꽃으로서 예로부터 시와 노래의 소재가 되어 왔다.
꽃에 함유된 루틴과 살리신때문에 혈압강하 효과가 있어, 취침시 한 잔의 제비꽃술은 기분
좋은 수면을 약속한다. 짙은 보라색은 너무 익은 것으로 맑은 황색이 적당하다.
너무 익었다 해도 효과는 같다.

[효능] 혈압 강하, 소종, 쾌면(快眠)
[재료] 제비꽃의 꽃 봉우리 200～300g, 소주 1ℓ , 설탕 5～10g
[담는 법] 제비꽃을 씻을 수 없기에, 손을 씻고 꽃을 따서 젖은 천으로 꽃이 뭉개지지 않도록
조심하면서 먼지를 닦는다. 꽃잎을 용기에 담고 30도짜리 소주를 붓고 설탕을 넣어 밀봉후
6개월 이상 숙성하며 숙성할수록 맛이 부드럽다. 숙성 후에도 꽃을 건져 낼 필요가 없다.
[마시는 법] 취침 전, 1일 1회, 1회 30㎖

● 제비꽃 발효액 담그기

[재료] 전초 200g, 소주 1ℓ
꽃이 피면 채취해 잘 씻어 물기를 뺀다.
용기에 담아 동량의 흑설탕과 함께 넣어 발효액을 만든다.
효능이 열성 체질과 질병에 특이한 바 구분해서 마셔야 한다.

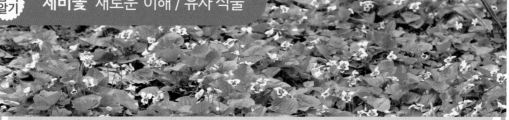
종지나물

제비꽃의 속명 Viola는 라틴어에서 기원 되었는데 그리스이 옛이름 이오네(Ione)에서 시작되었다 한다. 종명 Orientalis는 동양에서 자란다는 의미이다.

제비꽃과는 온대와 아열대 지역에 약 16속 850여 종류가 분포한다.

우리나라엔 제비꽃속(Viola) 만이 자란다. 제비꽃 속의 분류는 주로 암술머리 모양에 따라 분류한다. 그 외에도 꽃의 색, 측판과 꽃뿔의 털의 유무, 꽃받침 형태가 중요하다.

흰제비꽃, 졸방제비꽃, 각시제비꽃 그 색깔에 따라 지역에 따라 많은 종류가 있으며, 원예품종으로 개량된 것 중 향기가 많은 사향제비꽃, 삼색제비꽃 등이 있다.

털노랑제비꽃　노랑제비꽃과 유사한 종으로 높이가 10cm 정도고 뿌리줄기가 두껍고 길며 잎에 광택이 있다. 털 대제비꽃과 형태적으로 유사해 같은 종으로 보기도 한다. 털노랑제비꽃에도 오대털노랑제비꽃, 한라털노랑제비꽃으로 구분한다.

고깔제비꽃　4~5월에 잎보다 먼저 또는 잎과 함께 올라온 꽃줄기 끝에 홍자색 꽃이 핀다.

남산제비꽃　4~5월 잎 사이에서 올라온 꽃줄기 끝에 향기나는 흰색 꽃이 핀다.

졸방제비꽃　종명은 'Acuminata' 로서 잎끝이 길게 뾰족해지고 가장자리에 얕은 톱니가 있다. 큰졸방제비꽃은 졸방제비꽃에 비해 잎이 둥근 심장형이고 겹꽃잎 안쪽에 털이 없다.

둥근털제비꽃　3~5월에 잎사이에서 올라온 털이 있는 꽃줄기 끝에 연한 보라색꽃이 핀다.

노랑제비꽃 Korean yellowviolet이라 하며, 촉촉하게 햇볕이 들어오는 산지의 중턱에서 자란다. 4~％월에 잎겨드랑이에서 2~3개의 노란색이 핀다. 뿌리잎은 2~3개이고 심장형이며 끝이 뾰족하고 가장자리에 물결모양 톱니가 있다.

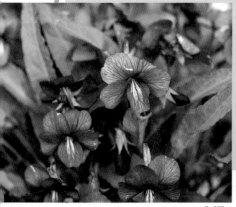
제비꽃

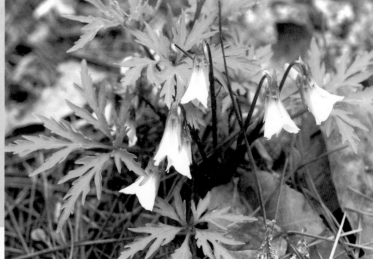
남산제비꽃

뽕나무

Morus alba L. 상목(桑木)

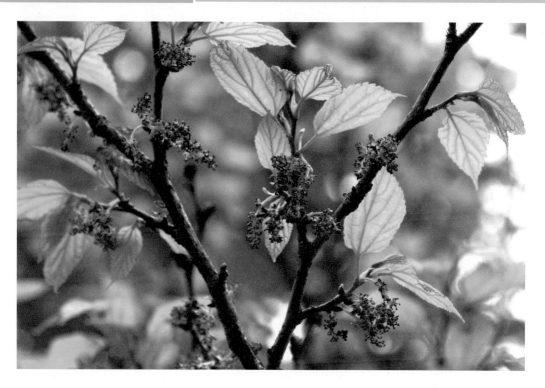

자생지	개화기	채취시기	채취부위
산	5월	6월	잎, 열매, 뿌리

특징

성질은 약간 차고 맛은 달다. 해독, 활맥, 열내림작용을 한다.

· 생김새 ·

뽕나무라는 이름은 열매에서 유래하여 '오디나무' 라고도 하며 작은 관목이다.

뽕나무는 잎은 호생하고 둥근 달걀 모양에 넓으며, 3~5개로 갈라진다.

길이는 10cm 정도이며 가장자리에 둔한 톱니가 있다.

녹색의 꽃은 암수한그루 또는 암수딴그루로 수꽃은 타원형 유이화서이고 암꽃은 육질의 화피에 싸여 익으면 다즙의 열매로 된다.

수꽃차례는 새 가지의 밑 부분 잎겨드랑이에서 밑으로 처지고,

암꽃차례는 넓은 타원형이다.

암술대는 아주 짧고 암술머리는 둘로 갈라진다.

· 효 능 ·

채취 방법 잎, 열매, 가지, 뿌리를 모두 약용 또는 식용으로 채취한다.

뽕나무는 주로 심경과 폐경에 작용한다.

① 잎

잎은 '상엽'이라 하며 봄에 새싹이 트는 작은 잎과 서리를 맞은 묵은 잎을 쓴다.

상엽은 폐의 열과 윤조를 돕는 효능이 있어 기침에 좋다. 비타민 A, D는 시력이 보완하고, B_1 은 이뇨, 소종작용이 있어 각기, 신경염을 억제하고 식욕증진 및 신진대사촉진한다

② 가지

가지는 '상지'라 하는데 맛은 약간 쓰고 성질은 평하다.

풍습제거의 효능이 있어 풍습관절통에 효과가 좋다. 각종 신경통에 지통효과가 있어 좌골신경통, 삼차신경통에도 쓴다. 상지를 태워 잿물을 만들어 부종과 각기병에 이용한다.

③ 열매

열매는 상심자(오디)라고 하며, 맛은 시고 달며 성질은 따뜻하다. 자양강장약으로 다른 보익약과 배합하여 쓴다. 풍부한 영양분이 함유되어 소화기관의 만성 질환을 치료하고, 식욕을 증진한다. 만성 장염, 간염에 좋고, 보혈작용이 있어 빈혈 환자에게 좋다.

④ 뿌리

봄싹이 나기 전에 뿌리를 채집하여 껍질 코르크층을 제거하여 건조한 뿌리를 '상백피(桑白皮)'라고 한다. 바깥 면이 자색을 나타내며 안쪽 면이 흰색으로 부드럽고 껍질이 얇은 것이 좋다. 폐의 열을 식히며 폐기를 깨끗하며 기침, 해열, 기관지염, 천식에 사용한다.

● 뽕잎차

1. 뽕잎은 센 불에 2~4분 찐 후 그늘에 말려 우려 먹으면, 녹차 보다 맛이 부드럽다.

2. 뽕잎은 깨끗이 물에 씻어 솥에 뽕잎을 넣고, 꿀과 끓는 물을 약간 부은 후 잘 섞는다. 약한 불에 손으로 만져 끈적끈적하지 않을 정도로 고은 후 꺼내어 식혀 냉장고에 보관해 마신다.

● 오디차 (오디 시럽)

오디 1000g을 씻어 솥에 넣고 삶은후 약한 불에 꿀 300g을 부어 천천히 달여 오디 시럽을 만들어 냉장고에 보관한다. 오디 시럽을 매일 3회 정도 마시면 건망증을 치료한다.

●뽕나무 잼 , 발효액 만들기

1. 오디를 믹서에 갈아 1/3가량 설탕을 넣고 휘저어 약한 불에 검붉은 색깔이 나도록 졸인다.

2. 오디와 설탕의 비율은 1:1로 넣어 그늘에 일주일 두면 설탕이 녹으면 가끔 열어 저어준다.

●오디주 담그기

덜 익은 오디 500g을 씻어 말려 꿀 300g과 도수가 높은 소주 1.8ℓ 에 붓고 그늘에서 한달을 익힌다.

뽕나무

뽕나무과 식물은 주로 열대에 약 55속 1000종 이상이 살며 온대에도 10종이 있다.
우리나라엔 7속 13종이 상록 또는 낙엽 교목이거나 드물게 초본으로 산다.

유사식물로 줄기에 길고 날카로운 가시가 있는 꾸지뽕나무, 잎이 더 갈라지는
가새뽕나무, 울릉도에서 자라는 잎이 두꺼운 섬뽕나무 등이 있다.

돌뽕나무　잎이 넓고 전체에 털이 많으며 가장자리의 톱니가 둔하고 열매가 길다.
꾸지뽕나무　꾸지뽕나무속(Cudrania)엔 열대아시아에서 여러종이 산다.
우리나라에 1종이 살고 있다.
꽃은 두상화서로 달리고 가지에 가시가 있고 열매가 둥글게 붉게 익는다. 암수딴그루로
5~6월에 황녹색 꽃이 모여핀다. 화서는 줄기 옆에 공 모양으로 밀집해 달린다. 낙엽성
관목으로 때로 땅을 기는 모습이며 작은 가지는 흔히 가시 모양이다.

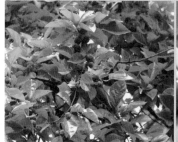
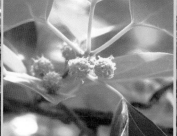
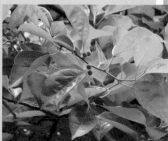

꾸지뽕나무　　　　　　　꾸지뽕나무　　　　　　　꾸지뽕나무

산뽕나무　속명은 뽕나무 종류를 지칭하는 고대 라틴어이다. 종명은 남쪽을 의미하는
라틴어로 마다가스카르 지역에서 채집된 표본에서 유래된다.
다른 종명 Bombycis는 양잠이란 의미다.
뽕나무에 비해 잎끝이 꼬리처럼 길어지고 잎 가장자리의 톱니가 날카롭다. 어린가지에
털이 거의 없다. 암술대가 2mm 크기로 자라고 끝부분이 길게 2개로 갈라진다.

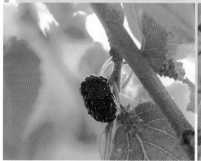
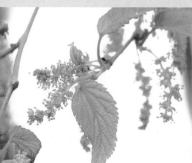
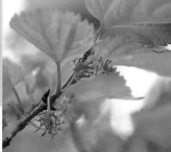

뽕나무　　　　　　　　　　　뽕나무　　　　　　　　산뽕나무

황벽나무

Phellodendron amurense Rupr. 황백

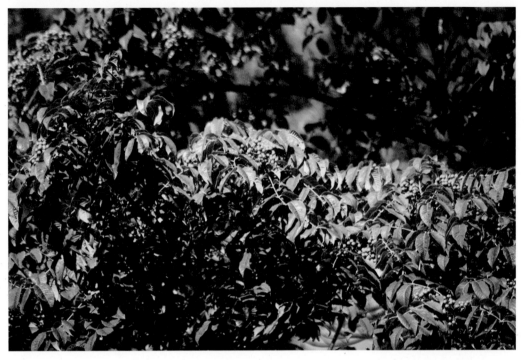

자생지	개화기	채취시기	채취부위
산	6월	9~10월	종자, 줄기

특징
성질은 차고 맛은 쓰다. 해열, 소염작용을 한다.

· 생 김 새 ·

황벽나무는 황백 또는 황경나무라고도 한다.

황벽나무의 겉껍질은 엷은 황갈색의 두터운 코르크질이다.

영어로는 코르크나무(Cork)라 한다

큰키 나무로 10여m에 이르는 암수가 다른 큰 키 나무이다.

잎은 양 끝이 뾰족하고 마주나며 새 날개 깃 모양으로 5~13개 달린다. 뒷면은 흰색이다.

6월에 원추 꽃차례로서 가지 끝에 작은 노란 꽃이 여러개 달린다.

꽃잎과 꽃받침이 각각 5개 난다. 가을이 되면 지름 1cm의 둥근 모양의 열매가 핵과로 열린다.

· 효 능 ·

채취 방법 다닥다닥 열매의 껍질을 버리고 종자를 말려 쓰는데 이를 '황백자' 라 한다.

황벽나무 속껍질은 선명한 노랑색으로 다량의 벨베린이란 성분이 포함되어 있다. 벨베린은 위장을 튼튼히 하고 소염작용을 하며 세균성의 장염, 장내의 이상 발효에 의한 설사를 멎게 한다

허열을 제거 황백은 습열에 의해 일어난 이질, 황달, 구강궤양, 백대하 등의 치료에 쓴다. 또한 음액(陰液)이 부족하여 손, 발, 가슴에 열이 날 때 쓴다.

· 질병에 따라 먹는 방법 ·

습열성 간열 초기에 온몸이 누래지며 열이 나고 소변이 황색이면 치자와 감초를 더해 쓴다.

세균성 이질에 초기에 열이 나고 복통이 나고 뒤가 마렵지만 잘 안나오는 이급후중(裏急後重)의 증상에는 황백에 백두옹, 마치현, 목향 등을 가해 쓴다.

여성 질환에 자궁이나 경부에 염증이 생기면 황백, 비해, 검인, 차전자를 달여 복용한다.

잦은 소변에 오줌이 줄고 배뇨통이 있으면 방광에 습열이 심하면 이런 증상이 있는데 이때 비해, 차전자, 복경을 더해 쓴다.

창양종독, 습진 등에 초기에는 황백, 대황, 천화분을 가루 내어 물로 섞어 환부에 바른다.

여름철 습진에 초기의 가려운 증상과 만성 구분열이 황백에 방풍, 백지, 금은화, 백선피, 연교를 넣어 달여서 복용한다.

음허발열, 골증, 도한, 유정에 지모, 지황, 구판을 가미한다.

편도선염에 가루로 만들어 1g을 물에 타서 목을 헹군다.

기타 생품으로 쓰면 청열작용을 하고 술로 법제하면 한성이 억제되어 상초 열증을 달래고 염제 후엔 약이 하행한다. 탕제 후엔 지혈, 양혈작용이 증가한다.

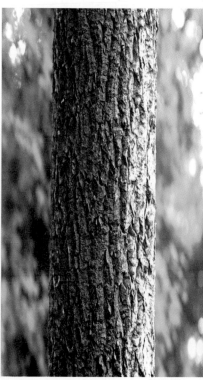

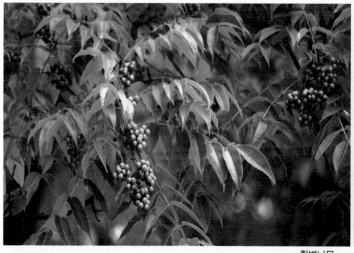

황벽나무

황벽나무

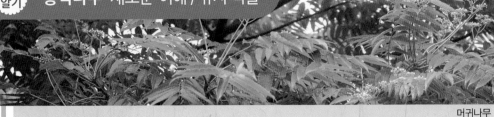

머귀나무

황벽나무속 식물은 전 세계에 4종이 있으며 주로 아시아의 동부에 분포하며,
종명은 Chinense이다

벽목이라는 약명으로 '신농본초경' 상품에 기재되었다. 오늘날에는 천황벽이라는
황피수가 주류를 이룬다.

황벽나무의 학명 phello는 코르크를 뜻하고 dendron은 나무를 뜻한다.

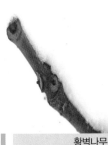
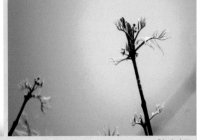
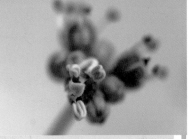

황벽나무   황벽나무   황벽나무

황벽나무는 운향과의 식물로서 전국 깊은 산의 물기가 있는 비옥한 땅에서 자란다.
속껍질은 선명한 노랑색으로 다량의 벨베린이란 성분이 포함되어 있다. 벨베린의
함유량은 껍질을 벗겼을 때 두터울수록 또는 진한 노랑색일수록 더 많다. 겉껍질과
속껍질을 분리할 때는 속껍질 쪽을 아래에 두고 겉껍질은 두들기면 잘 떨어진다..

관황백 종명은 Amurense이며, 새로운 품종으로 인식되지만,
이 땅에선 오래된 자생종이다.

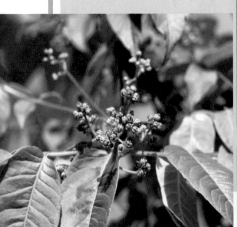
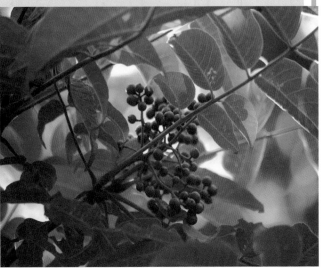

황벽나무   황벽나무

치자나무

Gardenia Florida L. (G. jasminodes Ellis)

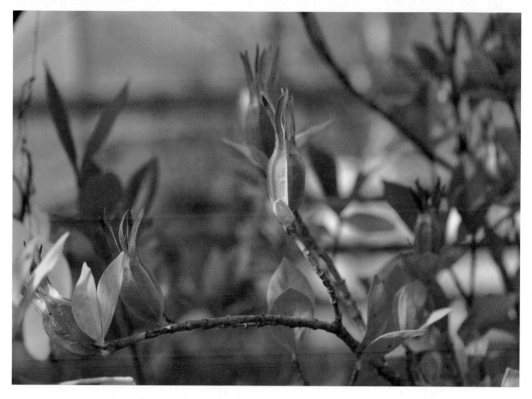

자생지	개화기	채취시기	채취부위
남부지역(재배)	6~7월	9월	꽃, 열매

특징

성질은 차고 맛은 쓰다. 진정, 청열, 이뇨작용을 한다.

· 생 김 새 ·

이시진(李時珍)은 "치(梔)는 술병의 뜻이며,
열매의 모양이 술병처럼 생겼기 때문에 (산)치자의 이름이 생겼다." 고 하였다.
치자나무(梔子)는 남부지역에서 흔히 심는 꼭두서니과의 상록 관목이다.
높이는 2m 안팎이고 가지가 많이 뻗으며 잎은 표면에 윤기가 있다.
6~7월에 흰 꽃이 피며 지름이 5~8cm로 향기가 많이 난다.
꽃받침의 능각은 6~7개이다.
9월에 열매가 붉은 빛을 띠는 노란색으로 익으며 열매의 능각도 6~7개가 있다.

· 효 능 ·

채취 방법 치자는 9월이 지나 서리가 내린 후 열매를 채취하여 햇볕에 말려 약으로 쓴다.

해열 · 항균작용 염증이나 신열 · 두통, 위장병, 호흡기 질환, 세균성 설사 치료제 등에 쓰인다.

소염 · 소종작용 유행성 결막염으로 눈이 붉게 붓고
눈물이 날 때 사용하면 효과를 얻는다.

담즙분비 촉진 간이나 담낭의 초기 염증에 사용된다.

불면증에 특효 치자는 충혈을 제거하고 번조(煩躁)를
다스리는 효과가 있어 불면증에 쓴다.

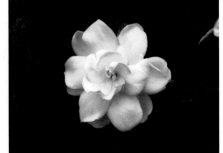

꽃치자

· 질병에 따라 먹는 방법 ·

타박상에 치자를 짓찧어 밀가루에 섞은 다음, 환부에 바른다.

편도선염, 인후염에 치자를 진하게 달여 마시면 효과적이다.

고열을 동반한 불안함에 헛소리를 하고 정신이 혼미하면 다량의 치자에 황금, 대황을
더하여 사용하면 좋다.

얼굴, 머리에 생기는 화농성 감염에 치자 20~30g에 금은화, 연교를 배합해 사용한다.

황달로 소변이 잘 안 나오면 인진 12g, 치자 8g, 황련 8g을 물 500cc에 넣고 절반이
되도록 끓여 하루에 여러 번 나눠 마신다.

골절, 탈구, 타박상에 치자는 타박상, 삔 데에도 탁월한 효과가 있어 생치자 분말을 계란
흰자로 반죽하여 하루에 한번 붙인다. 골절이나 관절 탈구가 복구된 후에도 환부에 치자,
홍화, 도인, 적작약 등을 배합하여 가루로 만든 것에 술을 혼합하여 볶고 뜨거울 때 하루
한번 약을 바른다.

비혈에 상백피, 행인, 괴화를 가미하여 쓴다.

잇몸에서 피가 나면 목단피, 석고, 지모를 배합한다.

선홍색 피가 대변에 다량 섞여 나올 때 흑치자 40g을 사용하면 지혈이 잘 된다.

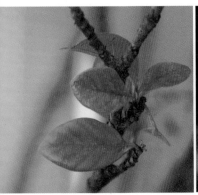

치지나무

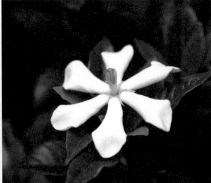

치지나무

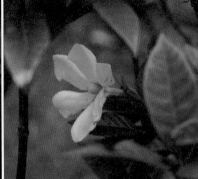

치지나무

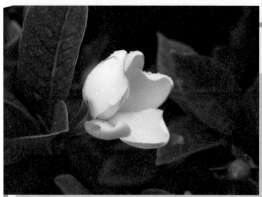

겹치자

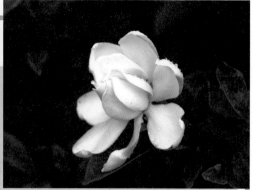

겹치자

치자나무속(Gardenia) 식물은 열대와 아열대에 널리 약 250여 종이 살며,
꽃은 잎겨드랑이에 1송이씩 달린다.
치자란 학명은 '신농본초경'에 중품으로 처음 기재 되었으며 역대 본초서에
수록되었다.
치자나무의 유사식물로는 열매치자, 대화치자, 영주치자, 꽃이 아름다운 겹치자가 있다.

열매치자 치자와 유사하며 열매가 달린다.
대화치자 치자 변종(V. grandiflora)으로 독성이 치자보다 높아 주로 공업용 염료로
사용된다. '수치자' 라고도 한다.
치자색소는 국제적으로 중요한 천연식품 착색제로 음료및 주류의 발색에 사용된다.
꽃에는 정유가 들어 있어 여러 향수와 화장품에 사용되며 향비누와 에센스 등의 제조에
중요한 역할을 한다.

영주치자 속명은 Psuedogradneria로
남부 도서지역 해발 300m 이하
숲가장자리에서 자생한다.
잎이 닮았을 뿐 꽃도 열매도 치자와
아무 관련도 없다.
겹치자 꽃치자라고도 부른다.
치자와 꽃의 모양, 색깔이 비슷하며
다만 겹꽃이 무척 아름답다.

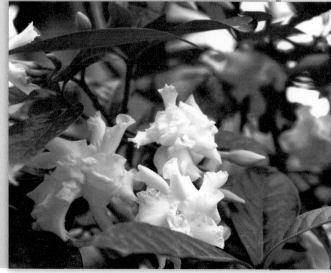

겹치자

구기자나무

Lycium chinense Mill.

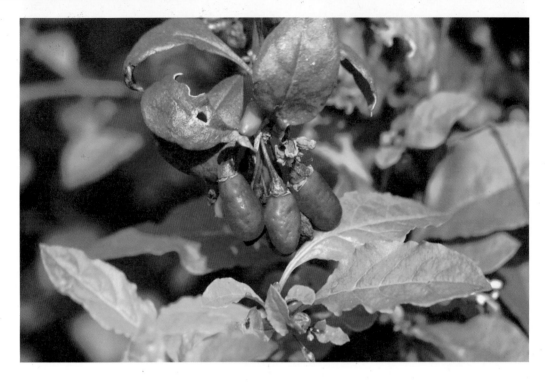

자생지	개화기	채취시기	채취부위
들(재배)	6~9월	8~10월	열매, 뿌리

특징
성질은 평하고 맛은 쓰거나 달다. 보익강신(補益强身)작용을 한다.

· 생 김 새 ·

구기자나무의 땅속 뿌리를 '지골피(地骨皮)'라 하여 약으로 쓴다.

모양이 개와 같아 보이고 잎이 버들 잎 같아 '구기'라고도 한다.

구기자(枸杞子)는 전국의 마을 근처에서 자생하거나 재배하는 가지과의 낙엽 관목이다.

높이는 3m 안팎으로 원줄기는 비스듬히 자란다. 꽃은 6~9월에 길이 1cm 정도의 자주색 꽃이

핀다. 열매는 길이 2cm 정도 되며 8~10월에 붉은 색으로 익는다.

줄기는 잔가지가 가시로 변하기도 하고, 가시가 없기도 하며 어린가지는 누런 회색이다.

늙은 줄기는 지팡이로 썼기에 '선인장(仙人杖)'이라 하였다.

· 효 능 ·

채취 방법 열매는 10월에 채취하여 꼭지를 따고 그늘진 곳에서 말려 쓴다.

자양약으로 약성이 부드러워 위에 부담을 주지 않아 상시 복용해도 좋다. 병이 있으면 치료가 되고, 무병일 때는 체력이 보강된다. 임부의 체질을 강장케 하고 태아의 영양보급도 된다.

혈관연화, 혈압저하, 콜레스테롤 감소 시력증진 작용이 있어 시력이 정상인 자가 상시 복용해도 시력 감퇴를 방지할 수 있다.

빈혈 치료 구기자에 함유된 비타민, 철 등의 성분은 모두 빈혈을 치료하는 주요 물질이다. 구기자는 간질환 치료에도 사용한다.

· 질병에 따라 먹는 방법 ·

먹는 방법 뿌리인 지골피를 물에 씻어 짓찧어 심지를 버리고 끓인 감초 물에 하룻밤 담가 말려쓰기도 하는데 성질이 몹시 차서 골증염과 피부의 열을 잘 치료한다.

고혈압에 구기자에 하수오, 원지, 산수유, 복령을 배합하여 복용하면 혈압이 내린다.

고혈압으로 인한 심장병, 부정맥 구기자에 생삼, 복신, 산조인을 배합해 사용한다.

시력 감퇴에 구기자에 국화, 파극, 육종용을 함께 달여 마신다.

생리기능 쇠퇴 하수오, 당귀, 토사자를 배합해 알약을 만들어 복용하면 노화방지, 강장에 좋다.

만성 기관지염, 해수에 구기자에 맥문동, 오미자, 사삼 등을 배합하여 사용한다.

허약하여 미열이 날 때 지골피에 인삼을 넣고 달여 마신다.

당뇨병으로 자주 물을 마시는 경우 천화분, 갈근과 같이 쓰면 갈증을 멎게 한다.

구강의 궤양에 초기에 지골피, 석고를 진하게 달여 양치질을 한다. 궤양이 완전히 형성되어 있으면 황련, 금은화를 넣고 달여 복용한다.

● 구기자차 담그기
• 잎을 그늘에 말려 약간 볶아서 우려내 마신다.(1회 2~3g) 혈관의 노화를 막아 고혈압, 동맥경화 환자에게 좋다.
• 반쯤 익은 열매를 말려 쓴다. 말린 열매 20~25g을 물 500cc에 넣고 달여 2~3회 나눠 마신다. 은근한 불에 천천히 달이며, 꿀을 조금 타서 먹는다.

● 구기자주 담그기
줄기, 잎, 열매, 뿌리로 담근다. 열매를 쓰는 경우 충분히 익은 것을 살짝 씻어 (열매 500g, 술 1.5ℓ) 용기에 넣어 시원하게 보관한다. 2주일 후 1차 걸러내어 용기에 꿀, 설탕(조금)과 함께 다시 담아 두고, 1개월 후에 2차 걸러 마신다. 그늘에서 3개월 정도 둔다.

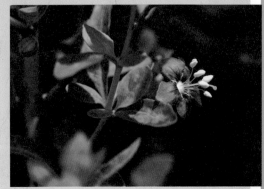
구기자

구기자나무속(Lycium)은 전세계에 약 80
종이 사는데 가지가 있는 관목이다.
우리나라엔 1종이 산다.
구기자는 '구기'라는 이름으로
'신농본초경'에 상품으로 수록되었다.
이후 '명의별록'과 '본초도경'에
기록된 '구기'는 종명이 Chinense
이다

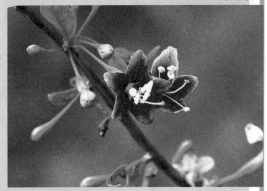
구기자

영하구기자 '본초강목'에 수재된
영하구기자의 종명은 Barbarum이며
중국약전에 이 종을 법정기원 식물
내원종으로 수록하였다.
영하구기자는 그 역사가 유구하고 재배가
매우 넓게 이루어진다.
주요산지는 중국의 영하, 내몽고, 감숙,
신강, 섬서 등이다.

영하구기자

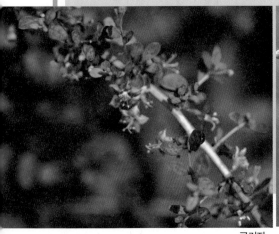
구기자

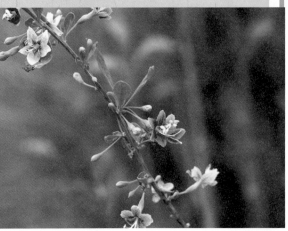
영하구기자

순비기나무

Vitex rotundifolia L. 만형자
Vitex trifolia L.

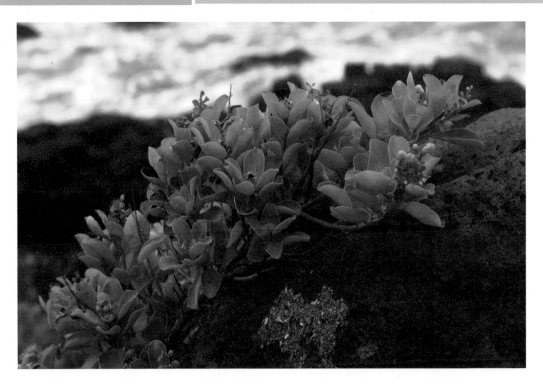

자생지	개화기	채취시기	채취부위
남부해안가	7~9월	9~10월	열매

특징

맛은 맵고 쓰고 특이한 향이 있고 성질은 약간 차다. 해열, 지통, 진정, 소염작용을 한다.

· 생 김 새 ·

순비기나무의 속명은 라틴어의 '맺다'에서 나온 말이며,
이 식물들의 가지로 바구니를 엮은 데에서 붙여진 이름이다.

줄기가 뻗어서 1m 정도 되며 봄에 옛 가지에서 소엽이 나오고 5월에 잎이 다 자란다.
잎의 모양은 둥글고 잎 밑이 쐐기형이고 뒷면은 흰 빛이 나며 털이 빽빽하다.
꽃은 6월에 핀다. 취산화서로 꼭대기에 피고 짙은 자색이다.
열매는 직경이 5~7mm의 구형으로 흑색을 띠며 하반부는 회백색의 껍질로 덮여 있다.
표면은 약간 꺼칠꺼칠 하며 4개의 방으로 되어 있고 그 안에 백색의 종자가 한 개씩 들어 있다.
신선하며 크고 향기가 좋은 것이 품질이 좋다.

· 효 능 ·

채취 방법 마편초과의 순비기나무의 성숙한 열매를 건조한 것을 '만형자'라하며,
켐펜(camphene) 등의 정유가 들어 있다.
잎과 가지에는 향기가 있어 목욕탕 향료로 쓴다. '
강장제, 해열제 두통, 이명, 두풍, 목혼 등의 증상에 사용되며 비습, 구련, 동통에 쓴다.
진정 · 소염작용 두통, 감기, 관절통에 응용한다.
풍열 감기로 열이 있고 두통 특히 전두통이 심하면 방풍, 백지, 시호를 더해 쓰면
해열, 지통의 효과가 있다.

『동의학 사전』에 의하면 방광경에 작용한다.
　중열을 없애고 눈을 밝게 하며 기생충을 내보낸다. 진정작용, 진통작용, 해열작용, 항알레르기
작용이 실험에서 밝혀졌다. 감기, 풍열로 머리가 아픈 데, 이빨이 아픈 데, 팔다리가
오그라드는데, 촌백충증에 쓴다."고 한다.

· 질병에 따라 먹는 방법 ·

각종 두통에 오한이 심하고 땀이 없으며 두통이 심할 때는 형개, 방풍, 백지를 더해 쓴다.
신경성 두통에는 백지, 시호, 강활, 향부자와 함께 쓰면 효과가 좋다.
열성 두통에는 천궁, 적작약, 현호색을 더해 쓴다. 신경쇠약으로 인한 두통에는 하수오,
백작약, 천궁을 더해 쓴다.
동맥경화로 인한 고혈압에 현훈, 두통, 홍안, 열감 등을 보이는데 이 경우 뇌졸중을 예방하기
위해 만형자 20g에 결명자, 목란, 죽여를 함께 달여 마신다.
각종 안질환에 만형자는 약성이 차므로 안과의 각종 염증치료에 사용한다.
안막의 혈관 파열, 각막의 염증에 목적, 곡정초를 넣어 쓰면 소염, 청열 효과를 얻는다.
풍열로 인해 눈이 침침하고 눈물이 많이
나오면서 붓고 아프면 국화, 선퇴, 결명자,
백질려 등과 함께 쓴다.
건강한 모발 위해 만형자에 하수오, 숙지황,
여정자를 같이 쓰면 머리색이 검고 윤이 난다.
소아가 너무 약해서 두발이 잘 나지 않을 때는
만형자에 설탕을 넣어 진하게 달여 아침저녁
으로 한 숟가락씩 복용하면 머리카락이 자란다.

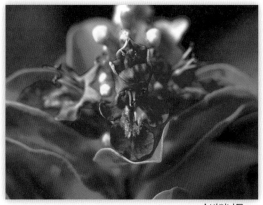

순비기나무

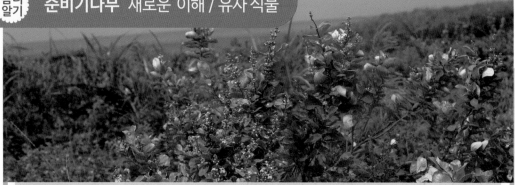

순비기나무

순비기나무(Vitex)속은 전 세계에 약 250여종이 산다. 우리나라엔 2종이 있다.

순비기나무의 열매를 건조한 만형자는 '만형실' 이라는 약명으로 '신농본초경' 상품에 처음 수록되었고 '만형자' 는 '본초경집주' 에 처음 수록되었다.

제주도에서는 순비기나무의 가지를 채취해 껍질을 벗긴 후 바구니의 재료로 사용했다. 또한 노란색 색소인 비텍시카르핀이라는 물질이 함유되어 있어 과거에는 옷감의 노란 물을 들이는 염료로도 쓰였다고 한다.

좀목형 순비기나무와 같은 속으로 자생지가 전혀 다른 것으로 순비기나무에 비해 전체에 특유에 향이 있다.

꽃은 양성화로 6~8월경에 가지끝이나 위쪽 잎겨드랑이에 달리는 총상화서에 연한 보라색 꽃이 모여 원추화서를 이룬다.

자생하는 좀목형은 목형과 유사종으로 목형과 동일하게 사용되며 외형과 효능이 유사하다

목형 종명이 Negundo Vieannabifolia이며 중약명으로는 '모형엽이다.' 명의별록 ' 에 처음 수록되었다. 약리연구를 통해 잎에는 거담, 진해, 평천, 항균, 항종양 등의 작용이 있다는 것이 알려져 있다. 잎이외에도 열매, 줄기, 뿌리 모두 약용한다. .

서양순비기나무 서양좀목형으로 부르기도 하나 종명이 Agnus - Castus 이고, 영명은 Chaste tree이다.

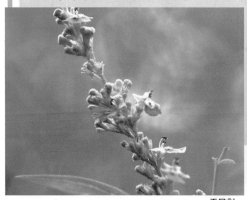

좀목형

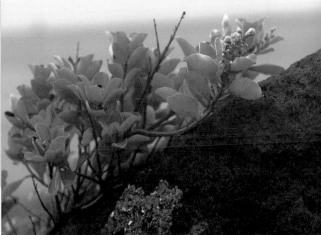

순비기나무

모 란

Paeonia suffruticosa Andr. 목단(牧丹)

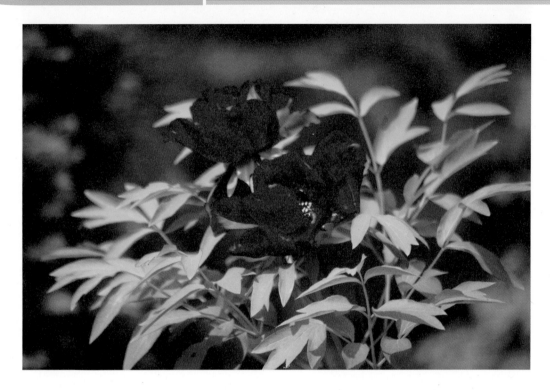

자생지	개화기	채취시기	채취부위
전국 각처(재배)	5~6월	9~10월	뿌리

특징

성질은 차고 맛은 맵고 쓰다. 해열, 청열, 진정, 지혈작용을 한다.

· 생 김 새 ·

모란은 중국이 원산지이며 우리나라 각처에서 재배하는 미나리아재비과의 식물이다.

특유의 냄새가 있는 모란은 낙엽이 지는 관목으로 높이가 2m안팎이고 가지가 굵고 털이 있다.

잎은 서로 어긋나 피고 깃꼴겹잎인데,

소엽은 3~5개로 갈라지고 가장자리에 거친 톱니가 있고 뒷면은 잔털이 있고 흰 빛이 난다.

꽃은 양성으로 가지 끝에 1송이씩 붙고 5월에 지름이 15cm 정도의 붉은 색 꽃이 피고 꽃받침이 주머니처럼 되어 씨방을 둘러싼다.

꽃받침은 5장, 꽃잎은 8개 이상이고 여러 가지 색이 있다.

암술은 2~6개로서 9월에 열매가 익으며 종자는 둥글고 흑색이다.

· 효 능 ·

채취 방법 약용으로 뿌리를 쓴다. 3~5년 정도 성장한 것을 초봄이나 10월에 캐내어 쓴다. 바깥 면은 암갈색을 띠며, 가로로 길고 작은 측근(側根)의 흔적과 세로로 난 주름이 있다. 안쪽 면은 담암갈색을 띤다. 껍질이 두껍고 목질부분이 없고 향기가 강한 것이 좋다.

활혈작용 뜨거운 피를 식히며, 혈을 잘 돌게 하는 작용이 있다. 그래서 주로 두통, 복통, 월경불순 등에 쓴다.

항균작용 이질균, 콜레라균, 폐렴균에 대한 억제작용을 한다.

주의 목단에는 통목단과 목단피가 있는데 통목단은 부드럽고 목단피는 강하므로 반드시 구별해서 쓴다. 혈허로 추위를 많이 느끼고 비위가 허하며, 임산부, 월경과다에는 쓰지 않는다.

· 질병에 따라 먹는 방법 ·

허열 제거를 위해 땀이 안나는 골증(骨蒸)에는 청호, 지모, 별갑 등을 더하고(청호별갑탕, 靑蒿別甲湯), 음허발열에는 지황, 산약 등을 같이 스며 월경이 빨라지거나 혈이 허해서 생리 전에 열이 나면 백작약, 시호, 황금 등과 같이 쓴다.(육미지황탕, 六味地黃湯)

출혈에 온열병의 열사가 혈분으로 들어가 반진을 보이거나 뜨거운 피가 멋대로 흘러 생긴 출혈에는 서각, 생지황, 적작약을 더해 쓴다.(서각지황탕, 犀角地黃湯) 또한 원인이 무엇이든 고열로 일어나는 출혈에는 목단에 치자, 백모근, 지유 등과 같이 쓰면 청열, 지혈작용을 발휘한다.

알레르기성 비염에 뿌리의 껍질 속에 있는 파에놀이란 성분은 알레르기를 개선하는 작용이 있어 알레르기성 비염에도 효과가 있는데 시호, 황금과 같이 쓴다.

고열을 동반한 월경이상에 오후에 특히 열이 심하게 오르고 땀이 많이 나고 머리가 아프며 눈이 충혈되면서 월경이 순조롭지 못하면 목단과 치자를 물 300g에 6g씩 넣고 달여 마신다.

● 목단피죽

[재료] 목단피 5g, 쌀 30g, 말린 새우, 말린 두부, 콩나물, 무, 흰파, 소금

목단피를 냄비에 넣고 400cc의 물을 부어 절반이 될 때까지 천천히 끓여낸다.
(미리 물에 불린 쌀을 넣고 끓으면 거품을 걷어내고 약한 불로 줄인 후,
목단피 우린 액을 넣고 아주 약한 불로 끓인다.)
말린 새우는 물에 불리고 그 물과 함께 넣고 계속 끓인다.
거의 죽이 다 되어갈 때 무, 콩나물을 넣고 마지막에 데쳐낸 말린 두부와 파와
소금을 넣고 조금 더 끓여 가지고 간을 맞추어 먹는다.
목단피죽은 신진대사를 조절한다.

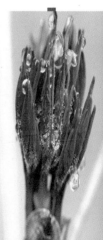

모란싹

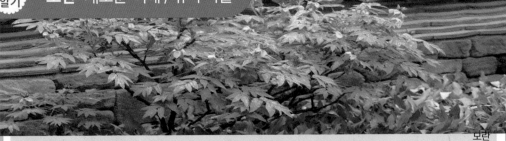

모란속(Paeonia) 식물은 북반구에 약 30여종이 산다. 우리나라엔 2종이 있는데 초본 또는 관목으로 꽃은 대형으로 흰색, 연분홍 또는 겹붉은 색이다.

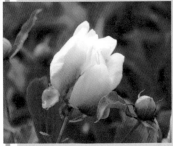

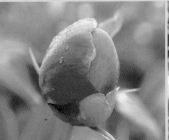

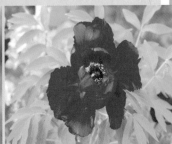

모란   모란   모란

목단이란 약명은 맨처음 '신농본초경'에 중품으로 기재되었다. 중국약전에는 이 종을 중약 목단과의 법정기원식물 내원종으로 수록 하였다. 약용 목단의 종류는 매우 다양하며 약의 기원이 풍부한 만큼 규격 또는 다양하다. 대표적인 유사식물로는 자반목단, 왜목단, 사천목단, 아목단, 협엽목단 등이 있다. 이들의 뿌리 껍질도 모두 목단피로 사용한다.

당나라 시대에 '목작약'이라고 부른 것은 꽃이 작약과 비슷하며 줄기는 나무와 비슷해서 그리 불렀다. 꽃중엔 목단이 제일이고 그다음이 작약이다. 세상에선 목단을 화왕(花王), 작약을 화상(花相)이라고 하였다. 목단과 작약은 모두 중국 원산 식물이다.

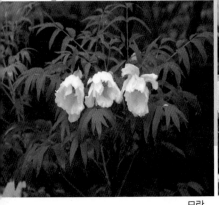

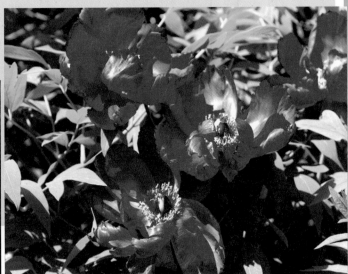

모란   모란

쇠뜨기

Equisetum arvense L. 문형(門型)

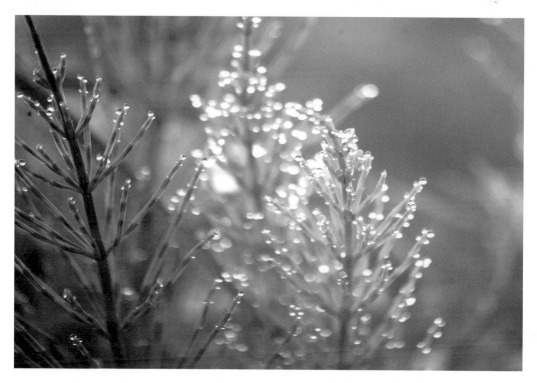

자생지	개화기	채취시기	채취부위
들	3~4월	5~6월	전초

특징

성질은 차며 맛은 쓰다. 해열, 이뇨, 지혈, 진해작용을 한다.

· 생 김 새 ·

쇠뜨기는 양치류로 속새과의 여러해살이풀로 지하경이 길게 뻗는 식물이다.

속명은 라틴어 '말' 과 '꼬리' 의 합성어로 '말꼬리' 란 뜻이다.

줄기에 층층이 돋아 잔가지를 친 모습이 말의 꼬리를 닮았다 해서 붙여졌다.

쇠뜨기의 홀씨 줄기인 뱀밥은 비옥한 땅에서 잘 자라지 못하고, 오히려 산성토양에서 잘 자란다.

이른 봄에 생식경이 나와 끝에 뱀 대가리 같은 포자낭이삭이 달린다.

영양경은 뒤 늦게 나와 똑바로 서며 높이가 30~40cm로 속이 비어 있고 표면에 능선이 있으며
마디에는 비늘 같은 잎이 돌려난다.

· 효 능 ·

채취 방법 한방과 민간에선 이른 봄에 뿌리까지 모두 채취하여 약으로 쓴다.

주로 식용으로 사용하며 뒤 늦게 나와서 비스듬히 자라는 영양경은 약용으로 쓴다.

여름에 채취하여 그늘에서 말리고 잘게 썰어 준다. 규산이 많이 함유(3~16%)되어 있다.

몸을 차게 한다 뜨거운 피를 식혀 열을 진정시킨다. 삶은 즙을 뜨겁게 해서 조금씩 마신다.

이뇨작용 갑자기 소변이 안 나오거나 임질로 통증이 심할 때 쇠뜨기로 만든 차를 마시고 찜질로 통증을 제거하고 이뇨효과를 높일 수 있다.

지혈작용 도혈, 장출혈에 쓴다.

진해작용 기침, 천식에 쓴다.

주의 양, 소는 생초에 대한 독성이 예민하여 먹으면 설사 한다. 말은 전초에 대해 감수성이 크다. 가축에겐 유해한 식물이다.

쇠뜨기

· 질병에 따라 먹는 방법 ·

자궁출혈, 치질(항문이 빠질 경우), 눈이 침침하고 소변이 원활하지 못할 때 말린 약재를 1회에 20kg씩 200cc의 물로 천천히 달이거나 생즙을 내서 복용한다. 오래 끓이지 말고 5~10분가량 달여 마신다. 또는 뜨거운 물에 쇠뜨기를 넣고 우려내어 마신다.

상처나 아토피성 피부염에 생잎을 절구에 넣고 찧어 환부에 바른다. 화장수로도 사용하는데 쇠뜨기차 70cc, 알코올 30cc, 글리세린 30cc의 비율로 섞어 쓴다.

● **쇠뜨기차**

생잎이나 마른 잎을 용기에 넣고 뜨거운 물을 붓고 5분 정도 우린 물을 마신다.

1일 1회 20㎖씩 마신다. 5분 정도 삶은 물을 마시기도 한다.

류머티즘, 관절염, 신경통이 있는 노인에게 좋다. 생식경을 쓰는 경우 홀씨가 터지기 전에 그늘에서 말려 뜨거운 물에 우려내어 마신다.

● **뱀밥(생식경) 요리**

쇠뜨기의 홀씨 줄기가 성숙되기 전인 어린 홀씨 줄기를 꺾어 모아 마디에 붙어 있는 치마와 같은 것을 따 버리고 가볍게 데쳐 나물로 한다.

뱀밥의 노란 가루가 중요하므로 벌어지지 않은 것이 약효가 크다. 육식을 많이 하는 사람은 봄에 매일 조금씩 먹으면 배변도 좋아지고 몸 안의 독을 제거한다.

부드러운 것은 삶아서 나물로 먹기도 하고 즙을 내 마신다. 뱀밥의 껍질은 벗기고 요리한다. 껍질을 벗겨 쪄서 양념장에 찍어 먹거나 조림에 같이 넣어 먹으면 입맛을 돋군다.

밀가루 옷을 입혀 튀겨 먹거나 된장에 박아두어 장아찌를 해 먹으면 색다른 맛이다.

쇠뜨기

속명은 식물체모양이 말의 억센 털을 닮았다는 의미다. 종명은 '경작이 가능한 땅에
산다' 라는 의미다. 쇠뜨기는 잎보다 생식경이 먼저피고, 땅속 뿌리가 달리는 여러해살이
양치식물이다. 쇠뜨기의 영양경 속에는 규소성분이 풍부해 금속을 연마하는데 이용된다.

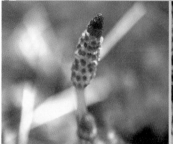
쇠뜨기

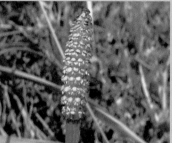
쇠뜨기

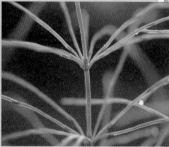
쇠뜨기

쇠뜨기의 유사식물로
능수쇠뜨기, 물쇠뜨기,
개쇠뜨기가 있다.

능수쇠뜨기 영양경이 가지를
많이 늘어뜨린다. 북부지역
산지의 습한 곳에서 산다.

물쇠뜨기 비늘조각의
가장자리가 백색이다.

개쇠뜨기 영양경과 생식경이
구별되지 않고
포자수가 영양경 끝에 달린다.

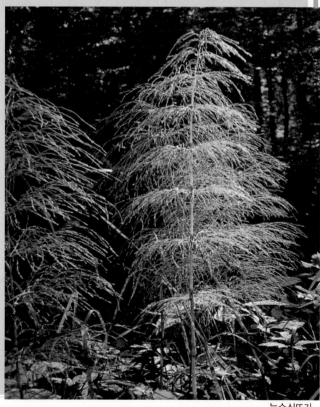
능수쇠뜨기

감 국

Chrysanthemum indicum L

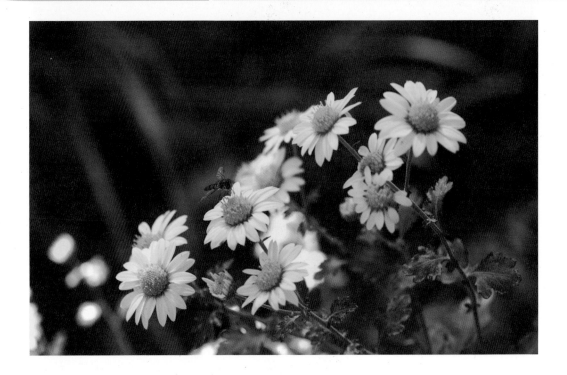

자생지	개화기	채취시기	채취부위
산, 들	가을	가을	전초

특징
성질은 약간 차며 맛은 달며 쓰다. 해열, 해독, 진통, 소염작용을 한다.

· 생김새 ·

감국(甘菊)은 산국과 함께 가을이 되면 노란 꽃을 피우는 국화과의 식물로 우리 주변에서 많이 볼 수 있고, 주로 남부지방이나 해안가에 산다.

속명은 고대의 희랍어에서 유래되었으며,

'황금색' 이라는 뜻과 '꽃' 이라는 뜻의 합성어이다.

감국은 꽃차례가 온전한 고른 꽃차례(상방화서)이며 백색꽃, 노란색꽃도 핀다.

국화의 한 종류로 높이가 60~150cm 정도 자라고 위에서 가지가 갈라진다.

전체에 짧은 털이 있고 줄기는 가늘고 대개 흑자색을 띤다. 옆으로 비스듬히 누워 자라며 9~11월에 걸쳐 지름이 2.5cm 정도 되는 노란 꽃을 피운다.

· 효 능 ·

채취 방법 꽃이 피기 전에 봉오리를 채취하여 그늘에서 잘 말린 다음
끓여 마시거나 볶아서 쓴다.
예부터 몸이 가벼워지고 노화를 막아 불로장수하는 식물로 알려져 있다.

해열작용 감기에 걸려 열이 나거나 머리나 눈에 열이 올랐을 때, 가슴이 답답할 때 감국을 사용
한다. 눈이 어질어질하고 침침하여 눈에 미열이 날때 생기는 충혈, 두통 등을 다스린다.
혈압을 내린다 고혈압, 동맥경화에 효과적이다.
해독 · 소염작용 말초혈관을 확장하고 혈관운동 중추를 억제시킨다. 혈액이 정화되고 변비나
생리불순이 개선된다.
눈을 맑게 한다 눈에 생기는 각종 염증을 치료한다.

주의 감국은 오래 묵힌 것은 쓴맛이 강해 좋지 않다. 풍한 두통이나 오한을 수반하는
관절염이나 소화장애에 의한 설사에는 쓸 수 없다.

· 질병에 따라 먹는 방법 ·

먹는 방법 숙취 해소에 감국을 가루로 만들어
먹는다.

고혈압에 현기증, 두통, 이명을 동반하고 안면이
붉게 달아오르는 증상에 하고초,
조구 등을 배합해 차처럼 복용하면 좋다.
동맥경화증에 고혈압이 있으면 산사, 상엽을 가미
하여 차 대신 마신다.

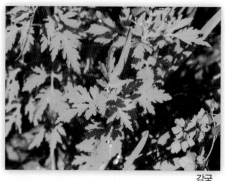

감국

● 국화주
술에 쪄서 말린 국화 200~300g에 소주 1800cc를 붓고 그늘에서 1개월 정도 숙성시킨다.

● 국화차
꽃잎을 따서 흐르는 물에 깨끗이 씻은 후, 끓는 물에 소금을 조금 넣고 살짝 데쳐낸다.
이것을 그늘에서 말린 후 뜨거운 물에 10g 가량을 3분 정도 우려내어 마신다.

● 국화 발효액 꽃차
신선한 꽃이 필 무렵 채취하여 깨끗이 씻은 후,
같은 양의 꿀이나 흑설탕으로 버무려 오지 그릇 같은 용기에 넣고 밀봉하여
그늘 진 곳에 보관한다. 1달 후에 꺼내어 열탕에 타서 마신다.

감국은 '고의' 란 명칭으로 '본초경집주' 에 맨 처음 기재되었고 '본초습유' 에서
야국으로 기재되었다.

중국본초를 기준으로 산국은 감국과는 절대적으로 차이가 있다.

게다가 감국은 남부지역이나 바닷가에서 자라기에 산국처럼 쉽게 만날 수 없다.

국화와 감국은 한방본초에서 서로 다른 효능을 가진 약물로 다룬다.

자생감국은 산국과 유사하지만 실제 자생지가 제한되어 구하기가 어려워 대용품으로
재배감국을 쓴다.

당나라 이전 시대에는 구절초나 감국종류가 국화였고,

당나라 이후엔 여기서 만들어진 원예종을 이름을 달리해서 국화라 불러온 것이다.

신농본초경 이전엔 국화라 해도 감국을 지칭하는데,
왜 감국과 국화가 분리되어 이용되었
는지 궁금하다. 여러 자료를 보면 학명은 국화로 쓰지만 내용은 감국이다.

산국 꽃의 지름이 감국보다 좀 작고 대체로 들에서 피는데, 꽃색은 노란꽃만 핀다.

산국은 한반도가 분포 중심지이며 전국 산비탈과 경작지, 개울 언저리에서 산다.

산국의 꽃차례는 전체적으로 우산모양을 닮았다.

비록 감국보다는 처지나, 구하기가 쉽고 향이 강하다.

법제를 잘해서 쓴다면 국화의 진수를 맛볼수 있다.

살짝 쪄서 말리면 감국 못지 않다.

맛과 향으로 우열을 장담할 수는 없는
것이다.

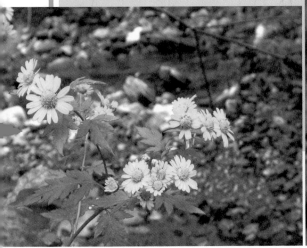
산국

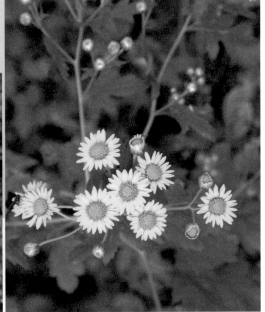
산국

돌 외

Gynostemma pentaphyllum makino
덩굴차, 칠엽담, 교고람(絞股藍)

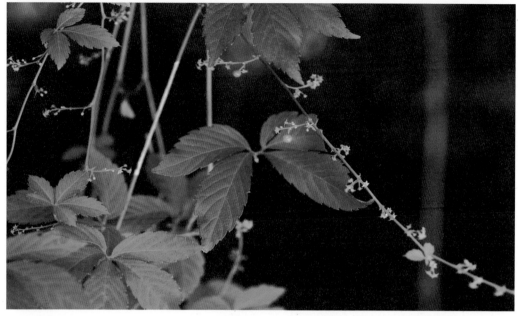

자생지	개화기	채취시기	채취부위
남부지방	8~9월	10월	전초

특징

성질은 차며 맛은 시다. 화담, 진정작용을 한다.

· 생 김 새 ·

돌외는 우리나라 남부 및 울릉도 지방의 들이나 산기슭에 야생하는 박과의 덩굴성
여러해살이풀이다. 속명은 암술(gyme)과 갓(stemma)으로 이루어진 말로 암술에 갓이 있다는
뜻이며 종명은 잎사귀가 5개의 작은 잎으로 형성되었다는 뜻이다.

줄기의 마디에 흰 색의 털이 나고
잎겨드랑이에서 덩굴손이 나와 감아 올라가
길게 뻗는다. 잎은 4~7개의 작은 손바닥
모양의 겹잎이 마디에서 어긋난다. 작은
잎은 타원형으로 길이 4~8cm, 폭 2~3cm
크기로 가장자리는 톱니 모양이다.
꽃은 8~9월에 황록색으로 핀다.
암수딴그루로 열매는 둥글며 11월에
흑녹색으로 익는다.

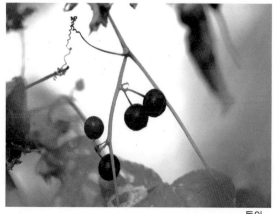

돌외

· 효 능 ·

돌외의 유효성분은 잎, 줄기, 뿌리의 순서로 많이 함유되어 있으며 겨울이 되면 감소된다.
인삼 속에 함유되어 있는 ginsenoside Rb_1, Rb_3, Rd_1, F_2 라는 사포닌을 비롯한 성분이
포함된 사실이 규명되었다. 사포닌이란 배당체로서 물과 기름에 녹아 거품이 있는 물질의
총칭으로 사포닌의 사포는 비누를 의미하며 거품이 있는 것이 비누와 같기 때문에 '
사포닌(saponin)' 이라 불린다.

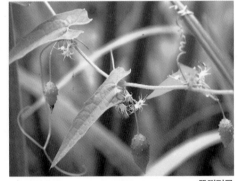

담과 습을 제거 노인성 만성 기관지염
담습화열형에 적합하다. 분말로 만들어
3g씩 하루에 3회 복용한다. 스트레스성 궤양을
예방하고 위궤양의 치유를 도와준다.
성인병을 다스린다 고혈압, 당뇨에 좋다.
스트레스 감소 대뇌 중후를 진정시켜
불쾌한 감정이나 스트레스를 미연에 막아주고,
증상을 경감시켜 준다.

뚜껑덩굴

● 재배법

돌외는 발아가 약 5주 정도로 매우 늦으므로 파종 후 한 달 동안은 손을 대서는 안 된다.
종자를 심기 전 2일 정도 눈이 잘 트도록 물에 담가 둔다.
발아 후 3~4주기나 잎이 2~3개 나왔을 때 마사초 11g에 300g의 부엽토를 섞은 흙을 화분에
넣고 뿌리를 상하지 않게 그대로 옮겨 심는다.

● 돌외차

[재료] 덩굴가지 2~5g, 감초 2~3쪽, 물 600ml
돌외의 잎과 줄기를 채취해 뿌리에서 두 세 마디만 남기고 4~5cm로 자른 뒤 건조시킨
(경우에 따라 살짝 닦을 수도 있다.) 후 용기에 넣어 끓인다.
끓기 시작하면 불을 줄여 천천히 끓인 다음 체로 찌꺼기는 걸러내고 꿀을 넣어 따뜻하게 해
서 마신다. 처음부터 감초를 넣고 함께 끓여 쓴맛을 줄이기도 한다.

● 돌외주

생덩굴차 1kg(또는 마른 덩굴차 100g)과 대추, 솔잎을 넣어 소주 1.8ℓ 에 담근다.
설탕을 같이 넣고 밀폐하여 서늘하고 어두운 곳에 2개월 동안 둔 뒤,
거즈로 걸러 다른 병에 옮겨 보관하며 하루에 소주 잔으로 두 세잔씩 마신다.

박과 식물은 주로 열대와 난 온대에 약 100속 860여종이 살고, 우리나라엔 6속 6종이 있다. 암수딴그루와 암수한그루로서 꽃은 단성화이다. 줄기는 덩굴손이 있고 꺼칠꺼칠하다. .

산외 깊은 산에서 자라며 새박에 비해 좀 더 깊은 심장형이며 열매가 익으면 3갈래진다. 꽃은 8~9월에 잎 겨드랑이에 달리는 총상화서 차례에 수꽃과 양성화로 핀다.

뚜껑덩굴 박과의 여름형 한해살이 덩굴식물로 물기 많은 곳에서 자란다.

키는 약 2m까지 자라고, 잎 겨드랑이에 8~9월에 암수한그루로 황록색 수꽃은 여러 개와 기부에 작은 암꽃이 1개 피고, 9~10월경에 계란 모양의 열매가 익는다. 열매가 익으면 반쯤 뚜껑처럼 갈라지 돌기가 나 있는 아랫부분이 떨어져 나가고 속에 들어 있던 2개의 검은색 씨가 나온다.

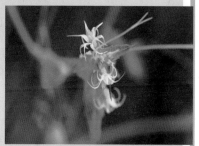

뚜껑덩굴

덩굴 전체를 약재로 쓰는데 가을이 채취하여 햇볕에 말려 쓴다. 약명은 합자초(合子草)로 청열해독, 이뇨소종의 효과가 있어 신염수종 습진, 창양종독 등에 쓰인다.

새박 박과의 덩굴성 한해살이풀로 새알처럼 생긴 박 모양이며 일본명은 작과(雀瓜)라 한다

덩이뿌리를 토백령이라 하며, 차고 맛은 달면서 쓰다..

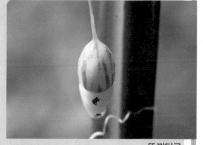

뚜껑덩굴

새박은 줄기 마디에서 한쪽은 잎이 달리고, 반대편에 가늘고 긴 덩굴손이 한가닥으로 길게 신장하며 물체를 용수철처럼 감으며 타고 올라간다. 7~8월에 잎겨드랑이에 황백색의 꽃이 암수한포기로 핀다.

꽃이 피고 난 뒤에 지름 1~2cm정도 되는 녹색의 둥근 열매가 구형으로 맺혀 2~5cm 길이의 자루에 달려 아래로 늘어 지는데 회백색 장과로 변하며 맛이 달다.

청열화습하여 관절염, 근육경련에 쓰이고, 인후염, 습진, 종기에 소염작용을 나타낸다.

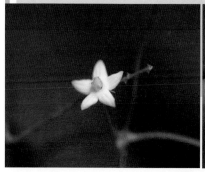
새박

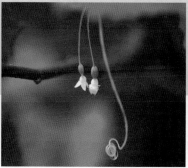
새박

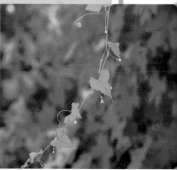
새박

곡정초

Eriocaulon sieboldianum S. et Z
Eriocaulon buergerianum Koern. 개수염, 곡정주

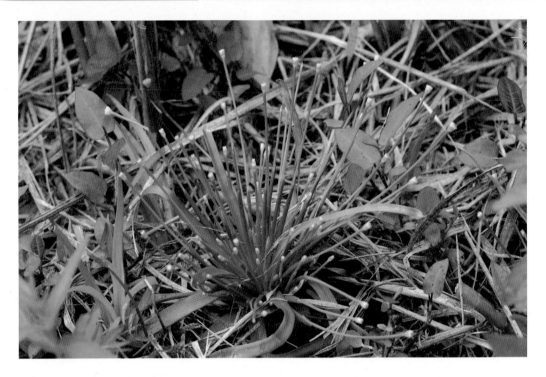

자생지	개화기	채취시기	채취부위
물가, 논	8~9월	10월	전초

특징

성질은 차고 맛은 맵거나 달다. 해열, 항균, 명목, 진통작용을 한다.

· 생김새 ·

곡정초(穀精草)는 연못, 논밭에서 곡물의 남은 기로 성장하므로 곡정이라 하고,
한해살이풀로서 원줄기가 없으며 수염뿌리가 있다.
잎은 모여서 나며 끝이 송곳처럼 뾰족하다.
꽃자루는 잎보다 길고 높이가 5~15㎝로서 고 8~9월에 두상화가 1개씩 끝에 달리고 10개
정도의 꽃이 나며 흰색이다.
수꽃의 외화피는 주걱 모양이고 합쳐져서 끝이 3개로 얕게 갈라지며 내화피는 통 모양으로
합쳐지고 끝이 3개로 갈라진다. 수술은 6개이며 꽃밥은 백색이다.
열매는 튀어나가며 씨에는 눈젖이 많아 가루 모양이다. '고위까람'이라고도 부른다.

· 효 능 ·

채취 방법 곡정초의 꽃자루를 포함한 꽃을 약용한다. 이것을 '곡정주' 라고 한다.

곡정주에는 두통, 현기증을 치료하는 작용이 있다. 곡정초에 함유된 성분은 녹농균에 대한 항균 작용을 나타낸다.

뛰어난 풍열발산 작용 곡정초는 안구의 급성 염증치료에 크게 효과가 있다. 일반적으로 목적, 국화와 배합해서 사용하며 소염과 소종의 효과를 낸다.

건강한 눈을 만든다 명목작용을 통해 안구의 분비액이 감소하여 결막이나 각막이 건조하여 눈이 몹시 피로하여 오랫동안 볼 수 없고 시야가 흐린 경우에 사용하면 효과적이다.

인후 통증에 효과적 각기의 발열로 인해 인후에 가벼운 통증이 있을 때에 사용한다.

· 질병에 따라 먹는 방법 ·

허약한 체질로 인해 일어나는 두통, 현기증에 여정자, 천궁, 하수오를 배합해 쓴다.

어린아이가 수두, 마진으로 열독이 왕성하면 시력이 떨어지고 안구가 혼탁해지는 후유증이 나타날 때 곡정주, 구기자, 돼지고기와 함께 약한 불로 끓여 상시 복용하면 효과가 난다.

비출혈에 곡정주를 충분히 쪄서 진흙처럼 만든 것에 설탕을 가미해 미지근하게 해서 복용한다.

시신경염이나 시신경 망막염에 증상의 초 · 중기에 다량의 곡정주와 결명, 적작약, 석곡을 배합해 사용하면 소염효과가 강화된다.

시력 감퇴에 곡정주를 소량씩 계속 사용하면 좋고 석곡, 원지, 구기자 등을 배합해 환제로 상시 복용하면 효과적이다.

눈이 건조하여 피로하면 곡정초에 구기자, 석곡을 배합해여 마시면 양음, 생진시키며 눈을 밝게 하는 효과가 있다.

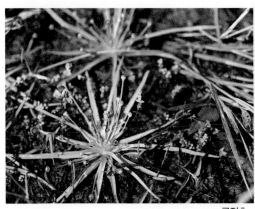

곡정초

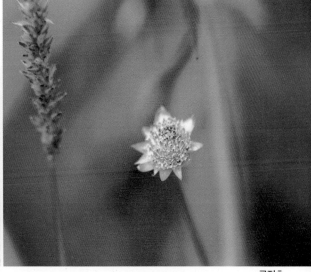

곡정초

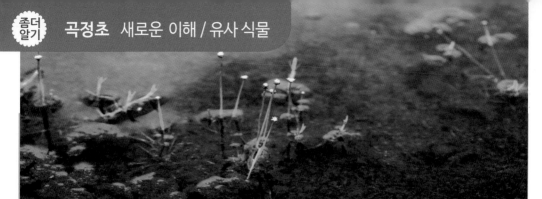

흰개수염

곡정초 속명은 그리스어의 '연한 털'과 '줄기'의 합성어로 꽃대의 기부에 연모가 나 있어 붙여진 이름이다.

곡정초과 식물은 전 세계에 약 11속 1000종이 살며 본이나 아관목이다.

꽃줄기엔 잎이 없고 밑동을 통으로 된 엽초에 싸이며 1개의 두상화서가 붙고 총포에 싸인다.

'개보본초'에 수재되었고 일명 '대성초'라고도 하며, 흰꽃이 별과 비슷해 붙여진 이름이다. 우리나라엔 곡정초속에 10여종이 자생한다.

유사종류로는 개수염이 있다.

개수염 개수염 종류로 가는개수염, 검은개수염, 흰개수염, 넓은잎개수염 등이 있다. 중부 이남의 남부 지역에 자란다.

줄기는 없고 잎은 뿌리 목에서 여러개가 나와 모여나기 한다. 밑쪽이 얕은 물에 잠기는 정도이고 늪이나 얕은 물웅덩이, 깨끗하게 고인물에서 자란다.

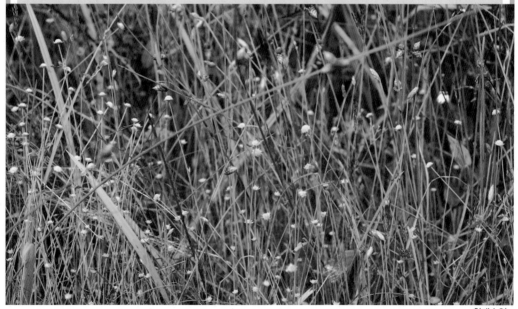

흰개수염

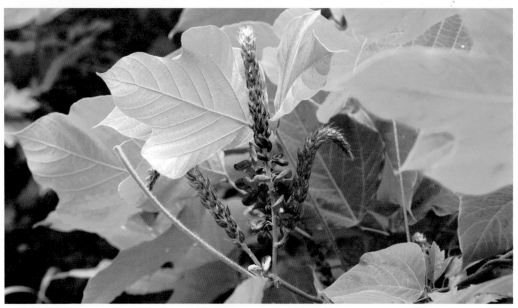

자생지	개화기	채취시기	채취부위
산	8~9월	9~10월	꽃, 뿌리, 순

특징
성질은 서늘하고 맛은 달다. 해열, 지사, 진통, 강정작용을 한다.

· 생 김 새 ·

칡은 나무이지만 겨울이면 가는 가지 끝은 말라 죽는다.

잎겨드랑이에서 나오는 꽃도 10cm 정도 되는 꽃차례를 이루고 보랏빛 꽃봉오리가 차례로

벌어진다. 노란 콩 같은 가지를 형성

하며 털이 있다. 열매에도 꼬투리가

달린다. 씨앗은 녹색이고 날 것을 씹으면

비린내가 나며, 이것을 '갈곡' 이라 한다

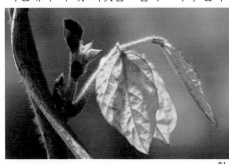

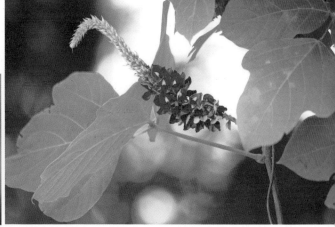

칡   칡

· 효 능 ·

채취 방법 칡은 가을이나 봄에 뿌리를 캐서 겉껍질을 벗겨 그늘에 말려 잘게 썰어 쓴다.

① 어린 순(갈용)

칡의 어린 순을 '갈용'이라 하여 녹용과 비슷한 원리로, 몸의 원기를 돋우는 약으로 쓴다.
순에는 성장을 촉진하는 물질이 많아 정기를 높인다. 나물이나 쌀과 섞어 칡 밥도 해먹는다.

② 꽃(갈화)

활짝 핀 꽃을 말린 갈화는 식욕부진, 구토, 장출혈, 주독증에 효과가 있다.

③ 칡뿌리(갈근)

위경에 작용하여 땀이 나게 하고 열을 내리며 갈증을 멈추며 진경작용이 있고 뇌와 관상혈관의
피 흐름량을 늘린다. 풍열감모 소갈병, 홍영, 이질, 고혈압, 협심증 등에 좋다.

갈근에 계지, 감초, 작약을 배합한 〈갈근탕〉은 목덜미가 뻣뻣할 때 쓴다. 〈계지가갈근탕〉은 땀이
나면서 바람이 싫은 증상에 쓴다

갈근은 양기를 발산시키고 설사를 중지하게 하는 작용이 있다. 여름에 급성 장염으로 복통이
일어나면서 설사의 횟수가 많을 때 갈근을 주로 하고 황련, 황금, 복령을 가하여 사용한다.

· 질병에 따라 먹는 방법 ·

협심증에 이 병이 생기면 가슴이 찌르듯 아프고 대개는 발작성을 나타내고 가슴이
답답하다. 또한 호흡곤란, 입술이 자흑색이 된다. 이때 적작약, 홍화, 울금, 연호색, 웅담
등을 가미하여 쓰고, 예방에는 갈근, 자단삼, 택사를 배합해 쓴다.

●계지가갈근탕(桂枝加葛根湯)

계지, 작약, 대조 각 3g, 감초 2g, 갈근 6g, 생강 1g을 600ml의 물을 넣어,
그 양이 반이 될 때까지 달여 100ml씩 3회 나눠 마신다.

●갈근탕(葛根湯)

칡의 껍질을 벗겨 말린 갈근(葛根)이라 하는데, 기침 감기에 효과가 뛰어난 〈갈근탕〉의 주
재료이다 . 갈근 8g, 승마, 진교, 형개, 적작약 각 4g, 소엽, 백지 각 3g, 감초 2g, 생강 3쪽
을 한 첩 분량으로 하여 1일 3회 공복에 약간 식혀서 마신다.

●칡차

생칡을 짜서 즙을 내어 만든 생칡차와 칡의 뿌리를 달인 칡차가 있다. 가루로 만든 갈근차는
갈증 해소와 변비에 좋고 달여 마시는 차는 헛구역질에 좋다.

●칡 발효액 담그기

뿌리를 달인 물에 순, 꽃과 흑설탕을 넣는다. 생칡의 흙을 물로 잘 씻어 물기를 뺀 뒤 잘게 잘
라 같은 양의 흑설탕과 함께 용기에 넣어 7~8개월간 발효시켜서 음용한다.

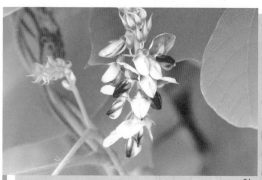

칡

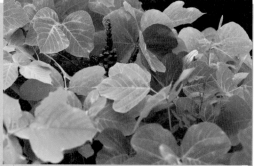

칡

칡속(Pueraria)은 전 세계에 약 35종이 있다. 우리나라엔 1종이 있다.

갈근의 명칭은 '신농본초경'에 중품으로 처음 기재되었다. 이외에 감갈등(Thomsoni)을 '분갈'이라 하며 같이 쓴다.

인도갈근, 태국갈근에 대한 연구도 진행되어 이들 모두에 유효한 성분이 풍부하다고 한다. 속명 Pueraria는 스위스 식물학자 이름에서 유래하고 종명 Lobata는 잎이 넓으며 얕게 갈라진 형태를 의미한다.

갈근은 70%는 물로 되어 있으나 그 밖에 당분, 섬유질, 단백질, 철분, 인, 비타민(다이드제인, 다이드진 등) 등이 골고루 들어 있다.

열을 내리고 머리 아픈 것을 낫게 하고 혈압을 낮춘다

설사를 멎게 한다

칡은 땅속에서 물을 빨아들여 굵은 몸통 속에 저장한다. 그래서 사람의 몸속에서도 설사를 멎게 한다. 땀으로 물기를 내보내고 열을 내린다

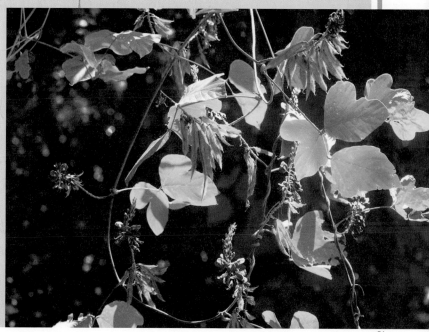

칡

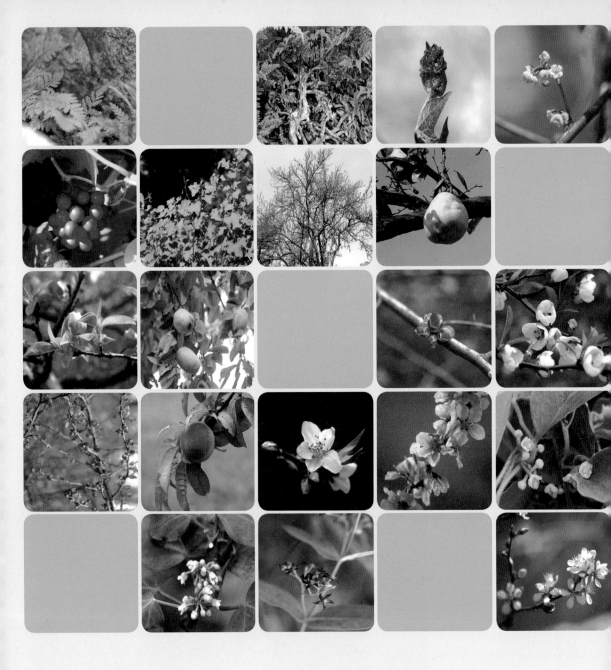

제2장
통증을 완화시키는 산야초

● ○ ○ ■ ■ □

도꼬마리는 이름은 씨가 푸르고,
마치 쥐의 귀를 닮았다 하여 그렇게 부르며,
국화과에 속하는 한해살이 풀이다.
익은 열매를 따서 말린 것을,
'창이자(蒼耳子)' 라고 한다.
도꼬마리의 속명은 머리카락을 염색하는데 쓰인 도꼬마리의 그리스 이름이며,
노란색이라는 'xanthos' 에서 유래되었다.

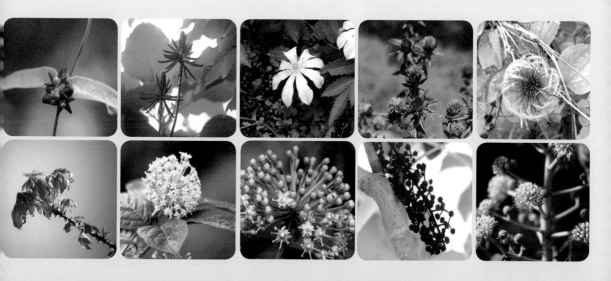

흑삼릉

Sparganium stoloniferum Buch.

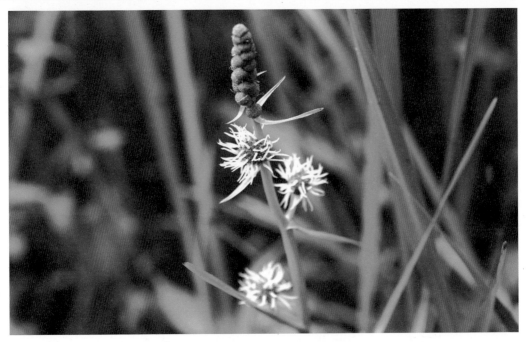

자생지	개화기	채취시기	채취부위
중남부 물가	6~7월	8월	뿌리

특징

성질은 평하고 맛은 쓰고 맵다. 약간의 냄새가 있다. 파혈, 진통, 소적작용을 한다.

· 생 김 새 ·

흑삼릉은 강원, 경기 지방의 이남에서 분포하며 연못가나 도랑에서 자라는 흑삼릉과의
여러해살이풀이다. 기면서 옆으로 뻗는 가지가 있으며 전체가 해면질이다.

기부는 약간 둥글며 하부는 약간 굽어있다. 바깥면은 회황색으로 단단하고 무거우며 전분질이
풍부하다.

원줄기는 곧고 굵으며 높이가 70~150cm이다. 잎을 서로 감싸면서 원줄기보다 길어지고
뒷면에 1개의 능선이 있다. 잎은 선형이며 4~5매가 꽃대에서 나오고 꽃대보다 길다. 속명은
띠 모양의 잎의 형상을 나타낸다.

꽃은 7~9월에 산방화서로 핀다. 줄기 상부의 길이가 30~50cm인 꽃차례의 밑에서 암꽃이
위에서 수꽃이 각각 두상으로 이삭 모양이 달린다.

암꽃 두화 지름은 약 1.5cm이고 암꽃에는 화피조각 3개와 1개의 암술이 있고 수꽃에는
화피조각과 수술이 각 3개이다.

· 효 능 ·

채취 방법 뿌리를 가을철에 채취해서 외피를 제거한 후 햇볕에 말린다.

혈액 순환 조절 흑삼릉은 행혈과 소어의 효력이 홍화, 도인 보다 강해 어혈을 잘 제거한다.
부인과 질병에 복부의 어혈증 유무를 확인한 후에 사용할 필요가 있다.
흑삼릉은 효력이 강렬해서 통상 1~2첩으로 효과를 본다.
산후조리에 탁월 산후 2개월이 지나도 어혈이 자궁 내에 정체되어 배설되지 않기 때문에 생기는 증상을 치료할 수 있다.
소화불량을 다스림 흑삼릉에는 식적을 없애는 작용이 있다.

주의 강하므로 3첩까지만 사용하고, 환자 상태가 호전되면 즉시 투약을 중단한다.

· 질병에 따라 먹는 방법 ·

먹는 방법 물에 담가 부드러워지거든 잘게 썰어 식초에 볶아 사용한다.

복부가 늘어나듯 아프고 어혈 배설이 불순할 때 홍화, 도인, 적작약, 현호색 등을 가미해 사용하면 좋다. 상태호전시 도인, 홍화로 바꾸며, 반드시 장기 복용하지 않는다.
타박상, 멍이 들었을 때 심하게 다친 타박상, 내상 통증, 피부가 멍든 것에 도인, 당귀, 단삼, 유향, 몰약 등을 가미해 끓이거나 술에 담근 후 복용하면 좋다. 가루 내어 외용으로 쓸 경우에는 도인, 홍화, 대황과 배합하여 술이나 식초를 혼합해서 상처부위에 발라준다.
소화불량에 위가 아프거나 신물을 토하는 증상에 계내금, 신곡, 산사, 창출 등과 함께 사용하면 좋고, 만성 소화불량이라면 백출, 당삼, 사인 등을 배합한다.

● 식초에 법제하는 법

약재를 깨끗이 씻어 끓는 물에 넣고 약한 불로 가열하여 50~60% 정도로 수분이 스며들면 약재 용량의 1/10이 되는 식초를 넣고 다시 삶아 80% 정도 스며들게 한다.
불을 끄고 식초를 탄 물이 완전히 흡수되도록 한 뒤 말려서 쓴다.
소어(消瘀), 지통작용이 증가한다

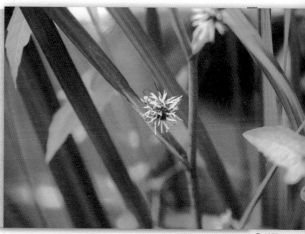

흑삼릉

매자기

흑삼릉속 식물은 전 세계에 20여종이 있는데 주요 분포지역은 북반구의 온대와 한대이며
중국엔 약 10종이 있고 이중 약으로 이용되는 건 3종이다.

'삼릉 '이란 약명으로 ' 본초습유 '에 처음 수록되었다. 고대로부터 사용된 품종은
단일 종이 아니었고 그 내원은 주로 흑삼릉과와 사초과 식물이다.

중국약전엔 1977년 판부터 흑삼릉이 삼릉의 법정 기원식물 내원종으로 수록되기
시작하였다.

매자기 매로 쓸만한 작대기라는 의미고 줄기단면이 삼각형(삼릉)이라 형삼릉, 초삼릉이라
부른다. 동북아시아에 주로 분포하고 물이 고인 습지에서 자란다.

아주 튼튼한 땅속 줄기로 번식해 군락을 만든다. 끝부분에 엄지 손가락 굵기의 덩이줄기가
발달한다. 향부자에 버금가는 효능을 갖고 있다.

삼릉 매자기와 속이 다르고 경삼릉이라고도 한다. 아주 청결하지도 오염되지도 않은
곳에서 산다.

매자기

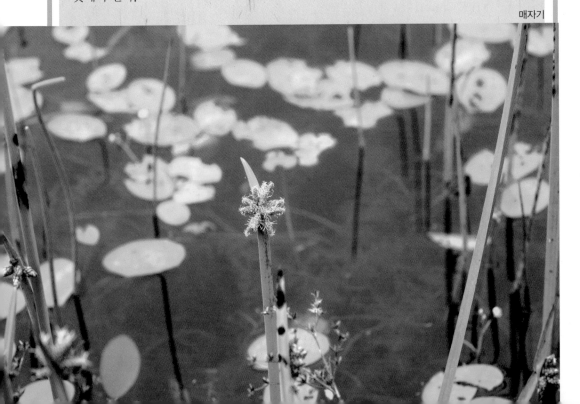

넉줄고사리

Davallia mariesii Moore 골쇄보(骨碎補)
Drynaria roosil 나사미역고사리

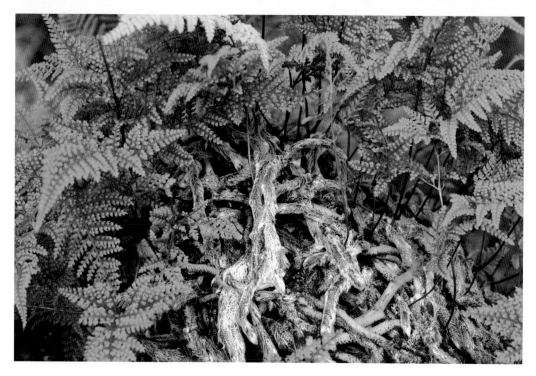

자생지	개화기	채취시기	채취부위
중남부	8∼9월	10월	뿌리

특징
성질은 따뜻하고 맛은 쓰다. 강장, 자양, 진통, 소염작용을 한다.

· 생 김 새 ·

넉줄고사리는 우리나라 중남부 지방에 분포한다.

바위 표면이나 나무줄기에 붙어서 자라는 여러해살이풀이다.

넉줄고사리의 근경은 갈색 또는 회갈색으로 비늘조각이 덮여 있으며 길게 뻗는다.

우리나라에선 Davallia 속의 넉줄고사리의 근경을 민간에선 신성초, 불노초라 하는데 한방에서 이것을 '골쇄보(骨碎補)'라 하여 쓴다.

일반적으로 골쇄보는 뿌리가 나무 및 돌 위에 붙어 있으며 암려(맑은 대쑥)와 비슷하다 했다.

잎은 드문드문 달리고 잎자루는 떨어지기 쉬운 비늘 조각이 드문드문 붙는다.

잎몸은 삼각상 달걀꼴로 깃털 모양으로 갈라진다.

· 효 능 ·

채취방법 겨울철에 근경을 채취한다

만성화된 풍습통 풍습통이 만성화되어 치유되지 않는 질병의 치료에 사용된다. 체질이 허약하여 저항력이 약화되고 증상이 반복될 경우엔 보신약과 함께 사용할 필요가 있다. 또한 스트렙토마이신의 독성 및 알레르기 반응의 예방과 치료에도 사용한다.

진통작용 약성이 더워 거습 이외에 활열화어하는 작용을 가지고 있어 통증이 소멸되지 않는 경우에 사용하면 좋다. 그러나 처음부터 열이 있고 부종이 생기는 경우에는 적합하지 않다.

거습 · 지통작용 여러 가지 종류의 만성 관절통으로 쑤시고 저린 통증이 좀처럼 없어지지 않고 관절에 변형이 보이며 근육이 위축되고 허리와 팔, 다리가 연약하고 무력해져 일반적인 거습지통약을 사용해도 효과가 안 나올 때는 골쇄보에 보신약을 배합해 사용하면 체력을 보강하면서 거습지통의 효과를 얻을 수 있다.

· 질병에 따라 먹는 방법 ·

먹는 방법 채취한 근경을 증기로 쪄서 말리고 불에 태워 털을 제거한다.

또는 깨끗한 모래를 솥에 넣고 센불로 가열하여 모래를 느슨하게 볶아낸 다음 골쇄보를 넣어 볶는데 표면이 부풀어 오르고 털이 꼬실꼬실타면서 황색이 되면 꺼내서 모래를 체로 쳐서 제거하고 널어서 식힌 후 비벼서 털을 없앤 다음 쓴다.

그런 다음 깨끗이 닦아 물에 담가 유연해지면 잘게 썰어 사용한다.

어혈에 의한 통증에 어혈에 의해서 일어나는 통증은 매우 많아 내과, 외과, 부인과에서 흔히 볼 수 있다. 골쇄보를 군약으로 도인, 홍화 등을 가미한다.

외상으로 인한 통증에 외상으로 국부의 통증이 오랫동안 없어지지 않고 그 부위에 청자색 반점이 있는 것은 어혈이 머물러 혈액의 순환이 좋지 않기 때문인데, 이 경우에 골쇄보를 다량으로 쓰며 당귀, 현호색을 가미해 사용하면 내복용이든 외과용이든 효과가 있다.

월경불순에 월경이 순조롭지 않으면서 경혈이 자색이고 혈괴가 있으며 월경기에 복통이 있을 경우 당귀미, 향부자, 현호색, 백작약을 가미해 사용하면 어혈과 통증을 제거한다. 또한 복부 수술 후 여전히 복통이 있으면 이것을 사용한다. 이때 어혈을 없애 활혈시키고 지통할 수 있다.

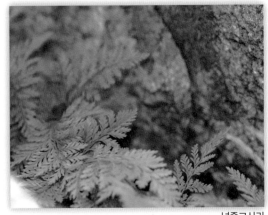

넉줄고사리

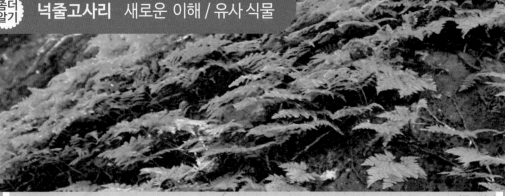

넉줄고사리

속명은 Davallia 스위스 식물학자의 이름에서, 종명은 영국인 식물채집자의 이름에서 유래한다. 곡궐속(Drynaria)엔 전 세계에 걸쳐 약 16종이 있으며 주로 아시아에서부터 대양주에 걸쳐 분포한다.

'골쇄보'란 약명은 약성론에 처음 기재되었다. 중국에선 Drynaria 속 식물의 근경의 인편을 제거한 것을 골쇄보라하고 인편이 붙은 것을 신강, 후강이라 한다. 한국약전에선 골쇄보를 '곡궐의 뿌리줄기'를 말한다. 한편 홍콩, 광동지역에선 '대쇄보'(大碎補)라 하며 '수룡골'과 식물인 '애강궐'(崖姜蕨, Pseudodrynaria coronans)을 이용한다. 현재 중국시장에는 많은 종류의 상품이 유통되고 있지만 골쇄보의 주체는 Drynaria 속이다. 그 밖에 Davallia, Polypodium, Colysis, Leucostegia속 등 많은 양치식물의 근경(뿌리식물)을 골쇄보라 하고 있다. 현대 식물분류학에선 Drynaria속과 Polypodium 속이 일치된다.

나사미역고사리 제주도에 자생하는 Drynaria roosil 이다. 현재 멸종 위기종으로 인식되고 있지만 골쇄보의 대용으로 중국에서 쓰인다는 건 그리 알려지지 않고 있다. 이 식물은 고란초과이다.

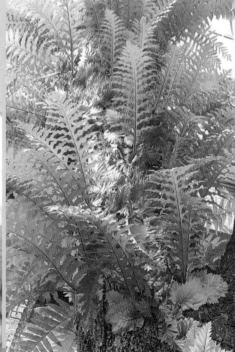

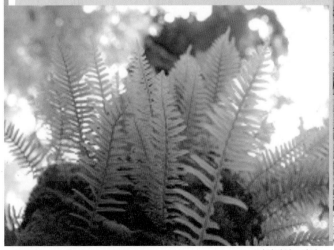

나사미역고사리

나사미역고사리

잇 꽃

Carhtamus tinctorius L. 홍람화, 번홍화

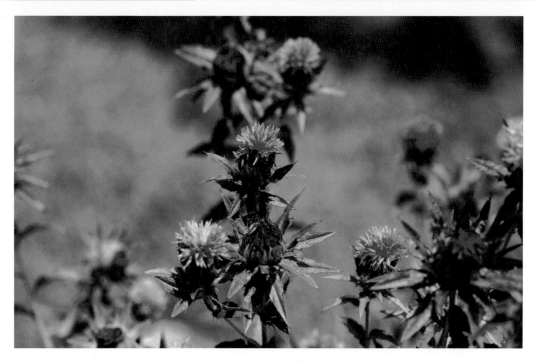

자생지	개화기	채취시기	채취부위
재배	5~6월	8~9월	꽃, 열매

특징
성질은 따뜻하고 맛은 맵고 쓰다. 활혈, 소염, 조경, 진통작용을 한다.

· 생 김 새 ·

잇꽃은 이집트가 원산지로서 귀화식물이며, 국화과의 한해살이풀이다.

꽃은 노랗게 피어 빨갛게 되었다가 검붉은 빛으로 진다. 그래서 붉은 꽃이라는 뜻의 '홍화(紅花)'라고 한다. 꽃은 붉은색을 내는 염료나 식용색소로 쓰인다.

옛날부터 동서양에 걸쳐 홍화를 음식에 색깔을 입히거나 옷감을 물들이는데 사용해왔다.

높이가 1m에 달하고 곧게 자라며 위에서 가지를 친다. 잎은 서로 어긋나고 넓은 피침형으로서 가장자리의 톱니 끝이 가시처럼 된다.

꽃은 5~6월에 피며 모양이 엉겅퀴와 같으나 붉은 빛이 도는 황색이고, 두화는 원줄기 끝과 가지 끝에 1개씩 달린다. 총포는 잎같은 포엽으로 싸여 있고 가장자리에 가시가 있다.

열매는 8~9월에 달리며 수과이다. 종자는 재배하며 '홍화자'라고 한다.

· 효 능 ·

채취 방법 5~6월에 노란색에서 붉은색으로 변할 때 채취해서 말려 쓴다.

홍화는 응용범위가 넓은 행혈소어약으로 어혈이 막힌 경우에 좋아 산부인과에서 많이 응용된다.

여성의 월경이상 월경이 늦고 배설이 시원치 못하고, 경혈이 자색으로 덩어리질 때 사용한다.
경증이면 홍화에 통기, 조경약을 가미하고, 중증이면 도인과 적작약을 써 통경효과를 강화한다.

심장질환에 효과적 혈전을 용해하고 동맥말초혈관을 확장해서 혈류의 저항을 감소시킨다.
따라서 관상동맥경화에 의한 심장병의 치료에 사용할 수 있어 협심증에 좋은 효과를 나타낸다.

안질환 충혈, 급성결막염, 다래끼 등으로 생긴 열을 없앤다.

기억력 증진, 치매 예방 셀레늄 성분이 이러한 효과를 가져온다.

피부미용에 탁월 홍화의 싹을 '홍람묘'라 하는데, 피부에 생기는 유종에 효과가 있다.

동맥경화 예방 씨앗에서 얻은 기름의 리놀산은 콜레스테롤을 감소시켜 동맥경화를 예방한다.

뼈를 강화하고 골다공증 예방 씨에는 유기백금 성분이 들어 있어 뼈를 빨리 붙게 한다.
씨를 살짝 볶아 가루로 만들어 복용하면 골절 회복을 빠르게 하고 골수 밀도를 높여 골다공증의
치료와 예방을 도와준다.

· 질병에 따라 먹는 방법 ·

먹는 방법 채취해서 말린 것을 술을 뿌린 후 약한 불에 살짝 볶아서 쓰기로 한다.

산모의 출산을 촉진 홍화는 자궁의 자동 수축률을 강화하고 경련의 정도를 촉진시키는
작용이 있어 출산을 촉진한다. 그러나 정상적인 임부에 대해선 절대로 사용하면 안 된다.

산후 어혈 제거에 소량의 홍화는 만성 염증에 양호한 소염작용이 있는데 산후 1개월이 지나도
나머지 어혈이 있어 깨끗하지 못하거나 은근한 통증이 오고 미열이 있는 증상의 경우엔 도인,
현호색, 천궁 등을 가미해 복용하면 어혈을 흩어지게 하고 통증을 멈추는 효과가 있다.

●홍화차
꽃을 따서 설탕이나 꿀에 재우거나 말린다.
조금 매우므로 말린 꽃 2g에 뜨거운 물을 부어 우려내어
마신다. 적당히 쓰면 혈액생성과 순환을 촉진하지만, 지
나치면 오히려 혈액을 파괴한다.

●홍화주
꽃을 말려 50g 기준에 설탕 20g을 넣고 소주 1.8를 부어
서늘하게 보관한다. 10일 후 한번 걸러 설탕을 더한다.
한 달 뒤에 다시 걸러 용기에 담는다. 3개월 후, 술이
붉어지면 하루 두잔 마신다.

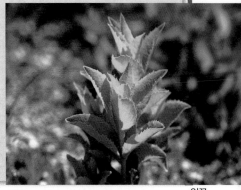

잇꽃

홍화는 전 세계적으로 약 20여종이 있고 원산지는 이집트, 이디오피아, 아프카니스탄
지역이다.
홍화의 속명은 아랍어의 Korthom에서 비롯 되었는데 염색한다는 의미이다.
종명도 "염색용의 '라는 뜻이니 고대에서부터 염색용으로 널리 쓰인 것이다.
인도에선 수천년부터 재배했다는 걸 알려주는 기록이 있으며,
고대어 산스크리트 말로 홍화를 '쿠숨바하' 라 했으며,
그 영향으로 '쿠숨' 이라하고 말레지아에서도 'Kesumba' 라 한다.

홍화는 이집트에서는 미이라를 감싸는 천을 붉게 물들이는데 사용하였고,
옛날 중국 은나라 시대의 미녀 달기도 홍화로 물들인 옷을 입었다고 한다.
또한 한나라 시대에는 미용제로도 썼으며,
시집갈 때 신부가 연지곤지 바르고 찍는 연지를 홍화로 이용했다고 한다.

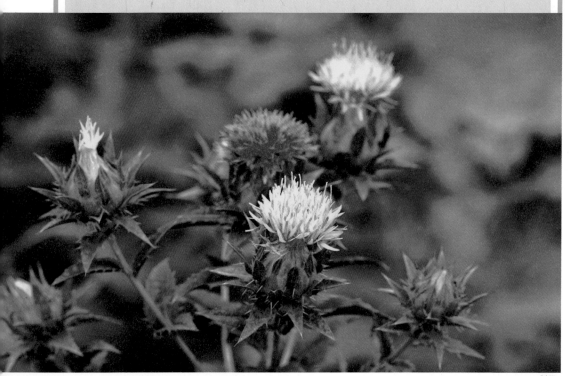

잇꽃

산해박

Cynanchum paniculatum Kitagawa 귀독우

자생지	개화기
산야	6~7월

채취시기	채취부위
9~10월	뿌리

특징

성질은 따뜻하고 맛은 맵다.
거통, 지사, 진경작용을 한다.

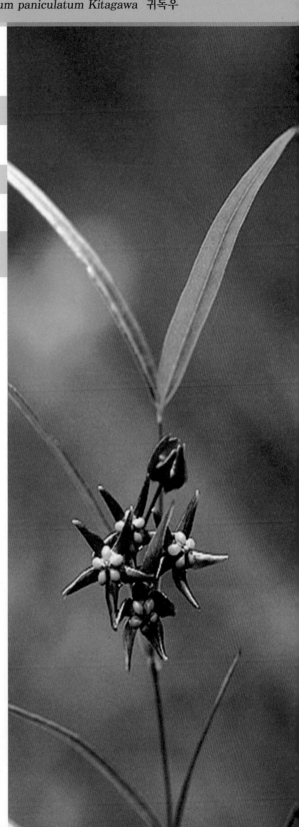

· 생 김 새 ·

산해박은 산야에서 자라는 박주가리과의
여러해살이풀이다.
산해박은 '산' 과 '해박' 의 합성어로 해박은
무언가 풀어낸다는 의미이다.
높이가 60㎝에 이고 굵은 수염뿌리가 있다.
잎은 서로 마주보며 자라고 피침형이며, 표면과
가장자리에 짧은 털이 있다.
꽃은 6~7월에 피며 연한 황갈색이다. 줄기
윗부분의 잎겨드랑이에 모여 달리며 5수성이고,
꽃받침은 삼각상 피침형이다. 꽃잎은 삼각형
모양의 좁은 달걀꼴이다.
열매는 8~9월에 열리는데 골돌로서 뿔모양이다.
종자는 좁은 난형이며 좁은 날개가 있다.

· 효 능 ·

뿌리줄기와 잎에 정유, 쿠마린, 알칼로이드 등이 들어 있고, 전초에 약 1%의 페놀이 있다. 또한
사르코스틴(sarcostin), 데이칠치 아코제닌(deacylcyanchogenin), 계피산, 초산 등이 들어있다.

지통작용 풍습통, 예를 들어 근육 류머티즘, 관절 류머티즘의 통증에 대해 특효가 있다.
또한 위기통, 위산 과다증, 위궤양, 십이지장 궤양에 의한 통증에 대해 효과가 있다.

지사작용 만성장염, 신경성 설사, 세균성 이질에 타 약물과 함께 쓴다.

추워서 근육이 수축되는 경우에 서장경은 경련완화작용이 있다.

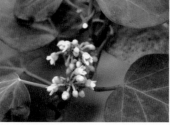
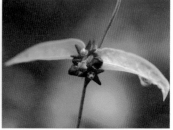

| 검은손아마존 | 나도은조롱 | 덩굴박주가리 |

· 질병에 따라 먹는 방법 ·

신경쇠약에 전초를 그늘에서 말려 가루 내어 105g씩 하루에 2번 먹거나 꿀로 환약을 만든다.

근육, 관절 류머티즘에 방기, 현호색, 계지를 가미한다. 이것을 끓여 동통이 일어날 때마다 1
일 1첩씩 5일간 복용하고, 차거나 습도가 높아 통증이 날 때 2첩을 복용하면 예방효과가 있다.

위통에 서장경에 향부자, 오적골, 감초, 모려를 더해 복용한다.

경련완화에 열이 나면서 손이 굳어지면 계지와 강활을 더해 끓여 복용한다. 노인이 뇌혈관이
파괴로 손이 떨려 글을 못 쓰는 경우에 진교와 함께 끓여 복용하면 손의 근육이 풀린다.

월경 전 통증에 월경이 시작되기 1~2일 전에 복통이 일어나는 통경증에 우슬, 홍화, 현호색,
금령자를 넣고 끓여 예정일 5일전부터 복용하면 지통효과가 있다.

각종 피부병에 서장경 40g을 물 2000cc에 넣고 30분간 달여 환부를 씻으며, 가루를 하루에
5~10g씩 두세 번 음용한다.

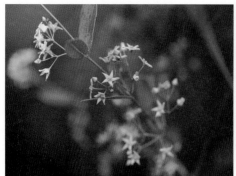
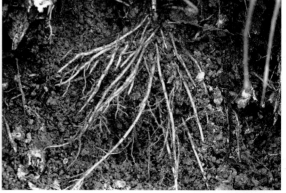

| 솜아마존 | 왜박주가리 |

덩굴박주가리

산해박은 줄기 끝부분에 한들거리는 매달린 꽃봉오리가 오후 늦게 열리기 시작한다. 속명은 '개의 숨통을 끊는다'라는 의미로 라틴어에서 유래했으며 일본에선 ' 영시호(鈴柴胡)라 한다.

산해박은 구급간이방과 향약집성방에 '마하존'이라 표현했고 이는 Cynanchun속 식물에 대해 통칭하던 것이라 볼 수도 있다. '마하'는 산스크리트어로 위대하다는 뜻이다. '마하존'은 위대하신 부처님이라 생각되며 이는 '서장경'즉'티벳에 있는 위대하신 분'을 의미하는 것과 상통된다.

왜박주가리 덩굴성 여러해살이풀로 박주가리보다 작다. 박주가리의 키는 3m까지 자라지만 왜박주가리는 2m 정도이다. 잎은 마주나기하며 삼각상 피침형이며, 박주가리는 길이 8cm에 폭 5cm인데, 왜박주가리는 길이가 5cm, 폭 2cm가량으로 작다.

나도은조롱 상록 덩굴성 식물로 키는 2m 내외이고 아래는 목질, 위는 초질이다. 잎은 마주나고, 꽃은 7~8월에 산형화서로 노란 작은 꽃이 모여 핀다.

솜아마존 박주가리과의 여러해살이 풀이다. 키는 50cm에 잎은 마주나고, 꽃은 6월에 잎겨드랑이에서 나온다.

검은솜아마존 박주가리과의 여러해 살이 풀이다. 키는 50cm 내외이고, 잎은 길이 5cm이며, 꽃은 6-7월에 피고 지름 1cm정도로서 갈자색이다.

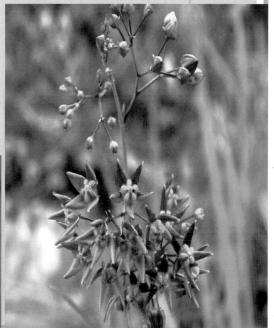

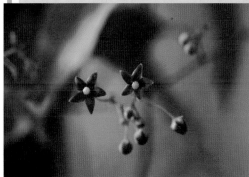

왜박주가리   산해박

오갈피나무

Acanthopanox sessiliflorus (R. et M.)Seem.

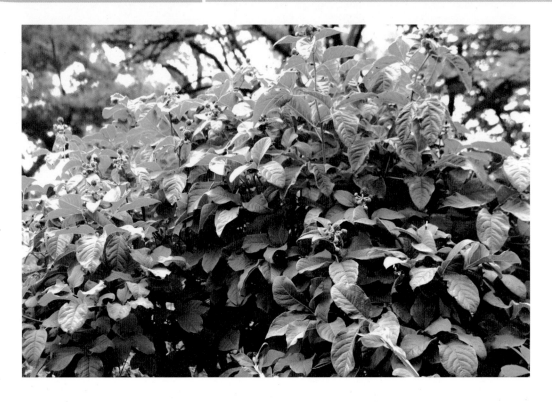

자생지	개화기	채취시기	채취부위
산, 재배	8~9월	10월	뿌리

특징

성질은 따뜻하며 맛은 맵고 달다. 지통, 거습, 해독작용을 한다.

· 생김새 ·

오갈피나무는 전국의 산 숲 속에서 자라는 낙엽이 지는 두릅나무과의 작은키 나무이다.

속명은 '가시' 라는 뜻과 '인삼' 이란 뜻의 합성어이다.

줄기는 가지가 많이 갈라지며 높이가 2~5m이다. 나무 껍질은 회색이 나고 잎은 어긋나며 소엽은 3~5장으로 된 손바닥 모양의 겹잎이다. 소엽은 길이가 5~20cm이며 가장자리에 겹톱니가 있다.

꽃은 8~9월에 햇가지 끝의 산형 꽃차례에 달리며 자주색이다. 열매는 핵과이며 타원형으로 검게 익는다.

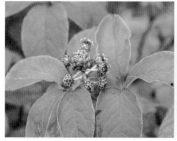
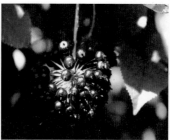
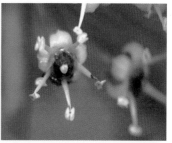

오갈피나무　　　　　　　　　오갈피나무　　　　　　　　가시오갈피

· 효 능 ·

거습 · 지통작용　오갈피는 보익작용도 겸하므로 만성
류머티즘의 허약자에게 적용하며 각종 마비증상, 부종,
뇌신경 쇠약을 보이는 경우에도 쓴다.

신경계, 순환계통에 강한 치료효과　오갈피나무에 함유된
물질의 주성분은 　트리텔페토이드계의 배당체로서 인체 각
기관의 기능을 촉진한다.

해독작용　　화학 물질의 독을 풀고 혈액 속의 콜레스테롤과
혈당치를 낮추고, 뇌의 피로를 풀어 주며 눈과 귀를 밝게 한다.

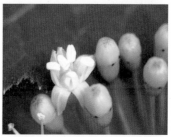

가시오갈피

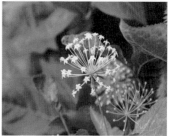

가시오갈피

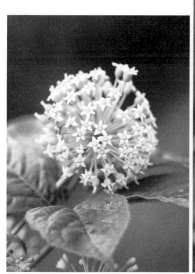

가시오갈피

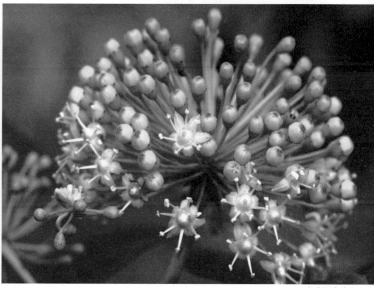

가시오갈피

먹는 방법 이른 봄에 어린 싹을 삶아 물에 헹궈
떫은 맛을 빼고 하룻밤 물에 담가 우려낸다.
건져내어 물기를 빼고 무쳐서 먹는다. 혹은 어린
잎을 쪄서 마른 손으로 잘 비벼 잘게 하고 볶은
소금을 섞어 현미밥에 섞어 먹는다.

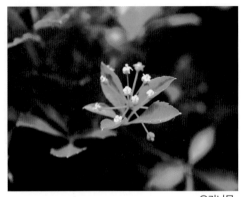

오가나무

류머티즘의 급성발작에 사지관절이 붉게 붓고
아프며 운동장애가 생기면 창출, 방풍, 진교를 넣어
쓴다.

만성 관절염에 오랜 관절염으로 몸이 약하고 빈혈, 동계, 관절산통이 잇으면 속단, 강활, 황기,
당귀 등을 넣어 쓴다.

척수 신경염에 의해 일어나는 하지의 이완성 마비에 황기, 옥죽, 백출, 우슬을 넣어 쓴다.

경련성 마비에 백작약, 지룡, 천궁, 황기를 넣어 쓴다.

만성 신염에 부종으로 단백뇨가 나오면 황기, 복령, 백출, 참마를 넣어 쓴다.

● **오가피주 담그기**

• 뿌리 껍질 50g을 잘게 썰어 약간의 설탕과 함께 1.8ℓ 소주에 넣어 밀봉하여 서늘하고 그
늘진 곳에서 한달 정도 둔다.

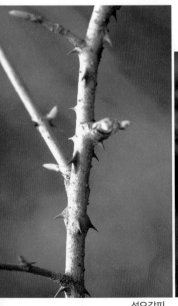

섬오갈피

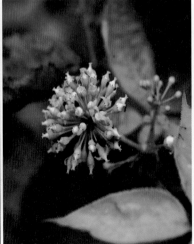

섬오갈피

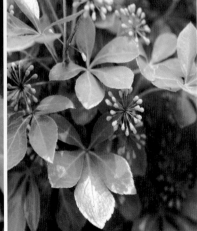

섬오갈피

오가나무

오갈피나무는 전 세계에 자생하는 종이 30여 종이 넘고, 우리나라에도 여러 종류가 전국에 분포하며, 재배도 하고 있다.

오가피라고도 부르며 속명도 학자들에 따라 달리 분류되고 있다. 오가피'란 약명은 '신농본초경' 상품에 처음 기재되었으며 현재 시중에 판매되고 있는 오가피는 같은 속 식물의 여러 종이 혼합되어 있다.

오갈피나무는 예부터 인삼과 겨룰 만큼 탁월한 약리적 효능을 인정받는 나무이다. 전체적으로 식물 그 자체로나 추출물은 기능성 수품뿐만 아니라 미용, 화장품, 다류 등의 연구결과 다양한 가능성이 있다.

오갈피나무와 유사한 식물로 가시오갈피, 섬오갈피, 오가나무 등이 있다.

가시오갈피나무 오갈피 나무에 비해 꽃이 황백색이고 가시가 많다.

개화시기는 조금 빨라 6~7월에 줄기 끝에 달리는 2~6개의 산형화서에 연한 황백색 꽃이 모여 핀다. 열매는 핵과로 9~10월에 검은 색으로 익는다.

섬오갈피나무 이중 자생하는 종으로 섬오갈피는 한때 제주도 바닷가에서만 산다하여 제주오갈피, 탐라오갈피라 하며 특산으로 분류 되었지만 일본에서도 살고 있다. . 오가나무에 비해 암꽃 양성화 딴그루이고 삼각상의 가시가 아래를 향해 달린다.

오가나무 중국 원산지로 국내에 자생하진 않고, 당오가피라고도 부른다. 꽃이 양성화이고 가시가 피침형이며 열매가 흑자색이다.

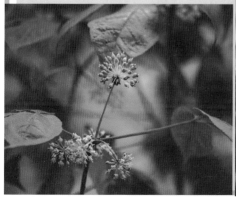
오가나무

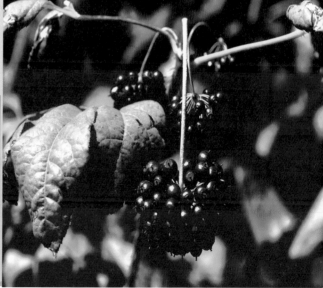
오갈피나무

으아리

Clematis mandschurica Rupr. 위령선(威靈仙)
Clematis terniflora DC. 참으아리

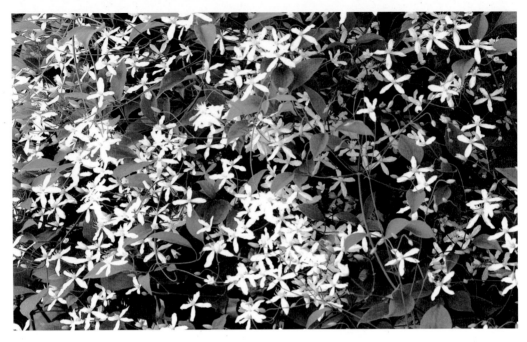

자생지	개화기	채취시기	채취부위
산지	7~9월	10월	꽃, 뿌리

특징
성질은 따뜻하며 맛은 맵고 짜다. 풍습제거, 지통작용을 한다.

· 생 김 새 ·

위령선은 미나리아재비과 으아리속에 속하는 식물로 같이 쓰는 것이 여럿 있다. 주로 으아리, 참으아리, 외대으아리, 사위질빵 등이 있다. 위령선의 기본종인 참으아리는 중부지방 이남의 산, 들에 흔히 자라는 낙엽이 지는 덩굴나무이다.

줄기는 5m 쯤 되는데 연하다. 잎은 마주나며 조금 두껍고 소엽이 3~7장으로 된 깃꼴겹잎이다. 소엽은 달걀꼴로 여러 갈래로 갈라지는데 가장자리가 밋밋하다.

꽃은 흰색으로 7~9월에 잎겨드랑이와 가지 끝에 원추꽃차례로 모여 달리며 꽃받침은 4~6 장이며 꽃잎처럼 보이며 긴 타원형이다. 열매는 달걀꼴이고 깃털모양의 긴 암술대가 남아 있다. 뿌리줄기는 불규칙한 원주형이며 표면은 황갈색이며 아래쪽에 많은 가는 뿌리가 붙어 있다. 뿌리는 가늘고 긴 원추형으로 쭉 뻗어 있다.

가는 세로무늬가 있으며 질은 굳으나 약하여 쉽게 부러지거나 잘라진다.

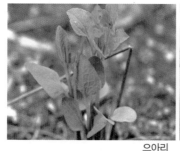
으아리

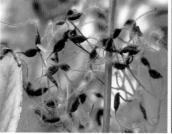
으아리

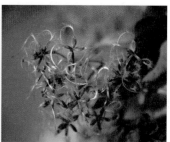
으아리

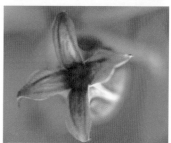
종덩굴

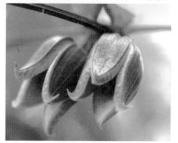
검종덩굴

· 효 능 ·

채취 방법 뿌리와 뿌리줄기를 약용하며 가을에 주로 캐서 줄기와 흙을 털어내고 볕에 말린다.

만성 관절염에 뛰어난 효과 통증이 이리 저리 움직이며 가볍게 반복해서 발작이 일어나는 경우에 빠른 효과가 있다.

인후통 치료제 급성 편도선염, 후두염에 쓴다. 또한 위령선으로 달인 액을 가지고 씻으면 해독, 지양의 효과가 있다.

중풍 후유증 치료 위령선은 경락 소통의 효능이 있다.

주의 위령선은 강하여 오래 복용하면 기혈을 손상시키므로 체질이 약하거나 풍한습사가 없을 때는 신중히 사용한다.

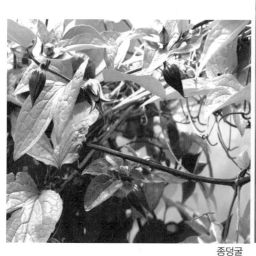
종덩굴

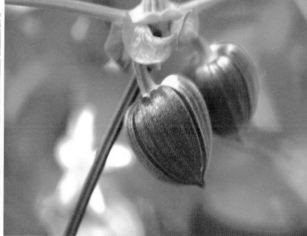
종덩굴

• 질병에 따라 먹는 방법 •

풍습성 관절염에 발병 초기에 방풍, 강활, 독활, 고본을 넣어 쓰면 좋다.

만성 단계가 되어 빈혈 증상이 나타나면 당귀, 숙지황, 단삼을 넣어 쓴다.

관절에 시린 통증이 있으며 늘 가슴이 뛰는 증상이 있으면 황기, 산조인, 원지를 넣어 쓴다.

타박상이나 골절의 후유증으로 붓고 아프고 잘 낫지 않을 때 유향, 몰약, 소목, 홍화, 도인 등과 함께 쓰면 어혈을 제거한다.

유행성 이하선염에 위령선에 청대, 빙편을 넣고 가루 내어 식초에 섞어 바른다.

서근 · 활락작용을 증가시키려면 약재를 용기에 넣고 막걸리를 뿌려 고루 축여 밀폐한 다음 표면 약간 누르도록 볶아 약간 촉촉해지면 꺼내서 그늘에 말려 쓴다.

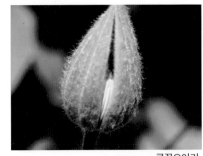

큰꽃으아리

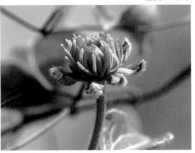

큰꽃으아리

● 으아리, 사위질빵 꽃차

• 꽃봉오리를 따서 깨끗이 손질한 후, 용기에 설탕으로 재워 10일정도 숙성시킨다. 찻잔에 넣고 끓는 물을 부어 1~3분간 우려내어 마신다.

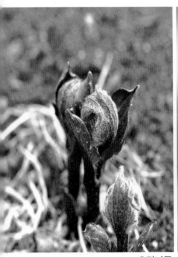

요강나물

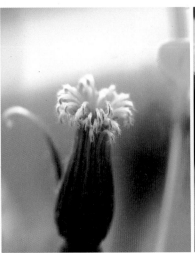

요강나물

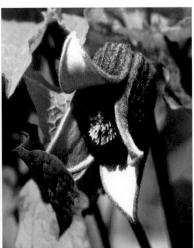

요강나물

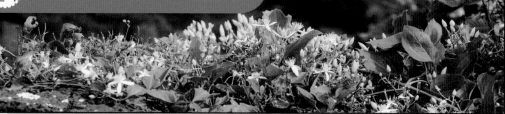

으아리

으아리속(Clematis) 식물은 전 세계에 300여 종, 우리나라엔 약 17종이 있다. 속명의 어원 그리스어의 '어린가지'의 축소형이며 길고 유연한 가지가 뻗어 나가는데서 유래했다. 위령선의 약명은 '개보본초'에 처음으로 기재되었다.

같은 속의 유사식물은 큰꽃으아리, 사위질빵, 할미밀망, 외대으아리, 참으아리 등이 있다.

큰꽃으아리 꽃은 우윳빛 나는 잎겨드랑이에 흰색으로 1송이씩 달리며 지름이 5~10cm 이고 꽃받침 밑 부분이 자주색이다.

참으아리 줄기가 목질화 되고 잎이 심장형이다. 꽃은 양성화이고 7~9월에 줄기 끝이나 잎 겨드랑이에서 나온 원추화서에 흰색꽃이 모여 핀다.

검종덩굴 갈모철선련이라고도 하며, 한반도에서부터 만주와 연해주에 널리 분포한다. 꽃은 양성화로 7월에 길이 2cm 종모양으로 밑을 향해 피고, 열매는 10월에 익는다.

할미밀망 사위질빵에 비해 꽃이 크고 3개씩 달리며 잎이 깃꼴겹잎이다.

사위질빵 목본성 덩굴식물로, 속명은 어리고 가냘픈 가지가 길게 뻗어가는 모양이고, 종명은 잎끝이 뾰족한 데에서 붙여진 라틴어 한자명 여위(女萎)는 여자가 생기를 잃어 서서히 시들어 버린다는 의미로 Vrgin's bower와 상통한다. 임신중 전신이 붓는 증상, 이질설사 및 탈항, 근육과 뼈마디가 쑤신 아픈 증상에 이용된다.

요강나물 갈모(褐毛)위령선이라고도 하며, 검종덩굴의 변종으로 강원도 고산의 양지에서 자라는 한국특산종으로 종보존 1등급 감시종이다. 반관목 초본으로 줄기가 곧게 선다. 잎은 마주나며 가장자리는 밋밋 하다. 꽃은 5월에 줄기 끝에 흑갈색 꽃으로 한송이씩 달린다. 사지마비, 부인병에 쓴다.

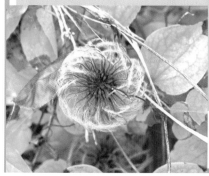

큰꽃으아리

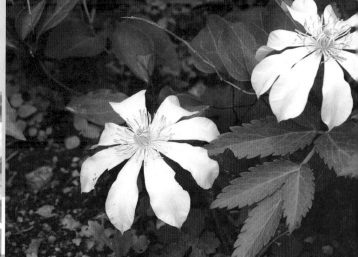

큰꽃으아리

엄나무

Kalopanax pictus (Thunb.) Nakai
음나무, 해동목(海桐木), 자추목(刺秋木)

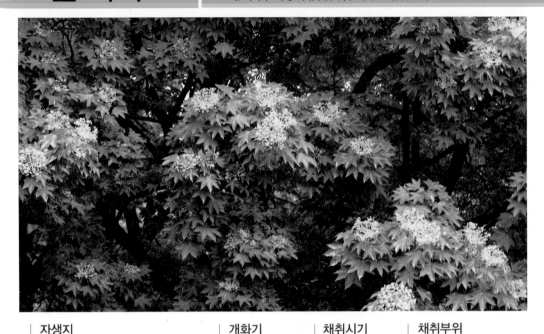

자생지	개화기	채취시기	채취부위
산	7~8월	10월	줄기

특징

성질은 평이하며 냄새는 없고 맛은 조금 쓰고 아리다. 지통, 소염작용, 풍습을 제거한다.

• 생 김 새 •

엄나무는 두릅나무과의 낙엽이 지는 큰키 나무로 우리나라 어디서나 자란다.

잎이 크고 나무의 웅장한 맛이 오동나무를 닮아 '해동목', '자동' 으로 부른다.

엄나무의 껍질은 '해동피' 라 하여 겉껍질을 긁어 내고 속껍질을 쓴다. 겉껍질은 흑갈색이고 속껍질은 황갈색이고 매끈하다. 꺾으면 황백색이거나 담황색이고 섬유질이 풍부하다.

줄기와 가지에 가시가 많은데 특히 어린 나무의 줄기에 가시가 더 많다. 엄나무는 어릴 때는 내음성이 좋아 큰 나무 아래나 음습한 지역에서도 잘 자란다. 엄나무의 무시무시하게 생긴 가시는 양기를 상징하여, 음기가 성해서 생긴 풍습병에 효과가 있다.

높이가 25m에 이르며 둘레가 두세 아름 되도록 크게 자라기도 한다.

잎은 같은 과의 팔손이나무처럼 큰 잎사귀가 5~9개 갈라지고 서로 어긋나서 피고 잎의 갈래는 둥글거나 타원형이며 손바닥 같은 맥이 있다. 길이가 10~30cm로 잎 뒷면 막 사이에 가는 털이 있고 가장자리에 톱니가 있다.

암수한그루의 나무로 7~8월에 새가지 끝에 우산 모양의 화서에 황록색의 작은 꽃이 수없이 달린다. 꽃에는 많은 꿀이 나온다. 열매가 10월에 콩알처럼 검게 익으며 새들이 즐겨 먹는다.

· 효 능 ·

채취 방법 엄나무의 잎과 껍질을 주로 약용으로 쓴다. 잎은 그늘에 말려 차로 달여 마시면 좋은 향이 난다. 봄철에 연한 새순을 두릅나무처럼 살짝 데쳐 양념을 하면 이를 개두릅나물이라 한다.

풍습제거, 지통작용 해동피는 풍습을 제거하고 통증을 멎게 하므로 척추나 상지관절의 염증치료에 좋다. 살충해독약으로 염증성 소양증 치료에 외용으로도 쓴다. 또한 간장에 음기가 부족하면 간부종, 만성간염, 간경화가 생기는데 이때 엄나무 껍질을 쓴다고 한다.

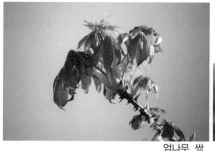
엄나무 싹

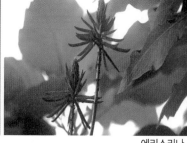
에리스리나

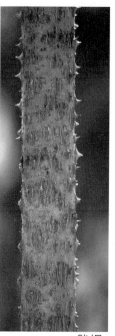
엄나무

· 질병에 따라 먹는 방법 ·

심한 관절통증에 관절염 통증으로 움직이지 못하고 손목과 손가락이 구부러지고 부우면 해동피 12~20g을 창출, 백출, 방풍, 방기에 같이 쓴다. 만성에는 당귀, 천궁, 황기 보익약과 같이 쓴다. 관절염으로 관절이 늘어나고 붓는 급성에 방기, 토복령, 창출, 의이인을 넣어 쓴다.

척추 통증에 척추가 크게 늘어나서 생긴 요척추, 좌골신경에 장기간 통증이 있을 경우에 위령선, 구척, 속단, 강활 등을 넣어 쓴다.

소아습진에 습진으로 가려움이 심하면, 금은화, 토복령, 백반을 넣고 달인 물로 목욕한다.

음낭의 습진에 해동피 80g에 백반, 백선피를 각 20g, 빙편 1g을 넣고 달인 물로 씻는다.

외음부 염증, 트리코모나스 질염에 해동피 80g에 사상자나 지부자, 백반 각 40g을 넣고 달여 자기 전에 좌욕을 한다.

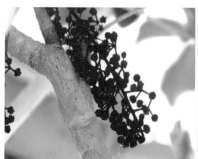
쉐프렐라

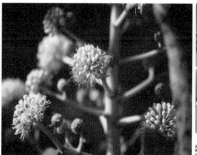
팔손이

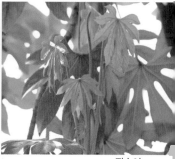
팔손이

만다라는 콩과식물로 속명은 Erythnia인데 이중 Variegata의 이름이 해동피다.
잎은 오동과 닮았고 줄기에 가시가 있다. 중국에선 해동피라 함은 자동(刺桐)을 말한다.
이 식물은 동남아시아 중국의 하이난 섬 산중에서 생산되며 오동나무와 유사하다 하여
붙여진 이름이다. 그래서 자동(刺桐)이 잘 어울리는 이름같다.
만다라(Mandara, 曼陀羅華)는 파리질다수, 빠리자따수와 동일시 되며 붉은 꽃이 피는
콩과 식물인데 흔히 잎이 비슷한 가지나 독말풀, 만드라고라와 혼동된다.

인도에선 겨울이 끝나는 2월에 피며 중국에선 상아화라 하고 서양에선 코럴트리
선샤인트리라 한다. 근데 이식물의 이름을 산스크리트어로 만다라라 한다. 만다라의
의미는 힌두교 불교에선 매우 지대한 그리고 지난한 이름이다.

여름과 가을 두계절에 나무의 껍질을 벗겨내어 가시를 제거한 후 햇볕에 말린다. 효능은
진정 진통 향균작용이 있다.
엄나무의 껍질은 정확하게 말하면 자추수피(刺楸樹皮)이다. . 근육의 수축력 강화,
경락소통작용을 하며 피부개선을 치료한다.
음나무의 목재는 황갈색을 띠며 재질이 굳으면서
가공하기 쉽고 가느다랗고 아름다운 무늬가 있어
가구재나 조각재로 널리 쓰인다.

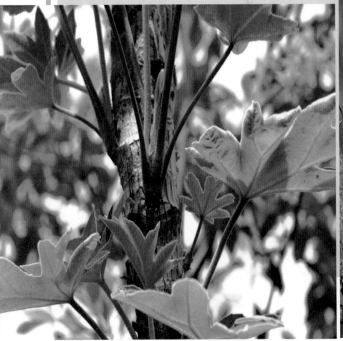

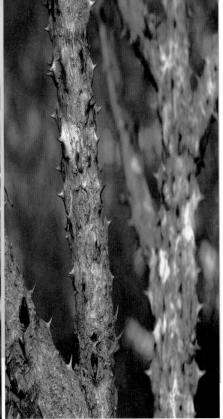

통탈목

엄나무

댕댕이덩굴

Cocculus trilobu (Thunberg) DC 방기(防己)

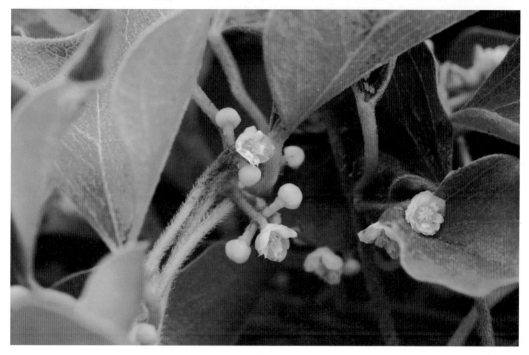

자생지	개화기	채취시기	채취부위
황해이남	6월	10월	뿌리

특징

성질은 차고 맛은 맵고 쓰다. 진통, 소염, 이뇨, 항암작용을 한다.

· 생 김 새 ·

댕댕이덩굴은 지역에 따라 '댕강덩굴', '망근땅줄덩굴'이라고 부른다.

세계에 약 10종이 있으며 우리나라엔 1종만 있다.

속명은 그리스어로 장과의 축소형이며 작은 장과가 달린다.

댕댕이덩굴은 황해도 이남의 산기슭 양지 및 밭둑의 돌 사이에 나는 낙엽 지는 덩굴나무이다.

잎은 어긋나서 달리고 잎자루가 길며 심장형으로 더러는 세 갈래로 얕게 갈라지기도 한다.

줄기와 잎에는 털이 있다.

꽃은 암수딴그루로 6월경에 잎겨드랑이에서 꽃대를 내어 원추화서로 연녹색의 작은 꽃이
무수하게 친다. 열매를 핵과로 둥근 모양이며 10월경에 푸른빛을 띠며 검게 익고 표면엔 흰
가루가 덮여 있다. 줄기의 길이는 3m 정도 되고 목질이 단단하게 여물며 다른 물체에 감겨 길게
뻗으며 자란다. 줄기를 걷어다 잘 말아 엮어 바구니를 만든다.

· 효 능 ·

한방에선 뿌리와 줄기를 '목방기'라고 하며 방기줄기는 나무와 같아서 '목방기'라 하였다.
풍, 습기를 없애며 진통, 소염제로 쓰고 민간에선 비만증 치료나 혈압강하제로 이용해 왔다.
덩이뿌리는 흰빛이 나며 약간 쓰며 '백엽자(白葉子)'라 한다.

목방기탕은 『금궤요략』에 나오는 처방인데 인삼, 계지, 석고를 배합한다. 흉격 사이에 지음이
있어 숨이 차고 가슴 아래에 굳고 자주 토할 때 쓴다.

분방기(Stephania tetranclra S. Moore)는 한국에는 분포하지 않고 수입에 의존한다. 분방기가
들어간 처방에는 〈방기탕〉, 〈방기황기탕〉, 〈방기복령탕〉 등이 있다.

이러한 방기는 가을 또는 봄에 뿌리를 캐서 씻어 햇볕에 말린다. 목방기가 자극적인 반면,
한방기는 성질이 부드럽다.

지금은 대부분 방기를 기원으로 하는 한방기를 사용한다. 한방기는 이뇨, 소종의 효능이 크다.
방기복령탕은 역시 『금궤요략』에 나오는 방기황기탕에서 백출, 생강, 대추를 뺀 복령, 계지를
가세한 것이다. 이는 통양이수의 효과가 강화된 것이다.

방광경, 소장경에 작용 오줌을 잘 나오게 하고 하초에 습열과 풍을 없애며 아픔을 멈춘다.
붓는 데, 소변불리, 각기, 얼굴 신경마비, 팔다리 마비, 관절염, 신경통, 부스럼을 치료
약리 실험에서 분방기의 시노메닌 성분은 진통작용, 소염, 해열, 이뇨, 진해작용이 있다.
댕댕이덩굴의 트릴로빈 성분은 이뇨, 해열, 진통, 혈압낮춤 작용을 나타낸다.

『신농본초경』에 "풍한과 온학으로 생긴 열기, 간질을 일으키는 여러 사기를 대소변을 통해
내보낸다."고 한다.
『명의별록』에 "무독하며 수종과 풍종을 다스린다. 방광열, 상한병 한열을 치료한다.
사기와 중풍에서 오는 팔다리 경련을 치료한다. 설사를 그치고 악창을 흩어버린다.
풍종과 악기가 응결함을 치료한다."고 한다.

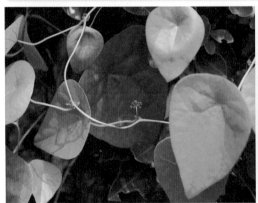

함박이

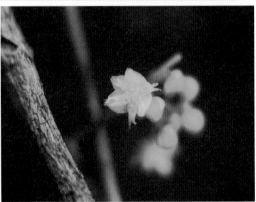

댕댕이덩굴

속명은 Cocclus로 아주 작은 berry를 말하고 진홍색 열매를 뜻하는 라틴어에서 유래한다. 댕댕이덩굴과 유사식물로 방기, 새모래덩굴, 함박이가 자생한다. 댕댕이덩굴은 방기에 비해 암술머리가 갈라지지 않고 새모래덩굴에 비해 잎자루가 잎 밑에 붙는다.

방기 청풍등(靑風藤)이라 하며 본초강목에 처음 기재하였고 법정 기원식물 내원종이다. 남부지역에서 자라며 양지쪽에 나는 낙엽덩굴나무이다.

길이가 7m 정도 자라며 줄기와 잎에 털이 없고 손바닥 모양의 다각형에 끝은 뾰족하다. 꽃은 6~7월에 잎 겨드랑이에 총상화서로 황백색 꽃이 모여 핀다.

새모래덩굴 . 속명은 달 모양의 종자를 뜻하는 희랍어에서 유래하고 종명은 바이칼호수 일대를 말한다. 한랭한 입지를 좋아한다.

새모래덩굴은 편복갈, 북두근으로 부르는데 편복갈은 중국 역대 본초서적에 기재되지 않았으며, 북두근은 중국 약전에 수재되어 있다.

광두근, 산두근과는 당연히 구별되어야 한다. 새모래덩굴의 뿌리줄기를 인후염, 편도선염, 만성 기관지염, 만성 간염 등에 사용한다.

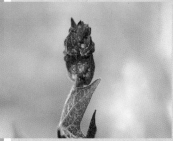
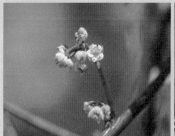
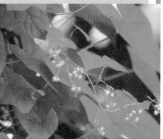

새모래덩굴　　　　　새모래덩굴　　　　　새모래덩굴

함박이 함박이속(Stephania) 식물은 열대에 약 35종이 있으며 우리나라엔 1종이 산다. 암수딴그루이다. 남부지역에서 자라는 암수 딴그루로 7~8월에 겹산형화서에 녹황색 꽃이 모여 핀다. 열매는 붉은색이다.

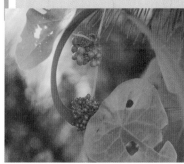
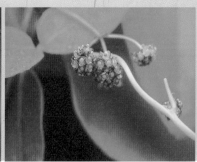
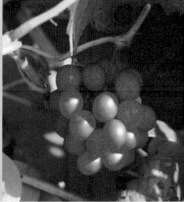

함박이　　　　　함박이　　　　　함박이

복숭아나무

Prunus persica Batsch

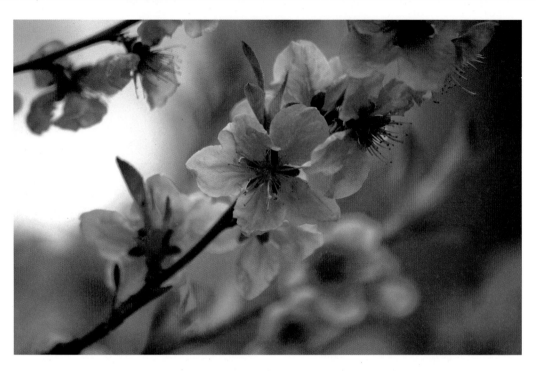

자생지	개화기	채취시기	채취부위
산(재배)	4~5월	8월	열매

특징
성질은 평하고 맛은 쓰고 달다. 진통, 해독, 조경작용을 한다.

· 생 김 새 ·

복숭아나무는 장미과에 속하는 낙엽이 지는 중간 키 나무로 한자로는 도(桃)라 쓴다.

키는 높이가 6m 정도 자라며 나무 껍질은 암홍갈색을 띤다.

가지와 줄기에 나무진이 많이 나온다. 상처가 나면 맑은 액체가 분비된다.

잎은 어긋나고 긴 바늘 모양이며 타원형이다. 가장자리에 둔한 톱니가 있고 밑 부분에 꿀샘이 있는 잎자루가 달려있다.

4~5월에 잎보다 꽃이 먼저 피고 색은 분홍색, 흰색과 붉은 색이 있다.

복숭아 열매 속에는 매우 단단한 씨가 들어 있는데 오목한 점과 깊은 홈이 그려져 있다.

복숭아 나뭇잎을 욕조에 담가 우려낸 물로 목욕을 하면 피부가 고와지며 피부미용에 탁월한 효과가 있다. 씨는 기름을 짜서 물과 섞어 얼굴에 바르면 땀띠, 기미, 여드름이 없어진다.

· 효 능 ·

채취 방법 복숭아 씨를 '도인(桃仁)'이라 하며 약성이 온순하여 부작용이 적다.

하복통 치료 복숭아 씨는 혈관벽 응고로 생기는 하복통, 생리통에 효과가 좋다.

부드러운 장운동 촉진 윤장하는 작용도 있어 노인의 변비나 수술 후 일시적인 변비에 쓰인다.

중풍 환자에게 효과적 중풍으로 인한 반신불수에 효과가 있다.

해독작용 염증을 미리 없애고 농이 생성되는 것을 방지한다.

혈전용해 관상동맥을 확장하고 혈류 저항을 감소시키고 혈류 속도를 가속시켜 혈전을 용해하는 바 협심증의 치료에 쓴다.

진통작용 신경통, 관절통이 낫지 않는 거풍습약에 사용한다.

주의 복숭아 씨는 임부를 제외하고 두루 쓴다.

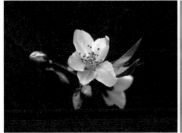
복숭아나무

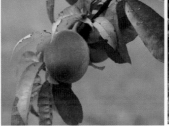
복숭아나무

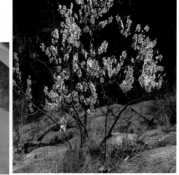
복숭아나무

· 질병에 따라 먹는 방법 ·

협심증에 홍화, 적작약, 단삼, 천궁 등과 같이 쓴다.

신경통, 관절통에 도인에 단삼을 가미해 쓴다.

월경통에 월경전후 기간 중에 심한 복통이 있고 양이 적으며 색이 진하면 도인, 향부자, 오약 각 12g에 홍화 8g을 진하게 달여 따뜻하게 하여 마신다.

●복숭아꽃차

복숭아꽃을 그늘에서 말린후 다시 햇빛에 2~3시간 더 말린다.

복숭아꽃을 설탕과 꿀에 재워 밀봉한다. 1~2주가 지나면 향긋한 냄새가 나는데, 이것을 뜨거운 물에 넣어 잠깐 우려내어 마신다. 미용과 변비에 좋다.

●복숭아술

살이 단단하고 잘 익은 복숭아 600g을 통째로 항아리에 넣은 후 설탕 200g과 소주 1.8ℓ 를 부어 밀봉하여 서늘한 곳에 두어 2~3개월 후에 숙성되면 건더기를 건져내 걸러 보관한다.

복숭아꽃술은 꽃을 용기에 넣고 소주와 설탕을 넣는다. 밀봉하여 시원한 곳에 6개월 이상 숙성시킨다.

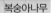

복숭아나무

복사앵도 강원이북의 석화암 지대에서 주로 자란다.

한반도 고유종으로 인정되는 식물로 연구에 따라 복사나무와 벗나무의 교잡종 또는 복사나무와 앵도나무의 교잡종으로 추정하기도 한다. 복사앵도는 여러 행태적 특징이 있어 몇 개의 종으로 보기도 한다.

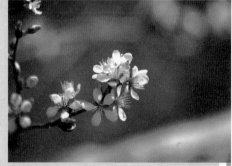

복사앵도

꽃은 3~4월에 잎이 나기전 지름이 2cm 정도의 연한 홍색 양성화가 줄기에 1~2개씩 달린다. 꽃자루에 잔털이 밀생하고 암술대는 수술보다 짧고 중간이하에 털이 밀생한다.

복사나무 꽃이 4~5월에 피며 크기가 3cm 이상이며 큰 것은 3~8cm 된다.

앵도나무 중국원산으로 전국에 널리 재배되고 있으며 꽃의 크기, 색, 열매가 비슷하지만 산지에서 자라지 않는다.

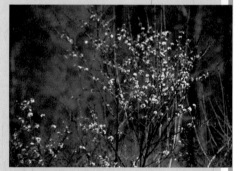

복사앵도

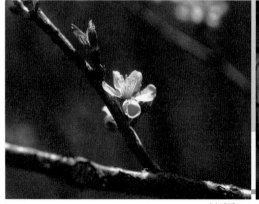

복사앵도

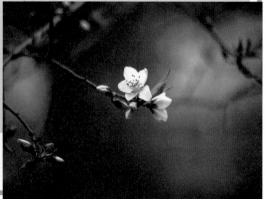

복숭아나무

수자해좃

Gastrodia elata BL. 천마

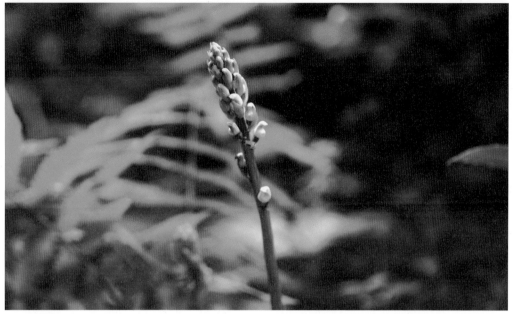

자생지	개화기	채취시기	채취부위
숲, 그늘	6~7월	9월	싹, 뿌리

특징

성질은 평하고 맛은 달다. 진통, 진경, 진정작용을 한다

· 생 김 새 ·

천마라고도 하며, 봄에 머리만 내밀고 솟는 반 기생식물로 난초과에 딸린 여러해살이 풀이다.
처음엔 작약처럼 곧바로 올라와서 붉은 밤색 외줄기로 속은 비어 있고 곧게 1m 정도 자란다.
줄기 끝에서 반 정도 약간 뾰족하고 작은 붉은 이삭이 붙어 있다가 꽃이 핀다. 천마줄기는 마치
화살대 같아서 '적전(赤箭)' 이라 한다.
여기에 깃털이 있는데 바람이 있을 땐 흔들리진 않아 '정풍초(定風草)' 라고도 한다.
줄기에 듬성듬성 난 조그마한 잎은 자라서 칼집 모양의 잎이 되고, 잎은 막질이고 가는 맥이
있으며 밑 부분이 원줄기를 둘러싼다.
꽃은 많이 달리며, 4~5월에 싹이 나서 회백색의 꽃이 많이 달렸다가 곧 시든다. 바깥쪽의 화피
3개는 합쳐지므로 찌그러진 그릇처럼 보이고 윗부분이 3개로 갈라지며 안쪽에는 2개의 화피가
달린다. 그래서 전부 5개로 갈라진 것처럼 보인다.
땅속 깊이에는 옆으로 구부러진 덩이줄기가 들어 있는데 마치 골프채 같다. 부식질이 많은 비옥한
숲 속에서 비교적 잘 자란다. 괴경은 긴 타원형이며 가로진 모양이지만 뚜렷하지 않은 데가 있다.

· 효 능 ·

채취방법 천마의 뿌리는 늦가을에서 이듬해 봄 사이에 채취한다. 겨울에 채취한 것이 가장
우수하다. 땅위 줄기를 제거하고 흙을 씻은 뒤 끓이거나 쪄서 속이 물러질 만큼 된 뒤에 햇볕에
말려 쓴다. 뿌리줄기는 봄 또는 가을에 캐서 껍질을 벗긴 다음 증기에 쪄서 빨리 말린다.

천마는 간경에 작용한다. 경련을 멈추고 간양을 내리며 풍습을 없앤다. 약리실험에서 진경·
진정·진통작용이 밝혀졌다. 주요 성분으로는 바닐린, 바닐리 알코올, 비타민A, 점액질 등이
함유되어 있고 혈관성 두통, 삼차신경통, 좌골신경통, 중독성 다발성 신경염에 높은 효과가 있다.

진통작용 천마는 두통을 멈추게 하며 완고한 신경통 및 관절통 치료에 사용된다.

뇌를 건강하게 하는데 신경쇠약, 꿈이 많고 머리가 맑지 않고 기억력은 감퇴하고, 주의력은
흩어지고 주위의 사물에 대해 무관심해지는 등의 증상이 있을 경우에도 천마를 복용한다.

진경·진정작용 머리가 어지럽고 아픈데, 경풍, 전간, 중풍으로 말을 하지 못하는데, 비증,
팔다리가 오그라드는 데, 신경쇠약증에 쓴다.

혈압 조절 상엽, 조구등, 반하 등을 배합해 머리와 눈이 어지럽거나 눈이 어지러운 증상을
치료하고, 천마는 혈압을 내리는데 사용되는 중요한 약으로 효과가 빠르게 나타나며 오래
지속된다. 관상동맥경화로 인한 고혈압증과 고지혈증에 대해선 천마만을 오래 끓여 복용한다.

· 질병에 따라 먹는 방법 ·

고혈압증에 인한 뇌일혈에 반신불수, 언어장애에 적작약, 단삼, 하고초를 배합 사용한다.
지체마비, 중풍 가능성이 있는 경우에 국화, 결명자를 배합해 사용한다.

전간발작에 간질의 경우도 효과가 좋은데 석창포, 천남성, 원지를 배합한다.

중증의 경련증상에 천마는 경련을 그치게 하는 작용이 있으므로 중증에는 백작약, 단삼,
전갈을 사용하지만, 경증의 단순한 경련에도 천마를 사용한다.

뇌졸중으로 인한 반신불수에 천마에
우슬, 신근초, 상지를 배합 사용한다.

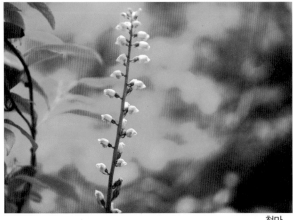

천마

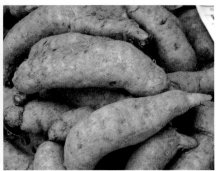

천마 뿌리

천마속 식물은 전 세계에 약 25종이 있다. 부생식물로 엽록소가 없는 다년초로 땅속줄기는 감자모양처럼 두툼하고 줄기는 단순하며 비늘잎이 붙는다.

천마는 적전(赤箭)이란 약명으로 '신농본초경'에 상품으로 처음 기재되었으며 '천마'란 명칭은 최초로 '뇌공포자론'에 기재되었다.

'적전' 천마의 지상부를 말하며 현재의 시장에선 지상부는 없으며 모두 지하부를 '천마'라 하여 사용한다.

한라천마 천마에 비해 매우 작고 꽃이 종모양이다. 꽃은 8~10월에 줄기 끝에 1~5개의 녹갈색 꽃이 총상화서로 핀다.

애기천마 애기천마속 식물은 전 세계에 약 65종이 있다.

땅속줄기는 길며 퉁퉁하고 땅위줄기는 비스듬히 선다. 천마와는 다른 속 식물로 남도의 활엽수림 아래에서 자라는 부생란이다. 천마에 비해 잎의 키가 작고 땅속줄기가 산호모양이다.

한라천마에 비해선 꽃이 작고 수평으로 펼쳐지지 않는다. 흰색의 두툼한 땅속줄기의 마디가 울퉁불퉁하며 잔털이 있다.

푸른천마 난초과 천마속으로 학명은 Gastrodia elata로 여러해살이풀이다.

크기는 60cm 정도 이고, 비늘잎은 막질이고 잔맥이 있다.

꽃은 6~7월에 피고30~40개의 꽃 이 총상으로 달린다. 꽃차례는 길이 10~30cm이고 포는 피침형 또는 선상 장 타원형이다.

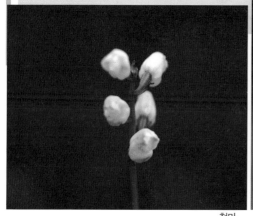

천마

천마

도꼬마리

Xanthium strumarium L.
창이자(蒼耳子), 시이실

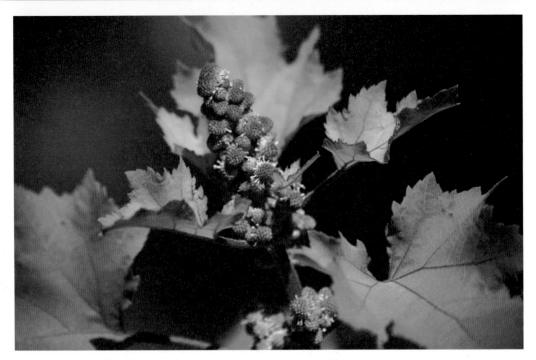

자생지	개화기	채취시기	채취부위
들	8~9월	10월	뿌리

특징

성질은 따뜻하고 독이 있으며 맛은 쓰고 달다.: 진통, 억균, 발한작용을 한다.

· 생 김 새 ·

도꼬마리는 이름은 씨가 푸르고 마치 쥐의 귀를 닮았다하여 그렇게 부르며, 국화과에 속하는
한해살이풀이다. 익은 열매를 따서 말린 것을 '창이자(蒼耳子)'라고 한다.

도꼬마리의 속명은 머리카락을 염색하는데 쓰인 도꼬마리의 그리스 이름이며 노란색이라는
'xanthos'에서 유래되었다.

높이는 1m 내외이고 줄기가 곧게 서며 잎은 길이가 15㎝ 정도 되는 넓은 삼각형으로 굳은 털이
촘촘히 덮여 있고 가장 자리에 큰 톱니가 있다. 잎자루가 길고 뒷면은 3맥이 뚜렷하다.

8~9월경에 황색의 꽃이 피는데 암수한그루로 수꽃은 다소 둥근 모양에 수가 많고 2개의 돌기가
있다. 암꽃은 밑에 피며 총포는 갈고리 같은 돌기가 있고 타원형이다. 그 속에 열매가 있다.

열매는 수과로 넓은 타원형, 열매 표면에 갈고리 모양의 가시가 듬성듬성 있으며 표면에 털이
솜처럼 붙어 있고 옷이나 짐승의 털에 잘 달라붙어 퍼진다.

·효능·

채취 방법 5월 단오에 도꼬마리 줄기와 잎을 씻어 말린 후 약한 불로 오래 달여서 고약처럼 만든 것을 '만응고(萬應膏)' 라한다. 부스럼을 비롯한 피부병에 좋고 치통에도 쓴다.

진통작용 창이자의 전초 어느 부분에도 풍습을 제거하고 통증을 억제하는 효능이 있다. 그 중에서 열매와 경엽은 거습지통의 작용이 강하며, 급·만성 풍습의 통증에 아주 적합하다.

억균·발한작용 폐경, 간경에 작용한다. 땀을 나게 하고 풍습을 없애고, 억균작용이 있다. 비연(鼻淵), 연주창, 옴, 문둥병에 쓴다. 외용으로 쓸 땐 달인 물로 씻거나 가루 내어 뿌린다.

『신농본초경』에 "시이실은 맛은 달고 성질은 따뜻하다. 풍으로 머리가 아프며 풍습으로 생긴 주비, 사지, 수축, 경련과 동통을 치료한다. 그리고 죽은 살을 치료한다"고 한다.
『명의별록』에 "맛은 쓰다. 잎사귀는 맛이 쓰고 매우며 성질은 약간 차갑고 약간 독이 있다. 무릎 통증과 계독(溪毒)을 치료한다." 고 한다.

· 질병에 따라 먹는 방법 ·

먹는 방법 이른 봄 어린 잎을 따서 물기를 빼고 뒷면에 찹쌀 반죽을 살짝 묻혀, 끓는 기름에 잠시 튀겨내면 바삭바삭한 맛이 난다. 연한 어린 눈을 뜯어 소금을 한 줌 넣은 끓는 물로 충분히 삶아 물에 헹구어 떫은맛을 빼고 짜서 잘게 썰어 양념과 함께 먹는다.
약재로 채취하려면 8~9월에 익은 열매를 따서 햇볕에 말려 쓰고, 크고 퉁퉁한 것이 좋다. 약용 약재로 쓸 땐 깨끗한 창이자를 솥에 넣고 약한 불로 볶아 진한 황색이 나타나고 향기가 나면 꺼내 그늘에 말린다.

풍한에 의한 감기에 가벼운 발열, 전신의 관절이나 근육통, 발한하지도 않으면서 오줌량이 적거나 풍습이 활발하지 않을 경우는 형개, 방풍, 담두시 등의 약물을 가미해서 복용한다.

급·만성 비염에 창이자에 백지, 신이, 박하를 배합하여 쓴다. 창이자의 용량은 12~20g이다. 중증일 경우에는 32g까지 증량한다. 알레르기성 비염에 자초, 한련초, 목단피를 가미한다.

각종 피부 습진에 창이자 및 창이엽은 외과, 내복으로 모두 가능하다. 피부 습진의 보조약으로 지부자, 방풍과 함께 끓여 내복한다. 외용으로 백반을 더해서 끓여 환부를 잘 씻는다. 민간요법으로는 습진이나 벌레에 물린데, 옴 등에 줄기나 잎을 짓이겨서 환부에 붙인다.

유주성(流注性) 통증, 관절 발적(發赤), 종창(腫脹)에 방풍, 강활, 독화, 적작약을 가미 복용한다. 암(癌)증에 잎, 줄기, 열매 구분 없이 10g 정도 달여 세 차례로 나눠 마신다.

축농증에 씨앗을 가루 내어 물에 타서 수시로 콧속을 씻어 주고 양치질하고 잎, 줄기를 달인 차를 마시면 축농증에 좋다.

비인암에 신이, 창이자, 백지, 박하엽을 가루로 해서 6g 씩 마신다.

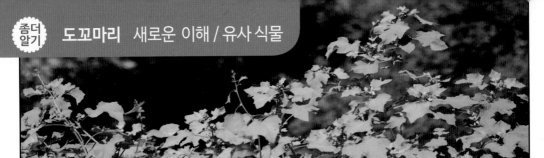

도꼬마리

도꼬마리속 식물은 세계에 약 25종이 있다. 창이는 '시이'라는 명칭으로
'신농본초경' 중품에 처음 수록되어 '창이자'라는 명칭과 함께 오늘날에 이르고
있다.
같은 속 식물로 몽고창이(Mongolium)는 중국의 흑룡강, 내몽고 및 하북 등이 주요산지이며
건조한 산기슭이나 사질토양에서 자란다.
도꼬마리 종류는 학명이 매우 혼란스럽다. 실체는 하나임에도 학명이 여럿이다. 우리나라엔
도꼬마리외에 큰도꼬마리, 가시도꼬마리가 자생하는데 모두 귀화식물이다.

큰 도꼬마리 북미 원산의 귀화식물로 열매가 크다.
가징 흔하게 보이며 건조한 토양에서부터 습지에 이르기까지 널리 산다.
주로 하천변의 모래자갈땅이나 황무지를 좋아한다. 속명은 황색을 의미하는 희랍어에서
유래한다. 열매 표면에 사마귀 모양의 샘점이 있고 갈고리 모양의 긴 가시가 촘촘히
있으며, 위쪽에 뿔 모양의 돌기가 2개 있다.

가시도꼬마리 큰도꼬마리에 비해 열매의 가시에 비늘조각 모양의 작은 가시가 있다.

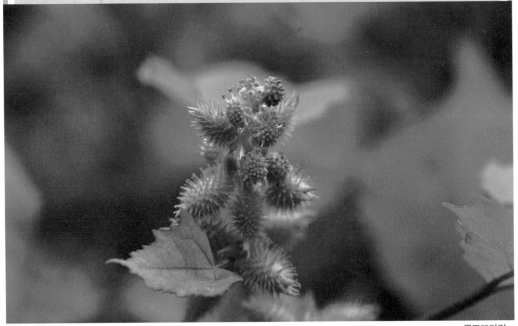

큰도꼬마리

쇠무릎

Achyranthes japonica(Miquel) Nakai 우슬(牛膝)

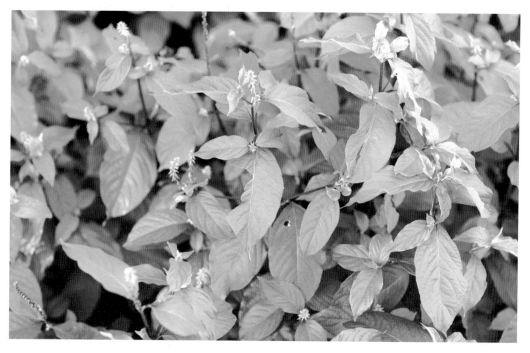

자생지	개화기	채취시기	채취부위
산, 들	8~9월	10~11월	전초

특징

성질은 평하며 무독하고 맛은 시다. 강장, 강정, 활혈작용을 한다.

· 생 김 새 ·

쇠무릎은 중부 이남의 산기슭, 길섶, 들판의 물기 많은 곳에서 잘 자라며,

비름과에 딸린 여러해살이풀로 '우슬, 산현채, 접골초, 고장근' 등의 여러 이름이 있다.

봄철에 채취하여 산나물로 먹어 왔다.

크기는 50~100㎝이다. 원줄기는 네모지고 곧게 서며 마디가 두드러진다. 잎은 쇠무릎처럼 부푼 마디마다 2개의 잎이 마주 자리하고 짧은 잎자루를 가진다. 잎에는 털이 없고 타원형으로 끝이 뾰족하고 8~9월경에 백중이 지나면 잎겨드랑이에서 나온 꽃대에 녹색의 꽃이 이삭화서로 핀다. 꽃은 양성화이며 꽃이 진 후 밑으로 꽃이 굽는다.

열매는 포과로서 긴 타원형이 화피에 싸이고 가시가 있어 옷이나 짐승의 털에 붙어 전파된다.

뿌리는 막대기 모양이고 많은 잔뿌리를 가지고 있으며, 아주 크고 깊다. 부드럽고 윤택한 것이 죽으면 속에서 하얀 즙이 나온다.

· 효 능 ·

월경이상을 정상화 우슬의 약성은 하행성이며 월경을 통하게 하고 통증을 막고 어혈을 흩어뜨리는 효능이 있다.

자궁에 대한 이완작용이 있으며 월경을 정상으로 회복시키고 그 후엔 자궁수축 작용도 있다.

또한 우슬은 통경의 요약이다. 통경작용은 온화하며 홍화, 삼릉같이 강하지 않다.

월경이 조금 늦어진 경우에 익모초, 단삼을 같이 쓰면 곧 효과가 난다.

『신농본초경』에 "우슬의 맛은 쓰다. 한습으로 시리고 저리며 사지가 수축되고 경련이 일어나며 무릎이 아파 굴신하지 못하는 것을 치료한다. 혈기가 손상되거나 열화로 문드러진 상태를 치료한다. 태아를 떨어뜨린다."고 한다.

『명의별록』에 중초를 손상하여 기가 죽고 남서 음기 소모와 노인의 실뇨를 치료한다. 중초를 보하고 끊어진 곳을 잇고, 골수를 채우고 뇌와 척추 통증을 없앤다. 생리가 막히거나 응결한 피를 통하게 하고 정을 북돋고 음기를 이롭게 하며, 백발을 멈추게 한다."고 한다.

『본초비요』에 "우슬은 간, 신을 보하고 오혈을 훑어낸다. 성미는 쓰고 시며 평하다. 술로 찌면 달고 시며 따뜻해진다. 족궐음 소음경의 약이며 아래로 내려간다. 술로 찌면 간, 신은 보익하고 근골을 강하게 한다. 생용하면 악혈을 흩어내고 맺힌 것을 깨뜨린다."고 한다.

· 질병에 따라 먹는 방법 ·

식용 방법 봄에 비름처럼 어린순을 물에 데쳐 찬물로 우려 나물로 먹는다. 맛은 담백하다.

약용 방법 줄기와 잎이 마른 후에 뿌리를 캐어 맑은 물에 1시간 담근다. 강장, 강정, 활혈을 위해 쓰려면 썬은 우슬을 용기에 넣고 막걸리를 고루 축여 (우슬 100kg에 막걸리 10kg), 1~2 시간 밀폐한 후에 솥에 넣고 약한 물로 표면이 진하게 변색되도록 볶아 약간 촉촉할 때 꺼내 그늘에 말린다. 활혈작용과 간장과 신장을 보하고 허리와 무릎을 튼튼하게 한다.

산후에 태반이 안 내려갈 때 생용으로 쓰는 우슬탕은 당귀, 활석, 동규자를 배합한다.

신경통, 관절염에 뿌리는 '우슬'이라 하여 술에 오랫동안 담가 먹으면 신경통, 관절염에 좋다. 잎과 줄기를 찧어서 상처 난 자리에 붙이면 독을 없애 준다.

월경통에 월경통에 거어, 통경효과가 있으며 현호색, 유향, 목향을 배합해 따뜻하게 복용한다.

월경불순에 조경의 기능이 있어 월경불순, 양이 적고 경혈이 자색으로 덩어리가 생기며 때때로 배가 아픈 증상에 당귀, 천궁, 하수오, 백작약, 익모초를 배합해서 사용한다.

허리와 둔부의 통증에 두충, 속단, 구척, 상기생, 황기를 배합하면 거습, 근골강장 효능이 있다.

마비와 신경통에 의한 근육 경련에 굳어짐을 풀어주는 작용이 있어 신근초, 백작약, 전갈, 방기 등을 배합해 사용한다.

속명은 단단한 왕겨처럼 생긴 꽃이란 뜻의 희랍어에서 유래하며, 왕겨를 뜻하는 Achyron 과 꽃을 말하는 Anthos를 합해서 만든 말이다.

쇠무릎속(Achyranthes)은 주로 열대에 20여 종이 산다. 우리나라엔 1종이 있다.

중국에서 주로 사용하는 우슬은 우리 산야에서 자라는 쇠무릎과는 종명은 다르나, 실체는 거의 같다.

강수량이 적은 건조지역에선 드물고 습윤한 남부지방에서 더욱 흔하다.

쇠무릎의 어린 순은 나물로도 먹으며 대표적인 민간약재로 지역에 따라 말장아리라고도 부른다.

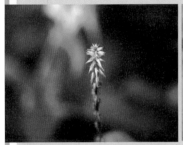
쇠무릎

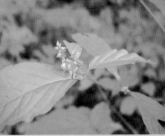
쇠무릎

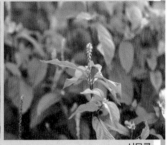
쇠무릎

털쇠무릎 뿌리가 두툼하고 잎이 두껍고 털이 있어 쇠무릎과 구분된다.

회우슬 종명이 Bidentata이며, 옛부터 하남성 심양현 회주의 것이 좋다하며, 우리 시장에 수입되어 유통된다.

토우슬 대만산으로 종명이 Obtusifolia Rubrofusca Longifolia이다.

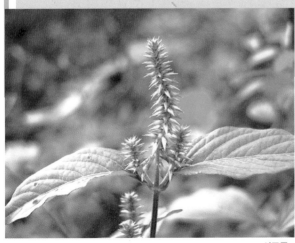
쇠무릎

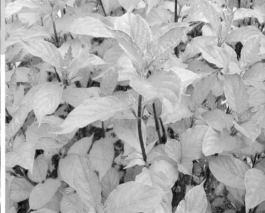
쇠무릎

모과나무

Chaeniomeles sinensis Koehne

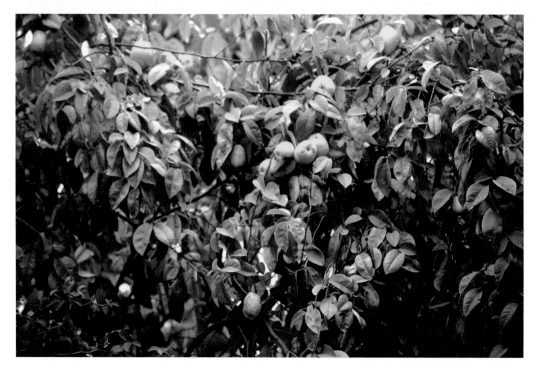

자생지	개화기	채취시기	채취부위
재배	4~5월	8~10월	열매

특징

성질은 따뜻하고 맛은 시다. 지통, 진경, 진해작용을 한다.

· 생 김 새 ·

모과나무는 원산지가 중국으로 오래전부터 과일 나무로 또는 관상용으로 재배하였다.

장미과에 높이 10여m에 이르는 나무로 어린 가지는 윤기가 흐르고 털이 있으며 가시는 없다.

오래된 줄기는 봄이 오면 껍질이 비늘조각으로 벗겨지며 매끄럽다.

잎은 어긋나 달리고 타원형이다. 가장자리에 뾰족한 톱니가 있다.

턱잎은 피침형인데, 가장자리에 선모가 있으며 일찍 떨어진다.

꽃은 5월에 연분홍색으로 가지 끝에 한 개씩 달려 핀다.

열매는 긴 타원형으로 울퉁불퉁하고 자루도 없이 바싹 달리고 9~10월에 황색으로 익는다.

모과 열매는 향기가 진하고 산뜻하기 때문에 방에 몇 개 놓아두면 좋은 방향제 구실을 한다.

자동차 안에 두어도 항상 상쾌한 기분을 즐길 수 있다.

· 효 능 ·

채취 방법 4월경 새 잎과 함께 꽃이 피고 10월경 타원형의 큼직한 노란색의 열매가 익는데,
이때 채취하여 모과주, 모과청을 담그면 천하 일미의 건강 약차, 약술을 맛볼 수 있다.

소화촉진, 구갈제거 소화가 잘 되게 하며, 이질 뒤에 나는 갈증을 멎게 한다. 곽란으로
시 토하고 설사하는 데에 쓴다.

간, 신장의 원기 회복 장기의 활동을 원활하게 하고 주독을 풀어준다. 식욕 부진에도 효과적이다.

경련을 진정시킴 위장 평활근과 사지 근육에 대한 진경작용이 있으며 항이뇨작용도 있다.

가래와 기침해소 잔 기침이 오래안 지속될 때 효과적이다.

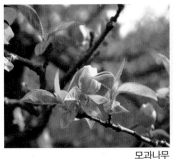 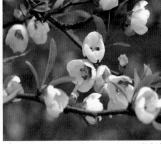 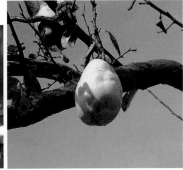

모과나무   산당화   모과나무

· 질병에 따라 먹는 방법 ·

좌골신경통에 단순한 풍습성으로 또는 척추병변으로 일어난 좌골신경통에 모과 20~25g을
단삼, 천궁, 적작약을 더해 쓴다.

다발성 신경염에 사지가 마비되는 초기에 황기, 우슬, 진교, 백출을 배합해 쓴다. 오랫동안
하지가 마비되면 당삼, 황기, 부자, 육계를 배합해 장기간 써도 좋다.

여름철에 더위나 습기로 인한 경련에 갑자기 구토, 설사, 복통이 일어나면
의이인, 잠사, 황련, 오수유와 함께 쓴다. 급성 장염으로 인한 탈수에도 쓴다.

육류 섭취로 더부룩 할 때 모과 16g, 산사 12g, 지실 8g을 끓여 복용한다.

복통에 복통, 장교통에 쓰며, 목향과 함께 사용하면 지통효과를 본다.

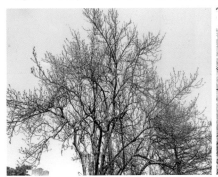 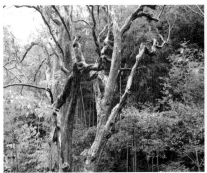 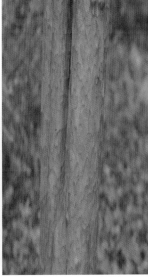

모과나무   모과나무   모과나무

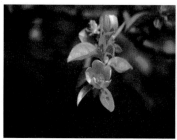
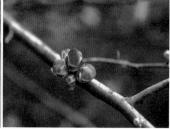
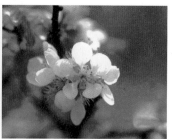

모과나무　　　　　　　　　　　명자꽃　　　　　　　　　　　산당화

●모과차 만들기

모과를 씻어 물기를 뺀 후 여섯 토막으로 썬다음 씨를 제거한 후 약 2mm 정도의 두께로 썬다.
용기에 모과를 한 겹 깔고 설탕을 뿌린 후 다시 모과를 한 겹 깔고 설탕을 뿌려준다. 냉장고에
보관해 두면 며칠 후에 맛있는 모과청이 된다.
10일 이상 숙성시킨 모과청 1작은술을 찻잔에 담고, 끓은 물을 찻잔에 부어 마신다.
여름에 더위를 먹어 식욕이 부진할 때, 원기 부족으로 쉬 피로하고 체력 보충을 요할 때,
기침과 변비를 해소한다.

●명자주 담그기

열매는 썰지 않고 통째로 담가 자연스럽게 유효성분이 빠져 나오게 한다.
설탕과 소주를 넣고 밀봉하여 시원한 곳에 보관한다.
1년 이상 숙성시키는 것이 좋고 완전히 익은 후에도 재료는 꺼내지 않는 것이 보기에 좋다.

●모과주 담그기

모과는 씻어 3~4 토막으로 자른다.
재료를 용기에 넣고 설탕과 소주를 넣는다.
밀봉하여 시원한 곳에서 6개월 이상 숙성시켜 천이나 여과지를 걸러 보관한다.
오래 익힐수록 맛이 순해진다.

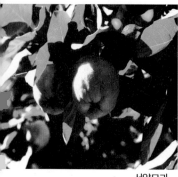
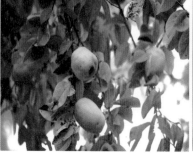
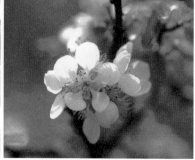

서양모과　　　　　　　　　　　모과나무　　　　　　　　　　　산당화

명자꽃

한국, 일본에선 'Sinensis' 종의 성숙한 열매를 건조한 것을 모과라 한다.
중국에선 'Speciosa' 종을 모과로 쓴다. 식물명으로 첨경해당이라 한다.

털모과 '유럽모과' 라고도 하며, 원산지는 유럽이고 종명을 Oblonga로 영명은 Quince
고 포루투갈어로 마르멜로(Marmelllo)라 하며 잼을 뜻한다.

산당화(Speciosa) 중국, 미얀마가 원산지이고 우리나라엔 정원의 관상수로 심는다.
모과나무에 비해 꽃이 붉은 색이고 3~5개씩 모여
달리며 열매가 구형이다.

명자꽃(C. lagenaria Koidz) 명자나무라고도
하며 전 세계에 약 5종이 있는데 아시아 동부에
분포하며 세계 각지에서 재배한다. 명자나무의
'목과실' (木瓜實)이란 약명은 '명의별록'
종품에 처음 기재되었으며 이것을 중약 목과의
법정 기원식물로 수록하였다. 꽃이 분홍색,
흰색이며 열매는 길이 10cm이다.

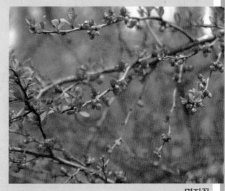
명자꽃

풀명자꽃(C. japonica Lindl) 종명이 'Japonica' 이며 '풀명자' 라고 하며, 일명
'일본모과' 라고도 한다. 중부이남에서 자라는 낙엽소관목으로 높이가 1m에 달하며
줄기 밑부분이 흔히 반 정도 눕고 가지가 가시로 변하며 어린 가지에 털이 있다.
주홍색 한가지이고 열매의 크기가 좀
작다. 한방에서는 모과와 비교하여
'일모과' 라 한다.

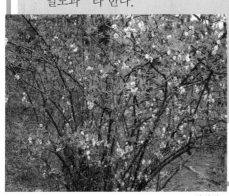
산당화

산당화

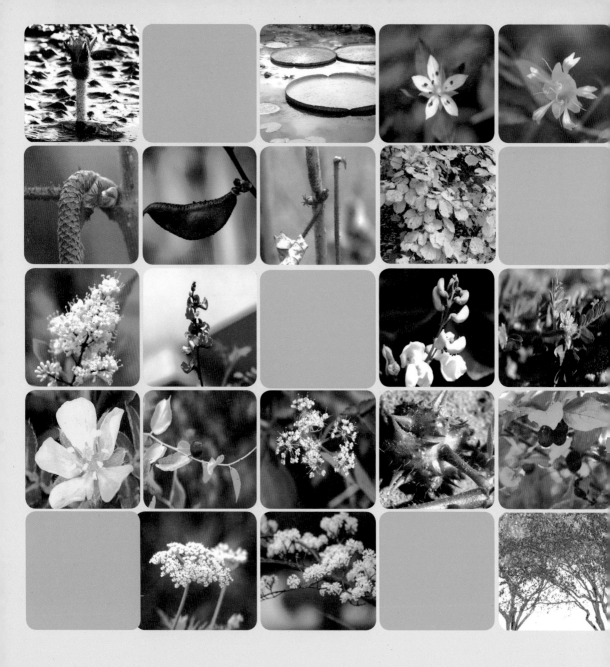

제3장
강장. 자양에 쓰이는 산야초

● ○ ○ ■ ■ □

개별꽃은 한방에서는 '태자삼' 으로 부른다.
'개' 라는 의미는 들판을 뜻하는 의미다.
속명은, 가짜라는 뜻의 Pseudos와
별꽃이란 Stellaria의 합성어인 Pseudostellaria이다.
꽃이 피면 그늘진 숲 속에서,
작은 별 모양으로 한꺼번에 피어.
밤하늘에 은색가루를 뿌린 듯 수줍음을 머금고 핀다.

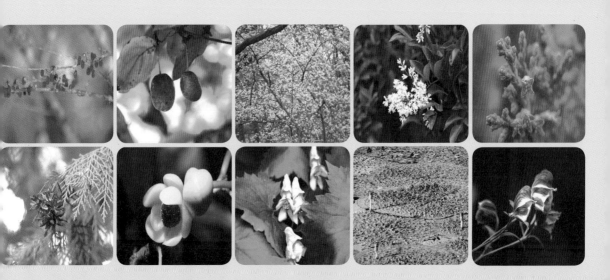

까치콩

Dolichos lablab L. 편두(扁豆)

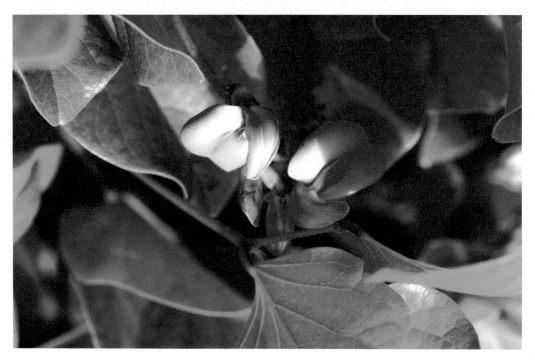

자생지	개화기	채취시기	채취부위
재배	7~9월	9~10월	잎, 꽃 열매

특징
성질은 평하고 맛은 달다. 건비위, 지사, 해독작용을 한다.

· 생 김 새 ·

까치콩은 열대지방이 원산지인 콩과의 덩굴성 식물이다. 여러해살이 풀이지만 우리나라에서는 한해살이가 되며 재배한다.

어린 꼬투리는 식용으로 하고 흰 꽃이 피는 종자는 약용으로 쓴다.

잎을 편두엽, 껍질을 편두의, 꽃을 편두화라 하여 약용한다.

잎은 3개의 소엽으로 구성되며 잎자루가 길고 소엽은 넓은 계란꼴이다.

꽃은 7~9월에 백색 또는 자주색으로 피는데 잎겨드랑이에서 이삭모양으로 달린다.

열매는 9~10월에 열리는데 종자 성숙기인 10~11월에 종자를 채취하여 햇볕에 말린다.

그대로 가루 내어 사용하기도 하며, 때로는 끓는 물에 넣어 껍질이 부풀 때 냉수에 껍질을 벗긴 후 건조시켜 사용하기도 한다.

· 효 능 ·

건비위 · 지사 · 해독작용 비장의 기능이 쇠약해져 소화 흡수력이 떨어지고 수분을 운반하는 기능에 장해가 생겨서 당뇨, 설사, 복명, 구토, 부종 등의 증상에 편두를 쓴다.

부종 치료제 편두는 영양 불량성의 부종을 치료하는데 효과가 있다.

부종이 하지에 생겨 없어졌다 나오고, 누르면 쑥 들어가 있다가 한참 후에 나오거나 안색이 창백하고 혈색이 안 좋을 때 건비, 이뇨의 작용을 위해 사용한다.

· 질병에 따라 먹는 방법 ·

황토와 볶아 먹는 방법

약재 용량의 1/5 정도의 황토를 솥에 넣고 약한 불로 볶아 약간 부드러워지면 편두를 넣고 다시 볶아 겉이 노랗게 되면서 향기가 나면 체로 쳐서 편두만 꺼내 그늘에 말려 쓴다.

보비(補脾), 지사(止瀉)의 효능이 있다.

만성적인 설사에 만성 과민성 장염에 편두, 당삼, 복령, 백출, 의이인을 배합한 약물을 복용한다.

지속되는 설사에 물 같은 대변이 하루에도 여러 번 나오고 배에서 소리가 나고 아플 때 편두를 복용하여 곽향, 후박, 복령, 진피를 가미한다.

위장 질환으로 설사하는 경우에 편두에 반하, 사인, 백출을 가미해 사용한다.

여성 질환에 부인의 신체 허약에 의한 빈혈로 항상 백대가 있고 월경불순으로 안색이 창백하며 하지에 부기가 나타나는 증상에도 황기, 백출, 당삼 등을 가미해 복용한다.

만성 위염, 위궤양에 오적골, 백금, 백작약과 같이 쓰면서 편두를 계내금, 감초와 같이 가루 내어 자주 복용한다. 설사와 소화불량에는 살짝 볶아 쓰고 서습(暑濕), 해독에는 날 것으로 쓴다. 씨눈 부위에 어린 싹이 나온 것을 사용하면 좋다.

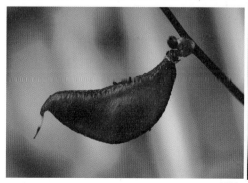

편두

편두

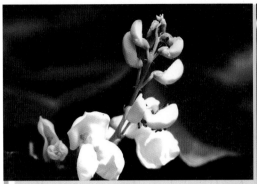

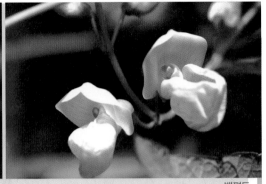

백편두   백편두

편두속 식물은 세계에 4종이 있고 원산지는 인도이다. 이중 약용하는 건 오직 한종이다.
'편두'라는 약명으로 '명의별록'에 처음 기재되었으며 중국약전에 수록된 이종은
백편두의 법정 기원식물이다. 편두씨는 백색, 흑색, 적갈색 등 여러 가지가 있으며
약으로 사용되는 것은 백편두이다. 편두화도 일반적으로 식약용으로 이용된다.

홍설두 적갈색이 나는 씨앗으로서 편두의 일종으로 간을 맑게하고 소염작용에 쓰고,
눈의 각막에 백탁이 생기는 것을
치료한다.

백편두 제비콩이라고도 하며,
이는 콩알이 제비의 입모양처럼
납작하여 붙여진 이름이다.
중국원산의 재배용 약용, 식용 식
물로 우리나라에서도 재배한다.
맛은 달고 성질은 약간 따뜻하다.
이 편두 속에는 적혈구에 대한 응
집소가 함유되어 더위를 먹었거
나 술독을 풀어내고 근육경련이
나며, 구역질하고 설사하는데
효과가 있다.

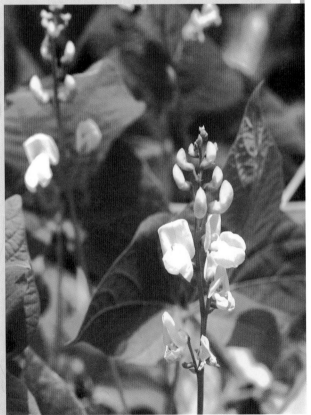

백편두

114

애기풀

Polygala tennifolia Willd. 원지(遠志)
Polygala japonica Houtt 과자금(瓜子金)

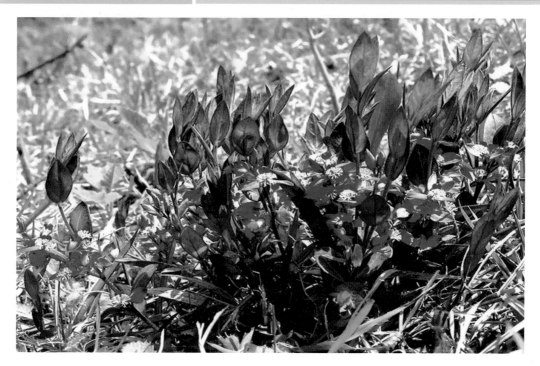

자생지	개화기	채취시기	채취부위
산지, 중부이북	4~5월	9월	뿌리

특징

성질은 따뜻하고 맛은 쓰고 맵다. 거담, 진정, 소종작용을 한다.

· 생 김 새 ·

애기풀은 약간 그늘지거나 환경이 나빠지면 줄기가 곧장 똑바로 서는 경향이 있고
다시 좋아지면 줄기는 사방으로 퍼지는 상록초본성의 반관목이다.

한방에서는 애기풀의 전초를 '과자금(瓜子金)'이라 부른다.

줄기가 가늘고 나무처럼 단단하며 기부는 땅을 기고 상부는 곧게 또는 비스듬히 뻗어 높이가
10~20cm이다.

잎은 어긋나고 어느 정도 빤질빤질하고 가장자리가 밋밋하고 끝이 둔하다.

줄기 상부에 길이가 1cm 정도인 나비 모양의 연한 홍자색 꽃이 5~7월에 여러 개 느슨하게
달린다. 꽃받침은 5개로서 꽃잎처럼 생긴 양쪽 2개의 꽃받침이 날개 모양으로 된다.

꽃잎은 밑 부분이 합쳐져 한 쪽만 터지고 앞면에 해당하는 꽃잎 뒷면에 갈라진 파열이 있으며
수술은 8개로 밑 부분이 합쳐진다. 열매는 편평한 삭과로 둘레에 날개가 있고 2개로 갈라진다.

· 효 능 ·

채취 방법 뿌리는 가을에서 다음 해 봄 사이에 채취하여 목심을 제거하고 쓴다.

자양강장제 원지는 몸을 기르고 튼튼히 하는 자양성 강장약으로 양심, 안신, 보익, 익지의 효능이 있으며 약성이 온화하고 따뜻해서 장기간 복용해도 전혀 해롭지 않다. 아울러 건망증을 치료한다. 체격이 쇠퇴하고 신경이 쇠약해지면 당삼, 복신, 백출을 배합해서 사용한다.
어린이 지능 저하 치료개선 특히 병리적 원인에 의해 우둔해진 아이에게는 알맞다.
남녀의 생식기능 치료회복

· 질병에 따라 먹는 방법 ·

식용 방법 애기풀의 어린순은 나물로 먹으며 쓴맛이 매우 강하므로 데쳐서 하루 정도 우려내서 먹는다.
약용방법 뿌리의 목심을 제거후 햇볕에 말리거나 꿀 또는 감초 달인 물에 담근 후 사용한다.
간이 혈허(血虛)할 때 백작약, 당귀, 천궁을 배합한다. 또 사삼, 맥문동을 배합하면 폐기를 보하는 작용이 있다. 이처럼 원지는 보익을 하는 기능이 매우 넓다.
잠이 안 오고 꿈이 많으며 가슴이 자주 뛰면 산조인, 백자인을 배합해 쓴다. 다량 사용시 만성 불면에 효과가 뛰어나다. 또한 복신을 가미해 사용하면 가슴이 뛰는 동계를 진정시킨다.
불면증에 애기풀 40g을 술에 넣고 달여서 2회로 나눠 복용한다.
골수염, 관절염, 결핵, 다발성 종기에 애기풀 300g을 일주일 이상 술에 담갔다가 하루 2회 복용한다.
중장년의 심신 허약에 나이가 들어 신경쇠약으로 잠을 잘 못자고 건망증이 있고 주의력이 산만해져 정액이 자신도 모르게 흐르는 증상 등이 있을 경우에는 당삼, 백자인, 황기, 복분자를 더해 쓴다.
생식기능 저하에 발기가 안 되고 조루, 유정, 정자 감소, 또는 여자의 성감대가 활발하지 못할 때 원지를 사용하면 효과가 있어 파극천, 보골지, 부자, 복분자 등과 함께 사용하며 다른 자양강장제와 배합해서 많이 쓴다.

> ### ●애기풀 법제하는 법
> 법제해서 쓰는 방법은 감초를 찧어서 솥에 넣어 6배의 물을 붓고 재탕한 후 찌꺼기를 제거한 감초탕에 목심을 뺀 애기풀을 넣고 (감초탕 7, 애기풀 10) 골고루 섞은 다음 다시 약한 불로 삶아서 감초물이 다 흡수되면 꺼내 그늘에 말린다.
> 감초 달인 물로 법제한 후에는 보익기능이 증가된다.

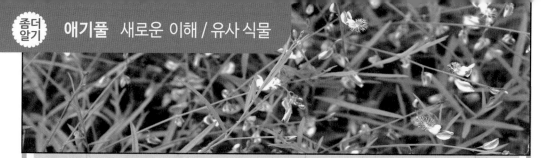

원지

애기풀과 식물은 열대에서 온대에 약 10속 700종 가량 있다.

애기풀속(Polygala)은 주로 온대지방에 약 450종이 있고 우리나라엔 4종이 자란다.

Asian Milkwort 속명은 '많다(Poly)와 '젖'(Gala)의 의미가 합쳐진 말이다.

애기풀의 종명은 매우 '가느다란 잎' 모양을 뜻하는 Slender-leaved Milkwort이다.

애기풀은 초지가 발달한 곳에 흔하고, 같은 속 식물로 두메애기풀, 병아리풀 등이 있다.

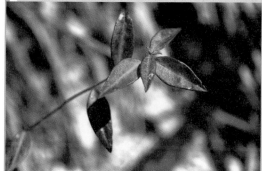
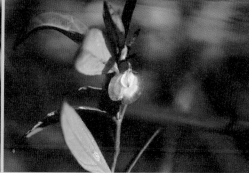

애기풀   애기풀

두메애기풀 북부지방에서 자생하고 잎이 가늘다.

병아리풀 소편두(小扁豆)라고도 하며, 종명은 러시아 내과의사 이름에서 기원한다. 아 늘 석회암 지역에서 국지적으로 분포하며 화학적 오염에 아주 취약하다.

8~9월에 줄기나 가지 끝에 연분홍색 또는 자색으로 조밀하게 달린다.

아래에서 위로 순차적으로 핀다. 꽃잎은 3장이고 위쪽 2장은 겹쳐 있고 아래 1장은 고깔모양으로 처음엔 노란색이다가 진한 붉은색으로 변한다.

씨는 까맣고 아주 작은 1mm내외이고 꼭지부분에 흰색의 부속체를 먹는다.

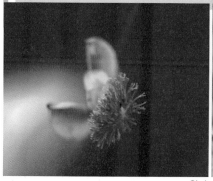
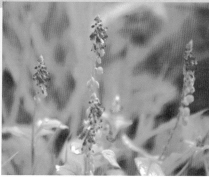

원지   병아리풀   병아리풀

남가새

Tribulus terrestris L. 백질려(白蒺藜)

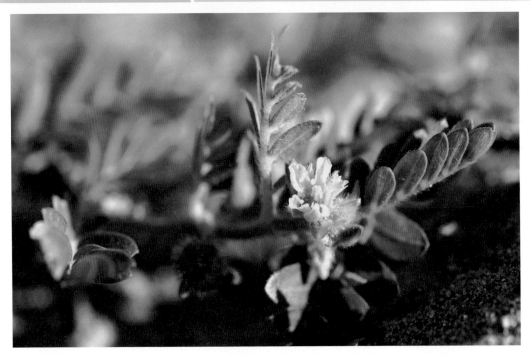

자생지	개화기	채취시기	채취부위
남부 해안	7월	8~9월	뿌리, 종자

특징

성질은 따뜻하고 맛은 쓰거나 맵다. 산풍, 행혈, 이뇨, 소종, 명목작용을 한다.

· 생 김 새 ·

남가새는 남가새과의 한해살이풀로 남쪽 해안의 모래땅에서 자란다.

줄기는 밑동에서 가지가 많이 갈라져 옆으로 기거나 누우며 1m 정도 자라고,

원줄기, 잎자루, 꽃자루 등의 전체에 털이 나며 잎은 깃꼴겹잎이다.

잎자루는 짧고 소엽은 크기가 다른 타원형이다. 뒷면에 흰색 털이 깔리고 턱잎은 서로 떨어져

있고 길고 뾰족하며 삼각형이다.

7월에 황색꽃이 잎겨드랑이에서 1개씩 핀다.

열매는 8~9월에 달리는데 삭과로 껍질이 딱딱하다.

줄기와 잎, 뿌리를 약용으로 쓰며 특히 씨앗을 '질려자' 라하고 햇볕에 말려 가시를 제거하여

사용하며 또는 소금물에 담근 후 사용한다.

생약의 '백질려' 는 흰색 꽃을 말린 것이다.

· 효 능 ·

강압효과, 혈액순환 원활 지구성이 있어 상복해도 좋다. 본태성 고혈압에 좋고 부작용도 없다. 또한 혈관을 부드럽게 하고 콜레스테롤을 감소시켜 혈액의 순환장애를 예방한다.

우울한 감정해소 의기소침, 긴장, 걱정 등을 없애는 효과가 있다.

두통 치료 각종 머리 아픈 증상을 치료한다.

진경작용 백질려는 약한 경련 증상에 대해 경련을 멈추게 하는 작용이 있다. 신경계통의 질환으로 경련증상이 나면 백질려를 사용하여 경련을 완화시킨다.

습독증 치료 외과의 각종 피부습진을 치료하는데 상용된다.

소종 · 명목작용 염증으로 인한 안피종통을 없앤다.

보신, 소간, 명목작용을 증가시키려면

남가새를 용기에 넣어 식염수(남가새 100kg, 식염 2.5kg, 물 1 : 소금 4)를 고루 뿌려 축인 다음 솥에 넣고 약한 불로 볶되 표면이 약간 누렇게 되면 꺼내 그늘에 말린다.

약성이 하행하는 성질이 증가된다.

· 질병에 따라 먹는 방법 ·

동맥경화로 인한 고혈압에 두통, 이명, 증상이 있으며 혀가 붉고 맥이 위로 뜨고 빠른 경우에 백질려를 군약으로 하여 결명자, 조구등, 하고초, 국화를 더한 것을 기본방제로 해서 사용한다.

갱년기 우울증, 심인성 우울증에 시호, 울금, 지실, 백작약 등을 더해 사용한다.

각종 피부습진에 백질려, 사상자, 백반을 끓여 세정, 좌욕에 쓴다.

음낭습진, 항문습진, 외음습진의 경우에 백질려, 사상자, 백반을 끓인 액으로 매일 밤 닦아준다.

각종 경련에 사지가 뒤틀리고 정신이 오락가락하면 조구등, 천마, 석창포를 배합하며, 근육경련에는 백작약, 천궁을, 경련성 마비에는 백질려 40g에 신근초, 백작약, 전갈, 조구등, 서장경 등을 배합해 쓴다.

두통에 혈관성 두통에는 적작약, 도인, 천궁, 만형자를 더하고, 신경성 두통에는 백지, 천궁, 승마를 가미해 사용한다.

유방의 양성 종양에 종양이 조기 발견되었고 국부에 종양 크기가 일정치 않고 통증이 뚜렷하지 않다면 백질려를 시호, 백작약, 삼릉, 원삼과 함께 사용한다.

만성 고환염으로 종창, 동통이 있을 때 소회향, 귤핵과 배합해 쓴다.

결막염, 각막염, 맥립종에 종기가 붉고 아프면서 붓거나, 바람을 쐬면 눈물이 나는 증상이 있게 되는데 이때 백질려와 국화, 곡정주, 목적을 가미해 사용하면 소염, 진통 효과가 뛰어나다.

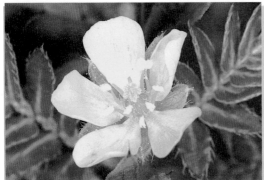
남가새

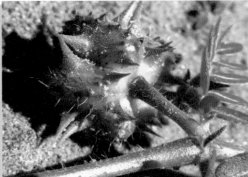
남가새

남가새는 전 세계적으로 약 20여종이 있으며 아열대와 열대지역에 분포한다.

'신농본초경' 상품에 '질려'로 기재되어 있다. 성숙한 과실을 건조하여 이용한다.
8~9월에 과실이 황백색으로 변해 익으면 햇볕에 말려 알을 벗겨 다시 햇볕에 더 말려
쓴다. '사원질려', '백질려'라고도 한다.

'이시진'은 말하길 고방에선 신장을
보하고 풍을 치료하는데는 모두 '자질려'
를 사용했으며 후세에 신장을 보하는데 흔히
'사원질려'를 사용하였고 혹은 이것으로
연고를 만들어 약을 배합하였다.

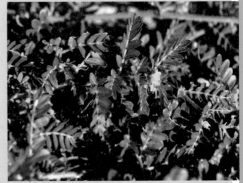
남가새

'자질려'를 볶아 가시를 제거한후 가루로
만들어 떡을 쪄서 먹으면 양식을 대용한다고
하였다.

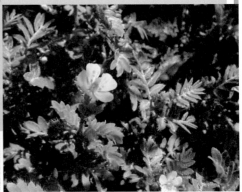
남가새

※사진 제공 : 부산 최영민 님

남가새

남가새

개별꽃

Pseudostellaria heterophylla (Miq) Pax. 태자삼

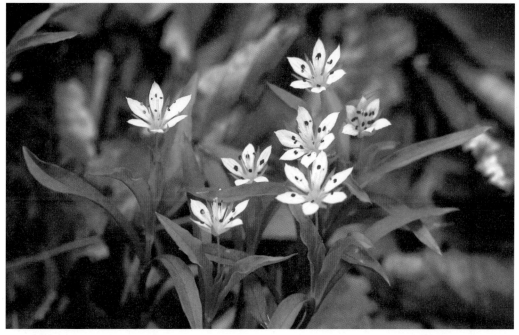

자생지	개화기	채취시기	채취부위
숲, 들	4~5월	7월	뿌리

특징

성질은 평하고 맛은 달고 약간 쓰다. 심경, 비경, 폐경에 효과가 있다.

• 생 김 새 •

흔한 석죽과의 여러해살이풀이다. 태자삼, 동삼, 들별꽃 등으로 불린다. 별명을 '해아삼(孩兒蔘)' 이라 하는데 중국의 강소성 남경교구에서 대규모로 재배한다.

한방에서는 '태자삼' 으로 부른다. '개' 라는 의미는 들판을 뜻하는 의미다. 속명은 가짜라는 뜻의 Pseudos와 별꽃이란 Stellaria의 합성어인 Pseudostellaria이다.

꽃이 피면 그늘진 숲 속에서 작은 별 모양으로 한꺼번에 피어 밤하늘에 은색가루를 뿌린 듯 수줍음을 머금고 핀다. 높이는 10~15cm 정도로 자라고 인삼 모양의 작은 덩이뿌리가 한 두 개씩 달리고 원줄기는 털이 있고 한 두 개씩 나온다.

잎은 마주 나고 위쪽은 피침형이고 아래쪽은 좁아져서 잎자루 모양이다. 4~5월에 흰 꽃이 피며 잎겨드랑이에 한 송이씩 붙고 대개 한 군데에 여러 포기가 모여 자란다.

7월에 삭과가 여물고 둥근 계란형으로 세 개로 갈라지면서 회갈색 씨앗이 나온다. 꽃받침은 다섯 개이며 꽃잎도 다섯 개로 거꾸로 놓은 계란형이다.

· 효 능 ·

채취 방법 꽃 피고난 뒤 늦은 여름부터 가을 사이에 뿌리줄기를 캐서 물에 씻어 그대로 끓는
물에 3~5분간 담갔다가 햇볕에 말린다.

개별꽃의 뿌리는 인삼의 효능에 버금가고 인삼에서 나타날 수 있는 부작용이 전혀 없다.

잎과 줄기는 위장병, 치질 등에 쓰인다.

기가 허한 증세, 폐기가 허해서 하는 기침, 비기가 허하여 입맛이 없을 때
가슴 두근거림, 정신적 피곤증, 건망증, 불면증

『본초비요』에 의하면 "태자삼은 기미와 쓰임새가 인삼과 같으며 형태는 가늘고 작지만
보익하는 성질은 인삼에 못지않다."라고 한다. 그늘진 산 숲 속 나무 아래 우거진 땅에서
자라고 성분으론 녹말 35%, 사포닌, 과당이 있다. 뿌리는 기를 보하고 위를 튼튼히 하며 열을
내리고 음기를 보충하는 효과가 있다.

· 질병에 따라 먹는 방법 ·

먹는 방법 맛이 순하고 부드러워 어린순은 나물로 먹고 풀 전체를 약용으로 쓴다.

이른 봄 어린 순을 캐어 나물로 국에 넣어 먹는다. 가볍게 데쳐 찬물에 두어 번 헹구어 조리한다.

●개별꽃 발효액 담그기

초봄에 꽃이 피기 전 전초를 뿌리째 채취한다. 뿌리 흙을 잘 털고 물기를 뺀 뒤 잘게 잘라서
같은 전량의 1/2 정도되는 흑설탕으로 골고루 뿌리고 윗부분을 채워둔다.

1~2개월 지나서 그릇 밑 부분에 액즙이 고이면 잘 섞어 주면서 눌러둔다. 이때 흑설탕을 조
금 윗부분만 뿌려둔다. 2~3개월 뒤에 즙액을 짜내 음용한다.

봄에 나오는 다른 산야초와 섞기도 한다. 허약한 체질도 별 무리없이 마실 수 있다.

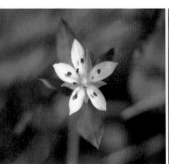

개별꽃   덩굴별꽃   쇠별꽃

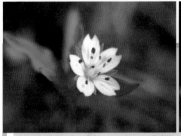
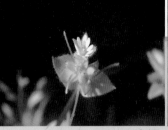
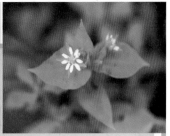

개별꽃　　　　　　　　쇠별꽃　　　　　　　　쇠별꽃

석죽과 식물은 전 세계에 약 80속 200여종이 산다. 우리나라엔 18속 47종이 자생하고 있다. 속명은 가짜라는 뜻의 Pseudos와 별꽃이란 Stellaria의 합성어로 Pseudostellaria 이다. 개별꽃속 식물은 동부아시아와 히말리야에 약 10종이 있고 우리나라엔 9종이 산다. 대부분 초본이며 가지는 마디부분이 두툼해지고 잎은 대생하다.

한방에선 별꽃, 쇠별꽃을 구분하지 않고 '번루' 라 하고 동의보감엔 '닭의 십가비' ' 계장초' 라 부른다. '십가비' 는 여성의 성징을 뜻하는 고어로 추정된다.

개별꽃과 같은 속으로 큰개별꽃, 참개별꽃, 덩굴개별꽃, 숲개별꽃, 흘개별꽃, 털개별꽃, 긴개별꽃 등이 자생한다.

큰개별꽃 꽃자루에 털이 없으며 꽃잎이 5개 이상 달리고 끝이 오목하게 파이지 않는다.

덩굴개별꽃 꽃이 지면 덩굴처럼 자라고 잎이 난형이고 가장자리의 밑부분에 털이 있다.

별꽃 쇠별꽃과 같은 속 식물로서 밭이나 길가에서 자란다. 별꽃은 쇠별꽃에 비해 암술대가 3개 이고 잎 밑부분이 원 모양이다. 쇠별꽃은 암술대가 5개 이고 잎 밑부분이 심장 모양이다.

쇠별꽃 밝은 양지에서 살지만 별꽃은 그늘진 쪽에 덜 습한 곳에서 잘 산다. 별꽃의 잎의 수명은 쇠별꽃에 비해 아주 짧다.

덩굴별꽃 열매가 장과이며, 꽃이 7~8월에 가지 끝에 5개씩 흰색으로 핀다. 꽃잎은 5개 이고 끝이 두갈래로 길게 갈라진다. 암술대는 3개 이다.

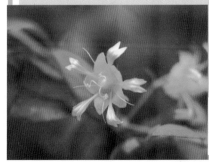
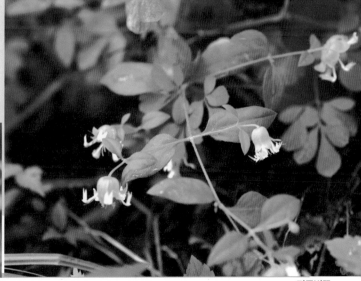

덩굴별꽃　　　　　　　　　　　　　　　　　　　　덩굴별꽃

대추나무

Ziziphus jujuba Mill. var. inermis(Bge)

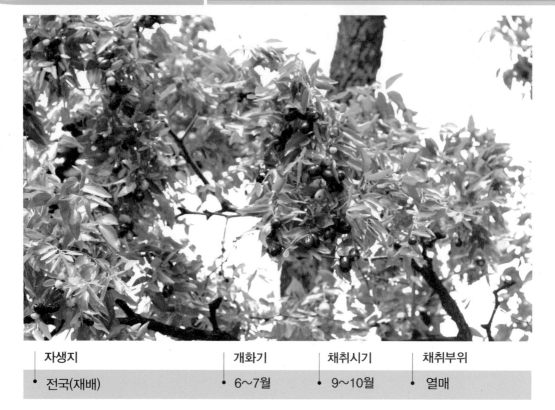

자생지	개화기	채취시기	채취부위
전국(재배)	6~7월	9~10월	열매

특징
성질은 따뜻하고 맛은 달다. 활혈, 진해, 생진, 자양작용을 한다

· 생 김 새 ·

대추나무 속을 나타내는 학명 지지푸스(Ziziphus)는 아랍어 '지존프'가 그리스어 '지지폰'
으로 바뀌고 다시 바뀐 것이다. 한자로는 조(棗) 또는 대조(大棗)라 쓴다.

'조(棗)'자는 '극(棘)'자가 가시를 뜻하듯 나무에 가시가 돋은 것을 상징한 글자이다.

대추나무는 갈매나무과에 속하는 낙엽성 교목으로 키가 5m 정도 자란다.

잎 아랫부분에 있는 탁엽이 변해서 생긴 가시가 있다.

4월에 작은 잎이 나오고 6~7월에 연한 녹색의 꽃이 핀다. 9~10월에 열매가 암갈색으로 익으며
타원형이다. 외과피는 얇은 가죽 같은 겉감이고 점착성이 있으며 갯솜같다. 내과피는 딱딱하고
속에 종자가 들어있다.

옛날부터 각지에서 재배되어 왔으며 원예종이 많다. 모든 약물을 조화시키는 것으로 사용되어
왔다. 열매가 많이 열리는 대추는 풍요와 다산의 의미가 내포되어 있다. 또한 혼례의 필수적인
과일로 다산을 기원하는 상징물로서 폐백에 쓰인다.

· 효 능 ·

임산부의 자양강장제 임부가 대추를 구워먹으면 태아가 튼튼하게 자라고 대추는 오장을 보하고 12경맥을 돕는다고 하였다.

활혈 · 진해작용 심장을 도와 혈액을 잘 돌도록 하고 신경을 안정시키며 기침을 멎게 하고 변비를 없앤다.

피부미용에 효과적 얼굴에 습기와 윤기를 더하는 미용식이기도 하다.

생진 · 자양작용 대추는 허약한 몸을 보하는 보약재이기도 하고 자양강장의 효능이 있어 응용범위가 매우 넓다. 식용으로 이용해도 보신, 건위, 생진, 소화의 효과를 돕는다. 독성이 없으며 건강한 경우에도 신체를 자양해서 식욕증진, 안면 촉진, 약성 조화의 효능을 발휘한다.

· 질병에 따라 먹는 방법 ·

각종 위장 질환에 위가 차고 허약해 통증, 식욕감퇴, 권태, 무력감이 반복적으로 일어나고 위산이나 청수를 토하는 증상을 치료하는데 하루에 대추 6개를 식사 후에 2개씩 먹으면 건위, 소식의 효과를 얻는다. 복방으로는 당삼, 백출, 부자, 사인과 함께 환제로 만들어 상복한다.

위의 허한에 의한 구토가 수시로 일어나면 위의 포창 증상이 있을 경우에는 대추 10개, 생강 12g 반하(강) 12g을 끓여 복용한다.

여름에 더위로 인해 땀이 많이 나고 식욕이 없고 오심, 구토가 날 경우 대추 6개, 곽향 12g, 생강 4g을 사용한다. 위내의 진액이 결핍되어 일어나는 오심, 위비창이 있으면 대추 6개, 맥문동 12g, 감초 4g, (강)반하 12g을 복용하면 진액이 생기고 오심이 멎는다.

지사 효과가 있어 평소에 위장이 약한 사람이 음식을 잘 못 먹어 설사를 할 경우에 백훈과 같이 환으로 만들어 복용하면 좋다.

진액 부족으로 마른 기침이 나오고 기침 소리가 클 때에 사삼, 현삼, 맥문동을 넣으면 좋다.

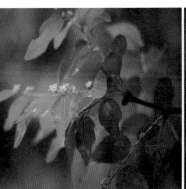
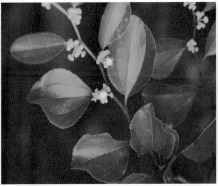
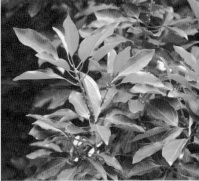

대추나무   갯대추나무   멧대추나무

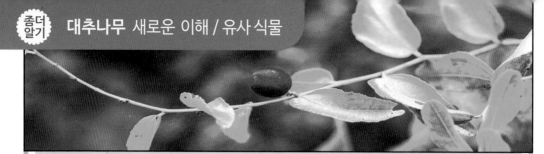

멧대추나무

대추나무는 갈매나무과이며, 온대에 약 45속 550종, 우리나라엔 7속 14종이 자생한다. 대추나무속은 전 세계에 열대와 온대에서 100여종이 살고 우리 자생종도 1종이 있다. 교목으로 흔히 가시가 많고 때로 덩굴성도 있고 초본도 있다.

갯대추나무 대추나무와는 속이 다른 식물로 제주도의 바닷가 주변에서 자란다. 암수 한그루로 7~9월에 잎겨드랑이에 달리는 취산화서에 황녹색 꽃이 모여 핀다. 대추나무에 비해 전체에 억센 가시가 달리고 잎이 넓은 난형이며 열매가 10~11월에 연한 갈색으로 익으며 반구형으로 끝이 날개모양 같다.

갯대추나무의 뿌리를 약명으로 마갑자근(馬甲子根)이라 하며 인후염에 쓰고 풍습성으로 인한 사지동통, 타박성을 치료한다. 환경부가 지정한 멸종 위기 식물로 바닷가에 자생한다.

멧대추나무 낙엽 활엽 소교목으로 크기가 높이 1~3m정도이다. 잎은 달걀모양으로 6월에 황록색의 꽃이 취산화서로 잎겨드랑이에 핀다. 열매는 핵과로 9~10월에 익는데 과육은 아주 적고 씨가 크다. 씨를 산조인이라 하며 불면증에 효과가 있다.

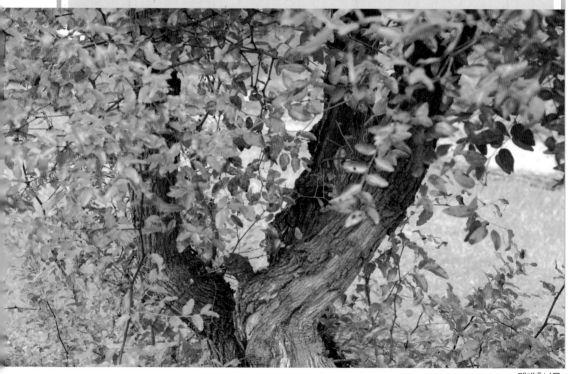

멧대추나무

두충나무

Eucommia Ulmoides Oliber
두충, 사면목

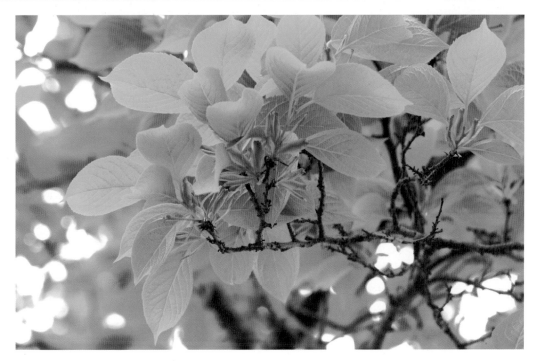

자생지	개화기	채취시기	채취부위
재배	4~5월	9~10월	나무 껍질

특징

성질은 따뜻하고 맛은 약간 맵고 달다. 보양, 자양강장, 지혈작용을 한다.

· 생 김 새 ·

두충(杜仲)은 느릅나무과의 재배를 하는 약재로서 두충나무의 껍질을 '두충'이라 한다.

낙엽 지는 큰키 나무로서 높이가 10㎝ 정도 자라며, 껍질은 회색이다.

꽃은 잎보다 먼저 나오며 그 해에 나오는 가지의 끝에 모여 달리고 화피가 없다.

잎은 어긋나 달리고 달걀 모양의 타원형으로 끝이 뾰족하며, 가장자리엔 잔 톱니가 있다. 열매는 두껍고 반질반질한 날개가 있는 소견과로 길이가 3~4㎝이며 9~10월에 성숙한다.

두충나무의 얇은 나무 껍질을 손으로 잡아당기면 하얀 실이 당겨진다.

이것은 고운 섬유질이기 때문에 두충을 '사면피(絲棉皮)'라고 한다. 수피에는 gutta-percha 를 함유하고 있으며, 두껍고 꺾으면 흰 실이 많은 것이 품질이 좋은 것이다.

이 껍질은 판상(板狀)이며 두께는 3~7㎜이다. 바깥 면은 회색 또는 어두운 회색이며, 안쪽 면은 평활하고 어두운 갈색을 띤다.

· 효 능 ·

채취 방법 좋은 두충은 15~20년 사이에 콜크층이 적고 보통 4~6월에 물기가 잘 오를 때 채취해 나무의 껍질을 벗겨 겉껍질을 벗겨내고 깨끗이 씻어 네모나게 썰어 건조시켜 쓴다.

막걸리나 꿀에 적셔 흰 섬유질이 안 보이도록 불에 구워 보음약과 배합해 쓰며 간신질환에 좋다.

보양강장제 두충은 보익의 범위가 아주 넓다. 비뇨기계의 가벼운 만성 질환에 좋으며, 풍습 제거와 허리의 근력을 증강시킨다.

강하고 지속적인 강압작용 동맥경화성 고혈압, 빈혈성 고혈압, 신장성 고혈압 등에 쓰면 좋다.

주의 두충을 시중에서는 특효약으로 선전하나 더운 체질은 조심해서 써야 한다.

· 질병에 따라 먹는 방법 ·

먹는 방법 두충을 약재로 쓸 때는 섬유질을 끊어주기 위해 두충 껍질을 소금물에 담근 후 약한 불에 살짝 볶아 끓여 그늘에서 말려 쓴다.

성기능 감퇴가 시작되면 보골지, 토사자, 육종용, 육계 등을 같이 쓴다.

몽정에 복분자, 익지인, 모려와 같이 쓴다.

허리 아픈 데에 허리에 산통(?痛)이 있고 항상 무력감을 느끼며 가벼운 근육 위축에는 구척, 상기생, 천속단, 황기, 단삼, 당귀, 현호색 등과 같이 쓴다.

만성 관절 류머티즘에 오랫동안 낫지 않고 근육 위축과 마비가 발생하면 두충을 군약(君藥) 으로 토사자, 배해 등을 쓴다.

중풍에 뇌혈관 파열된 고혈압에는 황기, 조구등, 단삼, 천마, 계혈 등과 같이 쓴다.

월경이상에 월경과다나 자궁 기능성 출혈로 허약해지면 황기, 산마, 백출, 비해를 배합한다.

●두충차 끓이는 법 1

[재료] 〈이틀 분〉 두충 10g, 감초 10g, 물 1ℓ , 꿀이나 설탕 약간

두충은 잘게 찢어 물에 씻고 감초도 물에 씻어 물기를 뺀다.

차관에 두충과 감초를 넣고 물을 부어 끓인다. 끓기 시작하면 불을 줄인 후 은근히 오랫동안 달인다. 건더기는 체로 걸러 내고 국물만 찻잔에 따라 낸 다음 꿀이나 설탕을 타서 마신다.

●두충차 끓이는 법 2

[재료] 두충 20g(두충 잎은 50g), 물 500㎖

두충이나 두충 잎을 씻어 물기를 뺀다. 차관에 재료를 넣고 약한 불로 은근히 달인다.

체로 건더기를 건져 내고 국물은 식힌 후 냉장고에 보관한다.

꿀을 약간 타서 마시면 더욱 좋다.

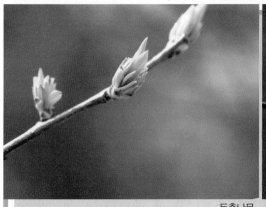

두충나무

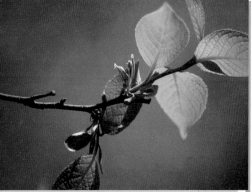

두충나무

두충은 오직 전 세계에 1속 1종 식물이다. 중국의 고유종이며 화중, 화서, 서남 및 서북 각지에 분포한다.

두충이란 약명은 '신농본초경' 상품에 수록되었으며 두충나무는 중국 2급 보호수종으로 껍질을 채취하려면 15~20년이 걸린다. 20년후엔 성장속도가 늦어지고 50년후엔 나무의 성장이 기본적으로 멈추게 되고 자연적으로 고사한다.

한국엔 1930년도에 중국에서 가져온 두 그루의 두충을 홍릉에 심은 것을 시작으로 우리나라 두충 번식에 큰 공헌을 하였다.

품질로 보면 비록 같은 종이라도 효능의 차이가 있는데 사천, 낙양 등에서 산출되는 것이 재질이 좋으며 외피가 단단하고 내피가 검고 중간층 껍질이 두꺼워 품질이 우수하다고 한다.

원두충, 당두충이란 말은 아무런 의미가 없다.

좋은 두충은 15~20년 수령의 나무 껍질 콜크층이 적고 보통 4~6월에 물기가 잘 오를 때 채취한다.

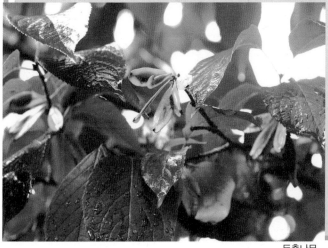

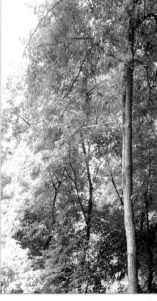

두충나무

두충나무

개암나무

Corylus heterophlla Fisher var. thumbergii Blume
진수(榛樹))

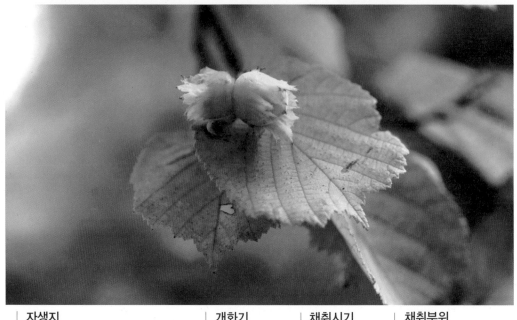

자생지	개화기	채취시기	채취부위
산	3~4월	9~10월	열매

특징

성질은 평이하고 맛은 달다. 자양강장작용을 한다.

· 생 김 새 ·

열매는 '헤이즐넛(Hazel Nut ; 향커피)'이라 하며 유럽에서 농경민들에게 매우 중요한
생명의 양식이었을 뿐만 아니라, 인간과 동물의 다산성(多産性)을 상징하는 나무로서
오래전부터 신성시되었다. 최근에는 개량종인 헤이즐넛이 도입되어 이용된다.
우리나라에서도 예부터 귀중한 구황식물로 여겨졌다.
개암나무는 자작나무과의 잎이 지는 넓은 잎의 작은키 나무로 높이가 5m까지 자란다.
껍질은 회색빛이 도는 갈색이고 줄기는 여러 개가 올라와 포기처럼 된다. 작은 가지에 털이 있고
잎은 넓은 타원형으로 끝이 약간 무디고 몇 개로 갈라지며 가장자리에 불규칙한 잔 톱니가 있다.
윗부분은 들쭉날쭉하며 끝은 뾰족하다. 밑 부분은 심장 모양이다.
암꽃과 수꽃이 한 몸에 같이 있는데 수꽃은 지난 가을에 2~3개씩 나와 자루 없이 가지에 붙어
있던 것이 잎보다 먼저 이삭 모양으로 늘어지며 암꽃차례로 뾰족하며 붉은 암꽃은 겨울 눈 같으며
가지 끝에 위를 향해 3~4월쯤 새순처럼 핀다.
암술대는 2갈래지고 암술머리가 밖으로 나오며 잎처럼 생긴 꽃받침으로 둘러싸여 있다.
열매는 2~6개가 모여 달리거나 1개씩도 달리며, 열매의 껍질은 종 모양이며 잎처럼 둘러싼다.

· 효 능 ·

채취 방법 열매를 19월경에 채취하여 말려 가루로 사용한다.

한방에서는 개암나무를 신체허약, 식욕부진, 눈의 피로, 현기증에 쓴다.

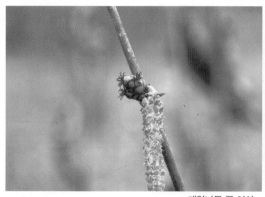

개암나무 꽃 이삭

개암나무

· 질병에 따라 먹는 방법 ·

식용 방법 개암나무는 이용방법도 다양하여 가루로 저장하며 찹쌀가루와 배를 섞어 떡을
만들기도 하고 밤의 대용으로 썼다.

기름을 따서 식용유로 쓰고 자양제로도 이용되어 왔다.

예전에는 개암의 겉껍질과 속껍질을 벗겨 알맹이에 밀가루와 설탕을 발라 개암사탕을 만들었으며,
개암 알맹이를 넣은 장을 담가 오래 묵혀 먹는 간장인 개암장도 만들었다.

환자에게는 개암즙에 쌀을 갈아 넣고 죽을 쑤어서 먹이는 개암죽도 있었다.

위를 강화시키고 눈을 밝게 함 『동의학사전』에 개암나무는 위를 든든하게 하고 입맛을
돋우며 눈을 밝게 하고 기(氣)를 보한다.
앓고 난 뒤나 입맛이 없을 때 쓴다.

구충제로 사용 수꽃이삭은 구충제로 쓴다.

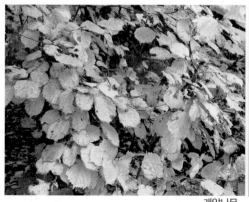

개암나무

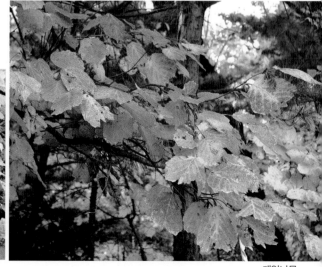

개암나무

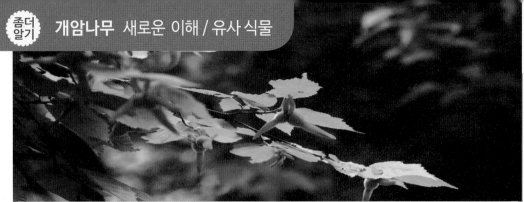

물개암나무

개암나무 유사 종류로 난티잎개암나무, 참개암나무, 물개암나무 등이 있다.

난티잎개암나무 잎 끝부분이 거의 일직선으로 자른 모양을 한다. 열매의 폭이 1.5~2cm
로서 개암나무보다 약간 작다.

참개암나무 개암나무의 잎의 크기와 비슷하다. 잎밑이 둥글며 대체로 갸름한 달걀꼴이고
잎 위쪽에는 큰 겹톱니가 있고 포엽이 견과 끝에서
급히 좁아져 가늘고 길다.

열매를 둘러싸고 있는 총포는 통 모양으로 1~3
개가 모여 나며 길이가 3~5cm로 끝부분이
좁아지고 갈라져 있다.

물개암나무 잎밑이 심장형이고 견과가 구형이고
포엽이 완만하게 좁아진다.

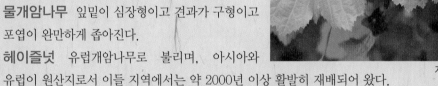

개암나무

헤이즐넛 유럽개암나무로 불리며, 아시아와
유럽이 원산지로서 이들 지역에서는 약 2000년 이상 활발히 재배되어 왔다.
헤이즐넛을 볶으면 매우 다양한 풍미화합물이 달콤한 카라멜 향기를 낸다.
프란젤리코나 프라텔로 같은 헤이즐 리큐어는 헤이즐넛에 바블라나 초콜릿같은 향신료를
섞은 달콤한 음료다.

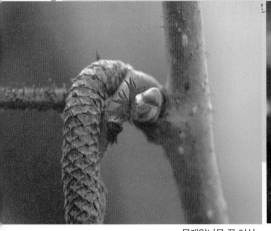

물개암나무 꽃 이삭

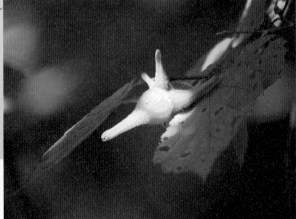

물개암나무

가시연꽃

Euryale ferox Salisb. 검실

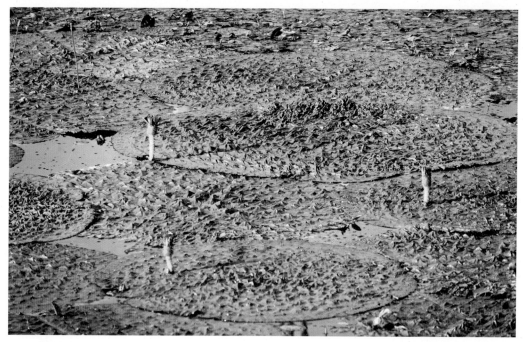

자생지	개화기	채취시기	채취부위
강원이남 물가	7~8월	10월	열매

특징
성질은 따뜻하고 맛은 달다. 자양, 보신, 건비작용을 한다.

· 생 김 새 ·

속명은 그리스어의 '넓다' 라는 뜻에서 유래되었으며 종명은 '가시가 많다' 라는 뜻이다.
세계에서 오직 1속 1종만 있으며, 경기 이남의 못에서 드물게 자라는 수련과의 한해살이 수초이다.
봄이 지나며 여름에 물밑에서 돌돌 말려 있다가 한꺼번에 전체에 가시가 퍼져 빨리 자란다.
근경은 짧고 수염뿌리가 많이 나온다. 잎은 뿌리에서 나오며 수상엽은 둥근 방패형으로 지름이
20~120cm이며 표면은 주름지고 광택이 나며 뒷면은 흑자색이고 맥이 두드러진다.
7~8월에 가시가 돋은 긴 꽃대가 자라서 끝에 지름 4cm의 보랏빛 꽃이 1개 달리고 낮에는
벌어지고 밤에는 닫힌다. 꽃잎은 많고, 꽃받침은 4장이고 녹색이며 밑 부분은 통형이다.
열매는 '검실' 이라 하며, 길이가 5~7cm로서 꽃이 달리는 모양 그대로 익어 주먹만큼 커진다.
타원형 곁에 가시가 있고 끝에 꽃받침이 뾰족하게 남아 있다. 가시투성이의 열매가 조금씩
열리면서 종자가 나온다. 종자는 거의 둥글며 육질의 종의로 싸이고 과피는 흑색이며 딱딱하고
배유(배젖)는 백색이다.

· 효 능 ·

자양과 보신식물 단백질, 탄수화물, 칼슘, 철 등을 함유하고 있어 영양 가치가 매우 높다.

남성의 유정치료 검실은 유정을 막는 작용도 한다.

축뇨 · 지사 · 지리작용 소변을 참을 수 있도록 배뇨 이상을 치료하며 설사, 이질 등을 치료한다.

· 질병에 따라 먹는 방법 ·

먹는 방법 법제하려면, 중불로 솥을 가열 후 정량의 밀기울을 골고루 집어넣고 밀기울이 타고 진한 연기가 나면 검실을 집어넣고 빨리 저으면서 볶는다. 겉에 조금 누런색이 돌면 꺼내 체로 쳐서 탄 밀기울을 제거하고 그늘에 널어 쓴다. 건비지사(健脾止瀉)의 작용이 증가된다.

죽을 쑤어 먹을 때는, 멥쌀과 검실 가루를 2 : 1로 섞어 끓여 죽을 쑨다. 공복에 먹으면 좋다. 그밖에도 찹쌀과 연자를 섞어 죽을 쑤거나 떡을 만들어 먹으며 검실을 가루 내어 꿀에 반죽하여 다식을 만들어 먹으면 기력을 증진시키고 눈과 귀를 밝게 한다고 한다.

찌어 먹으려면, 가시연꽃(검실)에 대추, 땅콩, 연자 및 설탕을 가미해 찌면 되는데, 이들 식품들은 허약한 체질을 가진 사람에게 적합하다.

유정에 유정초기에 습열에는 모려, 택사, 차전자, 금앵자 등을 가미해 사용하면 좋다. 유정이 3개월 이상 지속되어 체력이 약화되고 허열이 뜨면 금앵자와 육미지황환을 가미해 사용한다.

요실금, 빈뇨, 소아의 야뇨증에 빈뇨 및 단백뇨가 없어지지 않는 것은 만성 신염의 주요 증상인데 이때에 산약, 황기, 백출 등을 배합한다.

백대하에 체력이 허약해 백대하가 자주 나오면 검실을 식이요법으로 사용한다. 빈혈 또는 염증이 생길때 검실을 대량으로 사용하며 산약, 당삼, 백출, 복령을 가미한다.

설사에 장기간 설사가 멎지 않고 기름진 것을 먹으면 설사가 심해지고 영양 흡수가 나빠지므로 신체가 허약한 경우에는 검실에 편두와 연자를 가미해 쪄서 먹는다.

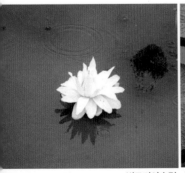
빅토리아수련

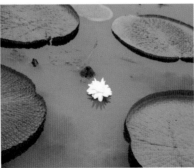
빅토리아수련

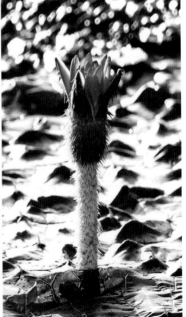
가시연꽃

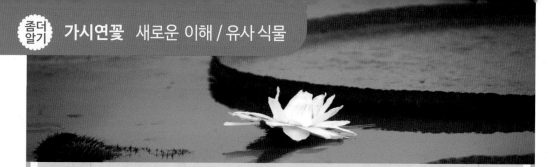

빅토리아수련

가시연꽃은 적절하게 부영양화된 수질을 좋아한다. 분포는 난온대의 남부지역이다. 습지바닥의 수심이나 수질의 상태가 적절해지면 종자들이 잘 저장되어 대규모 군락을 형성하지만, 종자의 발아시기에 수온이 내려가거나 수질이 깨끗하면 번식이 잘 안 된다. 자연상태에서 발아율은 낮은 편으로 수심이 얕으면서도 일정한 물결이 없는 조용한 늪에서 잘 살아간다.

빅토리아수련 남아메리카 원산의 수련과 빅토리아속(Victoria) 열대 지역에 서식하는 수생식물이다. 빅토리아 수련은 빅토리아 아마조니카 (V. amazonica)와 빅토리아 크루(V. cruziana) 2종류가 있다. 식물학자 존 린들리(John Lindley)가 아마존에서 발견하여 영국 빅토리아 여왕을 기념하기 이름을 붙였고, 잎과 줄기에 가시가 있어 '큰가시연꽃' 이라고도 한다. 꽃은 이틀동안 피며, 첫날은 하얀색으로, 둘째날은 분홍색으로 변하며 가라 앉는다. 특징은 지름 최대 2~3m 정도의 세계에서 제일 큰 잎과 향기로운 꽃이 핀다. 강한 향기로 벌레를 유인해 가두었다가 풀어주며 꽃가루를 수정한다.

빅토리아수련

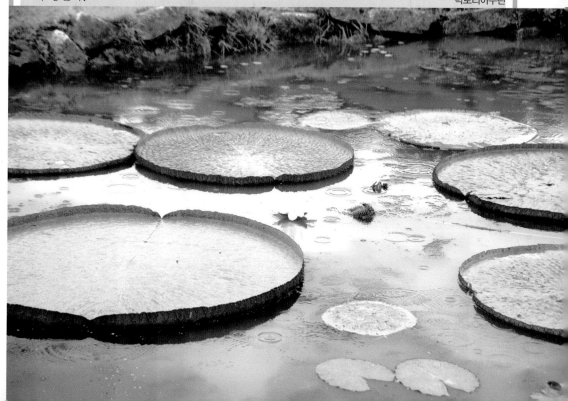

광나무

Ligustrum japonicum Thunberg
여정목(女貞木), 여정자(女貞子)

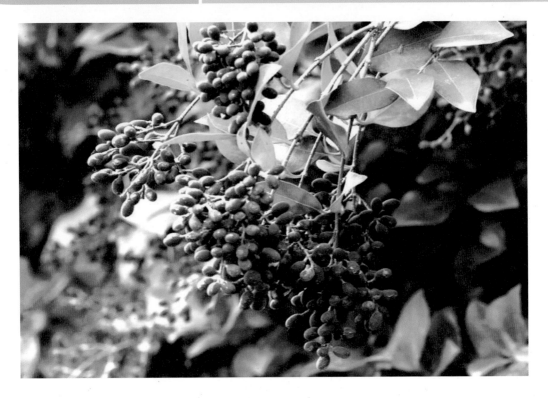

자생지	개화기	채취시기	채취부위
남부지방	5~7월	10월	열매, 잎

특징
성질은 서늘하고 맛은 달고 쓰다. 자양강장작용을 한다.

· 생 김 새 ·

광나무는 전남, 경남의 해안 지역에서 주로 자라며 물푸레나무과에 속한다.

높이는 2~5m 정도 곧게 자라고 가지는 많이 치며 회색 또는 회갈색이다.

잎은 마주나며 잎의 모양은 넓은 계란꼴로 두껍고 광택이 나고, 잎 끝은 뾰족하고 잎 뒷면에 희미한 잔 점이 있다.

잎자루는 붉은 빛을 띤 갈색이다. 꽃은 6~7월에 흰빛으로 피고 향기가 있다.

열매는 10월에 까맣게 익어 오랫동안 달린다. 길이가 약 1cm되며 쥐똥나무열매와 비슷하다. 열매를 '여정자', '여정실' 이라 부른다.

· 효 능 ·

과피의 성분에는 올레아놀산 등의 트리테리펜, 크실리톨, 만니톨, 등이 들어있다.

종자에는 지방유가 있는데 그 중에는 팔미틴산, 스테아린산, 리놀렌산이 있다.

잎은 말려서 목욕제로 쓰는데, 풀독, 옻독 등의 가려움증이나 습진에 좋다.

자양강장약 여정자(광나무 열매)는 성질이 온화하여 완만하게 작용한다.

광범위하게 자음을 보충하기에 머리가 어지럽고, 귀가 울리거나, 사지가 마비될 때 쓴다.

술로 법제를 하면 보음하는 기능이 더욱 증강된다.

수면을 돕는다 신경쇠약을 치료하고 뇌를 건강하게 하여 편안히 잠을 자게 한다.

혈압강하, 동맥경화 예방 혈압을 비교적 천천히 내리며, 콜레스테롤을 감소시킨다.

유정 및 백대하 치료의 보조약, 만성 기관지염 치료

· 질병에 따라 먹는 방법 ·

입안이 헐거나 종기에 잎을 달여서 그 물로 씻는다. 각종 부스럼에 잎을 삶아 그 물로 환부를 씻거나 잎을 찧어서 물과 반죽하여 바르면 치료된다.

불면증에 꿈이 많고 기억력이 감퇴된다면 여정자에 오미자, 산조인, 백자인, 복신을 같이 쓴다.

탈모, 백발, 점점 야위어 가면 하수오, 산조인, 당삼 등을 넣어 쓴다.

만성 간염에 간 기능이 악화되고 황달 증상이 장기화하여 식욕이 감퇴하며 간장부위에 은근히 통증이 있는 경우에는 여정자에 백작약, 당삼, 산약 등을 배합하여 사용한다.

●여정자주 담그기

까맣게 익은 열매를 동지 무렵에 따서 물에 씻어 물기를 빼고 그릇에 담아 재료의 3~4배 정도의 술을 붓고 밀봉하여 냉암시켜 6개월 후에 걸러 아침저녁으로 마신다.

● 열매로 분말 만드는 법

열매는 12~1월 경에, 잎은 1년 중에 어느 때도 채취가 가능하다.

열매는 쪄서 건조시킨 후 냄비에 넣어 약한 불로 잘 섞어가며 볶는다. 향기로운 냄새가 나기 시작하면 불에서 내려 분쇄기에 간다. 가루는 뜨거운 물에 타서 마신다.

● 잎으로 분말 만드는 법

잎을 물로 씻어 바람이 잘 통하는 그늘에 펼쳐 분쇄기에 넣고 갈게 되면 녹색의 고운 분말이 나오는데 이는 용기에 보관하고, 1일 3회 작은 스푼 삼분의 일을 따뜻한 물에 타서 마신다. .

● 막걸리로 법제하는 법

용기에 담긴 열매에 막걸리가 스며들도록 2~4시간 밀폐해 두었다가(5 : 1) 솥에 넣고 센 불로 약 12~24시간 중탕하여 술이 다 흡수되고 흑색으로 윤이 나면 꺼내어 햇볕에 말린다. 신장을 자음하는 작용이 증가된다.

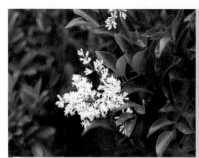

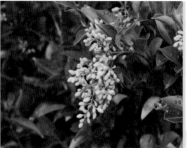

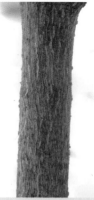

당광나무   당광나무   당광나무

쥐똥나무속 식물은 전 세계에 약 45종이 분포하며 주로 동아시아에 많이 산다.

신농본초경에 '여정자' 라는 명칭으로 기재되었다.

제주광나무는 광나무보다 대형이며 꽃의 화관이 더 깊게 갈라진다. 광나무와 비교해 잎의 중앙부 하단 폭이 넓고 뒷면의 측맥이 뚜렷하게 보인다.

제주광나무　당광나무로 알려져 있고, 한자로는 '당여정(唐女貞)' 이라 부른다. 상록교목으로 높이가 20m 정도로 광나무 보다 높이 자라고 피목도 더욱 뚜렷하다. 잎은 마주 나며 길이가 10cm 넘는 파원 난형이고, 잎줄은 뚜렷하게 보인다.

꽃은 광나무보다 1달 늦게 7월에 새 가지 끝에서 나온 15cm 정도의 길이로 큰 원추화서에 흰색 양성화가 모여 달린다. 열매는 제주광나무가 더 둥글다. 크기는 비슷하다.

열매외에도 잎, 수피, 뿌리도 약용한다.

잎은 청열명목, 해독산어, 소종지통의 효능이 있고 수피는 강근건골의 작용이 있으며 뿌리는 행기활혈, 지해 평천의 효능이 있다.

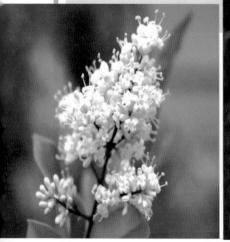

광나무   당광나무

미나리

Oenanthe javanica DC.
Oenanthe stolonifera Wall. et DC 수근(水芹), 근채(芹菜)

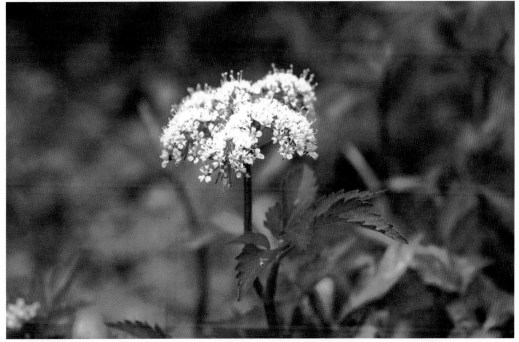

자생지	개화기	채취시기	채취부위
산(재배)	7~9월	10월	전초

특징
성질은 평이하고 맛은 달다. 자양강장, 해독, 진해작용을 한다.

· 생 김 새 ·

습지나 물가에서 포복하면서 자라는 산형과(미나리과)의 여러해살이풀이다. 미나리는 '물에서 자라는 나리'란 뜻이다. 미나리의 학명 Oenanthe는 그리스어로 '술'이란 의미를 가지고 있는 oinos와 꽃의 의미를 가지는 anthos의 합성어로 미나리에 향기가 있어 붙여진 이름이다. 봄을 상징하는 식물로서 잎과 줄기에서는 독특한 향기를 지닌다. 전국 각지에 분포하며, 예전에는 담수(논) 재배하였으나 최근에는 신생번식에 의한 밭미나리 재배를 주로 한다.

줄기는 속이 비었고 높이가 50~80cm며 털이 없이 매끈하다. 땅을 기는 가지 줄기가 있고 향내를 풍긴다. 뿌리가 하얀 수염뿌리다. 잎은 1~2회 깃 모양으로 갈라지고 소엽은 달걀꼴이고 길이가 1~3cm 며 가장자리에 톱니가 있다.

줄기의 윗부분에서 갈라진 5~15개의 가지 끝마다 10~25개로 꽃자루가 갈라지고 흰 꽃이 우산처럼 7~9월에 달린다.

· 효 능 ·

미나리는 해독 및 중금속 정화작용이 있어 가래를 삭히며 기관지와 폐를 보호하는 효능이 있다. 하수처리장, 축산 폐수장에 정화물질로 미나리를 많이 보급한다. 최근 미나리의 중금속 해독 및 수질정화기능이 밝혀지고 있다. 매연이나 먼지가에서 일하는 사람은 미나리를 자주 먹는 것이 좋다. 복어탕에 미나리를 넣으면 복어의 독을 미나리가 중화하는 궁합이 맞는 식품이다.

미나리 속에는 단백질, 탄수화물, 지방, 비타민 A, 비타민 B류 및 비타민 C, P등이 들어 있어 중년 이상의 고혈압, 혈관 경화증, 노이로제, 신경쇠약증에 좋다.

몸의 열을 내림 간장의 열을 없애고 혈압을 낮춘다. 그래서 고혈압 환자들이 즐겨 찾는 식품이다.

머리를 맑게 함 정신과 마음을 안정시켜 식욕을 증진시킨다.

해독 · 진해작용 폐를 윤택하게 하여 기침을 멈추게 한다.

『동의보감』에 "미나리는 갈증을 풀고 머리를 맑게 해주며 술 마신 뒤의 열독을 다스리며, 대·소장을 편안히 하고 신진대사를 촉진하며 월경과다증, 냉증에 좋다." 기록되어 있다.

· 질병에 따라 먹는 방법 ·

월경불순에 미나리를 짓찧어 즙을 내어 하루에 1컵씩 마신다.

목이 쉬고 아프면 미나리즙에 꿀을 타서 먹는다.

땀띠, 동상에 걸리면 잎을 주물러 생즙으로 마사지 하면서 환부에 바른다. 차가운 물과 뜨거운 물에 환부를 교대로 담그고 나서 생즙을 바르고 문지르면 한층 좋다.

열병을 앓고 난 뒤 빠른 회복시 미나리를 달여서 마시면 회복이 빠르다.

잇몸에서 피가 나거나 코피, 피를 토하면 미나리로 생즙을 내서 마시면 효과가 있다.

구토와 설사를 하면 미나리 삶은 물을 자주 마시면 속이 가라앉고 설사도 맺는다.

미나리 잎과 줄기를 뿌리째 씻어 잘라 물을 붓고 달이다 반으로 졸면 체에 걸러 조금씩 복용한다. 가을에 채취하여 햇볕에 말려 잘게 썰어 쓴다. 생것을 쓰기도 한다.

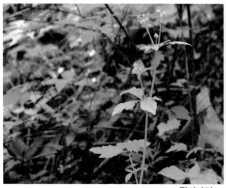
뫼미나리

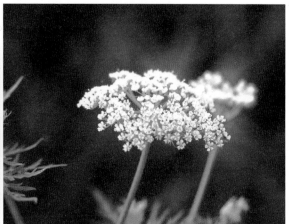
뫼미나리

뭿미나리는 미나리와 유사하며 어린 잎과 줄기를 먹지만 생태적으로 차이가 있다. 뭿미나리는 신감채와 구별이 어렵다. 둘은 같은 속으로 유사하다.

독(毒)미나리 시쿠톡신(cicutoxin)' 성분이 있어 먹으면 경직성 경련이 일어난다. 반드시 바르는 약으로만 쓴다. 주로 피부암에 쓴다. 뿌리가 특히 유독하다. 뿌리를 자르면 누런빛을 띠는 유액이 나오는데 공기 중에서는 까맣게 된다. 습지에서 잘 자라고 땅속줄기가 굵고 녹색이며 뚜렷한 마디가 있다. 마디 사이가 죽순 모양으로 비어 있고 밑 부분에 달린 잎은 삼각형이며 잎자루의 길이가 30~50cm다.

뭿미나리 오스테리쿰속으로 중국에서 산근(山芹)이라 하고 식약용으로 쓴다. 미나리와 달리 산지 아래녘 물가 가까이에 깨끗한 환경이면 곳곳이 서서 자란다. 높이는 1m정도 자라며 땅속 뿌리줄기가 굵고 짧다. 소엽은 달걀모습으로 둥글고 끝이 뭉뚝하며 가장자리에 톱니가 얕게 파인다. 줄기가 매끈한 편이고 털이 없는 편이고, 각이 진 흠이 있다. 하얀꽃은 8~9월에 둥그렇게 달려 아름답다. 소산경이 15개가 넘어 풍성하고 둥글다. 열매가 익어갈 땐 편평한 타원형이고 날개가 가장자리에 좁다.

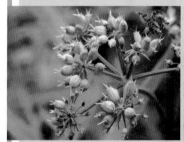 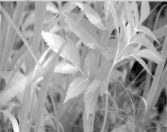 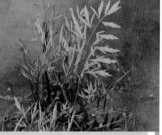

미나리 　　　　　 독미나리 　　　　　 독미나리

신감채 중국에서 대치산근(大齒山芹)이라 한다. 신감채는 미나리와 닮았지만, 다른 생태를 갖고 있다. 신감채는 건조하고 경사진 곳에 자라고 소엽이 길게 파이고 끝이 뾰족해진다. 줄기에 잔털이 있으며, 소산경이 10개 정도이고 그 밑에 달린 총포가 한두개 있는데 모양이 선형이다. 열매는 통통한 타원형으로 양쪽에 날개가 넓게 생긴다.

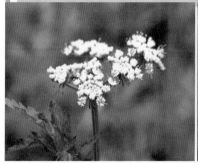 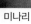 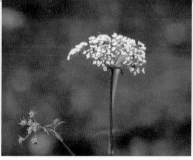 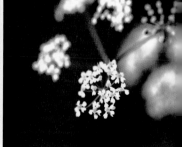

미나리 　　　　　 뭿미나리 　　　　　 신감채

산수유

Cornus officimalis S. et Z.

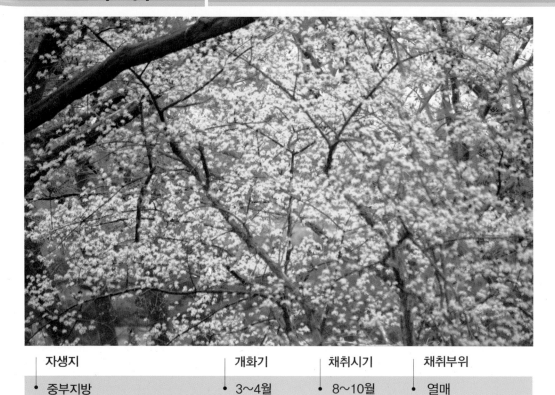

자생지	개화기	채취시기	채취부위
• 중부지방	• 3~4월	• 8~10월	• 열매

특징

• 성질은 약간 따뜻하고 맛은 시고 떫다. 자양강장, 보신작용을 한다.

• 생 김 새 •

산수유(山茱萸)는 관상용이나 약용식물로 재배하는 산수유과의 낙엽지는 작은 교목이다.
산수유나무는 생강나무와 곧잘 혼동되기도 한다. 둘 다 잎이 돋기 전에 노란색 꽃이 피며 꽃이
피는 시기도 비슷하기 때문이다.

'수유(茱萸)'라는 말은 산수유 말고도 식수유, 약수유 등에도 들어간다. 식수유와 약수유는
오수유를 말하는 것이다. 산수유나무는 잎이 단엽이며 오수유나무는 잎이 기수우상복엽이다.
산수유는 꽃이 산형화서인데 반해 오수유는 산방화서이다.
연한 갈색의 나무 껍질은 잘 벗겨지며 연한 녹색의 작은 가지에는 짧은 털이 있다.
잎은 마주나며 주로 타원형으로 표면은 녹색이며 뒷면은 연한 녹색이나 흰빛을 띠고 있다.
꽃은 3~4월경에 피며, 양성으로서 잎보다 먼저 피며 노란색이다. 꽃받침은 네 개이며 꽃잎은
피침형의 삼각형으로서 길이가 1.5cm쯤 된다. 열매는 7~8개월에 익으며 긴 타원형이다. 씨를
발라낸 과육을 '산수육'이라 하며, 예로부터 한방에서 귀중한 약재로 이용해왔다.

· 효 능 ·

채취 방법 10월 붉게 익은 열매를 채취하여 말린다. 말린 열매는 주름있는 주머니 모양이다.
햇것일수록 자홍색에 광택과 윤기가 있다. 약간 단 맛이 있으면서 신 것이 품질이 좋다.
위품으로 갈매나무과의 전자조와 포도의 과피를 말린 것이 있으나 효능이 전혀 다르다.

산수유 과육에는 코르닌 모로니사이드, 로가닌, 탄닌, 사포닌 등의 배당체와 포도주산, 사과산
등의 유기산이 함유되어 있고 그밖에 비타민 A와 다량의 당이 포함되어 있다.

음기보양제 음을 도우는 약물과 배합하여 간, 신, 음허의 증세에 사용하면 탁월한 효과가 있다.
〈육미환〉 등의 처방에 산수유가 주약이 된다.

보신과 장양의 효능 유정, 다한, 유뇨, 월경과다 등에 대해 고삽효과를 갖는다.
혈압의 고저를 조정하며 간염을 치료하고 저항력을 증강하므로 병후의 요양약으로 쓰면 좋다.

『약초의 성분과 이용』에서 산수유에 대해서 "익은 열매를 따서 불에 쪼이거나 뜨거운 물에
담았다가 굳은 씨를 빼버리고 말린다. 열매에는 결정성유기산, 몰식자산, 사과산, 포도산이
있다. 열매껍질에는 이리도이드 배당체인 모르로니시드, 로가닌 등이 있다. 동의 치료에서
자양강장약, 수렴약으로 콩팥을 보하며 땀을 자주 흘리고 오줌이 조금씩 자주 나올 때 허리
아프거나 달거리가 고르지 않을 때 쓴다. 육미탕, 팔미탕 등의 보약 처방에 들어간다."

『동의학 사전』에는 "맛은 시고 성질은 약간 따뜻하다. 간 신경에 작용한다.
간, 신을 보하고 유정을 낮게 하며 땀을 멈춘다. 이뇨작용 혈압을 낮추고, 단백질 소화를 돕고,
항암작용, 억균작용, 줄어든 백혈구 수를 늘리는 작용 등이 밝혀졌다.
신허로 허리와 무릎이 시큰거리고, 오줌을 자주 누는데, 음위증, 어지럼증 등에 쓴다."고 한다.

산수유

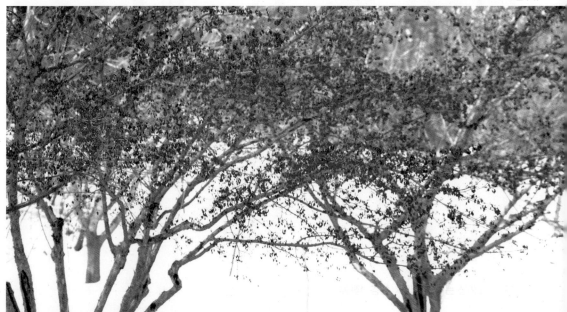

• 질병에 따라 먹는 방법 •

각종 허약 증세에 두혼, 이명, 불면, 건망, 무릎과 허리가 시리고 아픈 증상과 유정이 있고
입속이 마르고 혀가 붉고 설태가 없는 경우에 숙지황, 구기자, 토사자, 산약을 넣어 쓴다.

신경쇠약에 불면, 다몽, 기억력 감퇴, 두혼 등의 증상에 산조인, 백자인, 원지, 당삼을 넣어
환으로 장기 복용하면 좋다. 결명자를 넣어 쓰면 혈압과 혈중 지질의 저하에 효과가 있다.

시력 회복에 구기자, 곡정주를 넣고 달여 자주 복용하면 시력에 좋다.

피로에 따른 만성 용통, 류머티즘성 용통에   장기간 낫지 않고 근육이 위축되거나 무력한
경우에 두충, 당귀, 파극, 속단, 강활과 같이 쓰면 좋다.

몸이 허약하여 도한이 있는 경우 황기, 백자인, 산약을 넣어 쓰면 좋다.

어린 아이가 땀을 많이 흘릴때 체력이 허약하여 땀을 흘리면 부소맥, 마황근을 넣어 쓴다.

산후 쇠약 다한에 황기, 당귀를 닭에 넣고 고아 먹으면 좋다.

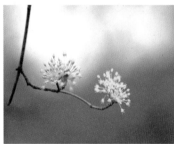
산수유

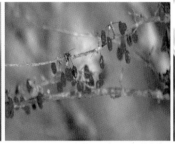
산수유

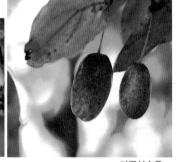
미국산수유

●산수유차
잘 익은 열매를 채취하여 깨끗이 씻어 햇볕에 약 일주일 말린 다음 산수유씨를 제거하고 다시
햇볕에 완전히 말린다. 산수유 150g을 생수 10ℓ 에 넣고 강한 불에 1시간, 약한 불에 2시간
정도 달인다. 약이 1/3 정도로 남았을 때 걸러낸 후 감미해서 마신다.

●산수유주
열매 100g을 소주 1.8ℓ 와 함께 용기에 넣고 밀봉한다. 3개월 정도 두면 건더기는 걸러내고
하루 30~50g을 복용하면 몸의 신진대사를 촉진한다.

●산수유 발효액 담그기
산수유 간단하며 효능도 우수하다. 가을에 잘 익은 열매를 채취해서 물에 잘 씻어 살짝 말린
다음 용기에 산수유와 같은 양의 흑설탕을 담아 밀봉후 응달에 6개월 발효시켜 음용한다.

●막걸리에 법제하기
산수유 효과를 높이자면 산수유 씨를 제거해서 햇볕에 말려 용기에 넣고 막걸리를 부어(5 :
1) 고루 축여 4시간 밀폐하여 술이 흡수되면, 솥에 넣고 센 불로 12~24시간 중탕하여 까맣
게 윤이 나면 꺼내 햇볕에 말려 쓴다. 산성이 없어지고 간신을 보익하는 작용이 증가한다.

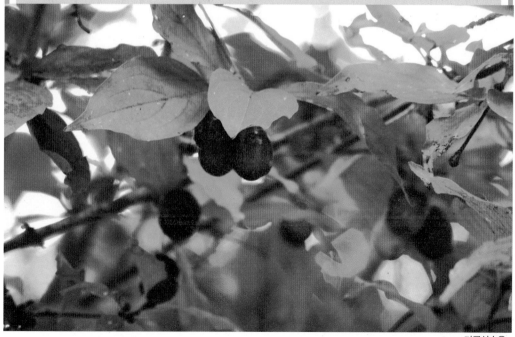

산수유

층층나무과 식물은 주로 북반구에 약 11속 100종이 산다. 우리나라엔 7종이 산다. 교목 또는 관목으로 암수 딴그루 양성화이며 꽃은 원추화서나 총상화서로 핀다. 산수유와 같은 속의 식물로 층층나무, 말채나무, 산딸나무 등이 있다.

층층나무 잎이 어긋나게 달리고 측맥이 6~9쌍이다. 꽃은 양성화로 5~6월에 새 가지 끝에 달리는 겹산방화서에 작은 흰색꽃이 모여 핀다.
말채나무 층층나무에 비해 잎이 마주나게 달리고 측맥이 3~5쌍으로 적다. 충청이남의 산지에서 자라며 말채나무에 비해 잎이 길쭉하고 측맥이 4~8쌍이다.
흰말채나무 관상수로 주로 심는데 열매가 흰색이고 수피가 적색이고 노랑말채나무는 수피가 노란색이다.
산딸나무 중부이남의 산지에서 자라며 양성화로 5~7월에 가지 끝에 달리는 두상화서에 20~30개의 자잘한 황록색 꽃이 모여 핀다. 열매는 9~10월에 붉은색으로 익는다. 북미 원산의 꽃산딸나무는 서양산딸나무, 미국산딸나무라고도 부르며 열매는 붉은색으로 달린다.

미국산수유

측백나무

Thuja orientalis L.
Biota orientales Endl. 측백엽, 백자인(柏子仁)

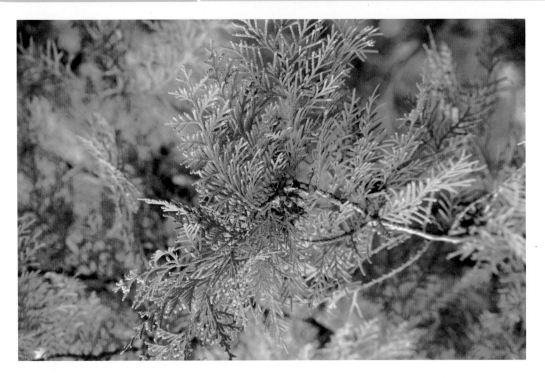

자생지	개화기	채취시기	채취부위
관상	4월	9~10월	열매

특징

성질은 약간 차며 맛은 쓰고 떫다. 자양강장, 지혈작용을 한다.

· 생 김 새 ·

측백나무는 측백나무과의 늘 푸른 바늘잎의 큰키 나무이다.

어린 잎과 가지는 '측백엽', '백자엽' 이라 하고 종자(씨)는 '백자인(柏子仁)' 이라 하여 자양강장제로서 중히 여겼다. 백자인으로는 '백자주' 라는 약술을 빚었다.

높이는 5~10m 정도 자란다. 나무 껍질은 세로로 굵게 갈라지며 회갈색이다.

어린가지는 가늘고 납작하며 잎도 작고 납작한데 나란히 포개져 달리고 손바닥을 펼친 것처럼 모두 한 방향으로 향한다.

꽃은 암수 한그루로 4월에 피고, 숫꽃송이는 난형이고 암꽃은 가지 끝에 1송이씩 붙는다.

꽃을 형성하는 비늘조각은 대생 또는 윤생한다. 비늘잎 상록수로서 납작하고 잎은 대생한다.

열매는 구과로 타원형이며, 씨앗은 갈색으로 9~10월에 익는다.

· 효 능 ·

채취방법 측백나무는 예부터 귀한 약재로 널리 알려져 있다. 봄·가을에 잎이 붙은 어린가지를 잘라 그늘에서 말린다. 종자는 가을에 충분히 익었을 때 거두어 햇볕에 말려 쓴다.

주로 폐, 간, 대장경에 작용한다.

뛰어난 자양효과 백자인은 자양성이 풍부하고 안정 작용을 하므로 가슴이 두근두근 뛸 때나, 불면증에 좋을 뿐만 아니라 각종 쇠약성 질환에서도 뛰어난 자양효과를 나타낸다.

지혈작용 혈분의 열을 없애고 피나는 것을 멈춘다. 잎을 쪄서 말리기를 아홉 번 거듭하여 가루로 만들어 상복하면 온갖 병을 예방할 수 있다고 한다. 측백엽은 피를 차게 하며 출혈을 멈추게 한다. 열성 출혈 증상에 좋다. 출혈량이 많으면 잎을 태워서 쓴다.

청열화습(淸熱化濕)의 효능 풍습, 습열에 의한 관절통에도 쓴다.

소염·해독의 효능 단독(丹毒)의 치료에도 쓴다.

· 질병에 따라 먹는 방법 ·

위궤양으로 인한 출혈에 측백엽에 선학초, 포황을 넣어 쓰면 빠른 지혈효과가 있다.

출혈량이 많고 어혈이 섞인 경우 측백탄에 천초근, 삼칠근을 넣어 쓰면 효과가 좋다.

갑작스런 객혈로 선홍색의 피가 많이 나오면 천초근, 지유, 패모를 넣어 쓴다. 자색에 덩어리가 있으며 흉통이 있으면 지유, 백급을 같이 넣어 쓴다.

월경과다, 자궁출혈, 유산출혈에 측백엽을 쓰는데 출혈이 심하고 선홍색이며 얼굴이 창백해지면 아교, 당귀, 지유를 넣어 쓰면 좋다. 대량으로 쓰는 것은 피하고 출혈이 멎은 후엔 사물탕으로 조리한다. 갑작스러운 자궁출혈로 복통이 있을 때는 대황, 목단피, 천궁을 넣어 쓴다.

심혈부족으로 인한 불면증에 백자인은 심장을 잘 기르는 바, 정신이 혼미하고 놀라서 가슴이 뛰고 마음이 번거롭고 잠이 오지 않으면 산조인, 오미자, 당귀를 넣어 쓴다.

산후의 출혈과다에 잠이 오지 않으며 불안하고 미열이 생기는데 사삼, 현삼, 산조인, 생지황, 석곡을 넣어 쓴다.

노화 방지에 구기자, 하수오, 석곡, 당삼을 넣고 환으로 만들어 상비약으로 쓴다.

변비에 마자인, 산사를 넣어 쓰면 대변을 부드럽게 하고 소화가 잘 되게 한다.

코피, 위장출혈, 피오줌, 부정자궁출혈, 산후출혈, 혈리 등에 꺼멓게 볶아서 하루 6~12g을 달임약, 가루약, 알약 형태로 먹는다.

머리카락이 빠질 때 가루 내어 역삼씨 기름에 개어 바른다.

잠을 이루지 못하고 꿈이 많을 때 씨를 불로강장약으로 쓰는데 오미자, 원지 뿌리와 같이 쓰며 몸이 약하고 변이 굳을 때 역삼씨와 같이 갈아서 알약(각 10g)을 만들어 먹는다.

부인병과 토혈, 장출혈에 생잎을 솥에 넣고 타도록 불을 때어 가루로 만들어 식후에 장복한다.

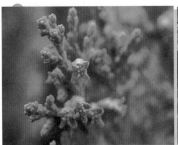
측백나무

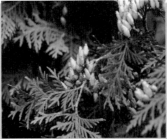
서양측백나무

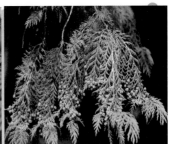
화백나무

측백나무과 식물은 세계에 15속 15종이, 측백나무속(Thuja)은 아시아에 6종이 산다. 교목 또는 관목으로 잎은 상록 침상이다.

열매인 백자인은 '신농본초경' 상품에 '백실'의 이름으로 수재되어 있다. 어린 잎과 가지인 측백엽은 '명의별록' 상품에 '백엽'의 이름으로 수재되어 있다. 유사한 식물로 서양측백, 편백, 화백, 실편백 등이 있으며 이름 모양이 닮았다.

편백나무 일본 원산의 상록 교목으로 높이가 30m정도 자란다. '일본서기'에 어떤 신이 자신의 가슴털을 뽑아 날려 보낸 것이 편백이 되었고 이를 궁궐을 짓는데 쓰라 했다 한다. 편백은 삼나무와 함께 일본의 나무문화를 대표한다. 편백이라는 이름에는 잎이 납작하다는 의미이며 많은 나무들이 떼를 이루어 잘 자란다.

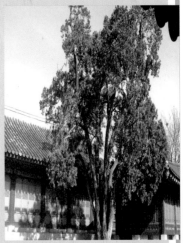
측백나무

편백은 잎 뒷면의 숨구멍이 모여 y자 모양으로 하얗게 나타난다. 암수 한그루로 4월에 가지 끝에 달리는 암수 화수는 길이가 4mm정도의 구형이다.

화백나무 편백에 비해 숨구멍 줄이 삼각상의 점 모양이다. 잎이 뾰족하고 열매가 잘다.

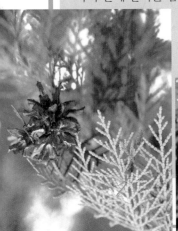
측백나무

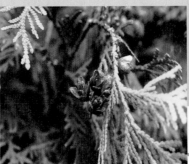
서양측백나무

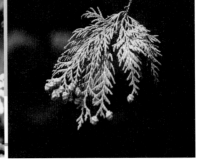
화백나무

오미자

Schisandra chinensis Lturcz Baillon

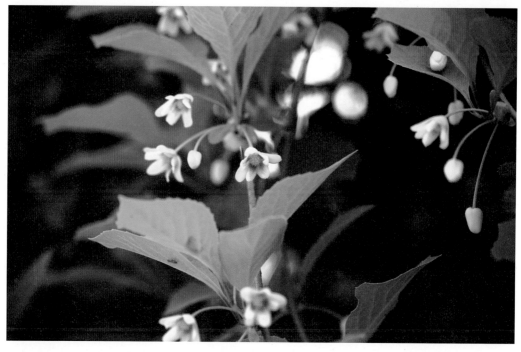

자생지	개화기	채취시기	채취부위
산	6~7월	8~9월	열매

특징

성질은 따뜻하고 맛은 시다. 자양강장, 생진지갈, 건뇌작용을 한다.

· 생 김 새 ·

오미자(五味子)는 목련과에 속하는 덩굴식물로 겨울에 낙엽이 지는 활엽수이다.

속명은 그리스어의 '갈라지다'와 '수술'의 합성이며, 오미자의 꽃 밥이 갈라져 있다.

오미자 열매의 '오미(五味)'란 단맛, 신맛, 매운맛, 쓴맛, 짠맛 등을 말한다.

신맛만이 가장 강해 다른 맛은 구별하기 힘들지만,

 이러한 맛이 어우러져 오미자의 독특한 맛이 난다.

오미자는 암꽃과 수꽃이 서로 다른 나무에 달린다.

꽃은 6~7월에 황백색 또는 연분홍색이 1송이씩 새로 나온 가지의 잎 겨드랑이에 붙으며 피어나고 꽃잎이 6~9개로 마치 작은 종과 같다.

여름이 지나면 열매가 익기 시작한다. 장과로서 길이는 1cm 정도로 구형이며 붉은 색으로 8~9월에 축 늘어지듯 열린다.

· 효 능 ·

오랫동안 애용된 자양강장제 오미자의 약효는 매우 많다. 허한 곳을 보하여 주고 눈을 밝게 하며 장을 따뜻하게 하고 음을 강하게 하여 약용으로 널리 이용되었다.

승압작용 저혈압 환자에게 유익하다.

건뇌효과 머리를 맑게 하며 정신력을 집중시킨다.

신경쇠약으로 뇌의 활동력이 둔화되어 사고력이 떨어지고 기억력 감퇴 시 효과적이다.

생진지갈의 효능 사과산과 주석산이 들어 있어 신맛이 강하다.

이러한 신맛은 입이 마르는 갈증을 해소시킨다. 또한 진액을 생성시키며 혈당을 내려준다.

수렴고삽의 효능 맛이 시어 수렴성이 강하며 피부의 땀샘을 조절한다.

폐기능의 보호 기침, 가래, 만성 기관지염, 인후염, 편도선염 등에 좋다.

『본초정』에 "오미자의 껍질은 달고 살은 시고 성질은 평하고 수렴시키며 핵과 인은 맛이 맵고 쓰며 성질은 온난하고 모두 다 짠맛을 겸하고 있으므로 오미(五味)라 이름한 것인데 폐신경에 들어간다. 남오미자는 풍한해수를 치료하고 북오미자는 허손노상을 치료한다."하였다.

『본초비요』에 "오미자의 성질은 따뜻하고 오미가 전부 갖추어져 있는데 시고 짠맛이 많다. 폐기를 수렴하여 신수를 자보(資補)한다. 음을 강화시켜 정이 새나가지 않게 한다. 눈을 밝게 하고 열을 내리고 구토와 설사를 그치게 한다. 기침 천식을 가라앉힌다."고 하였다.

『약초의 성분과 이용』에 "오미자 열매의 알코올엑스는 45~47%, 물엑스는 39~41%이며 많은 양의 유기산이 있다. 씨까지 포함한 열매의 유기산 함량은 레몬산 10.9~12.8%, 사과산 7.6~10%, 포도주산 약 0.8%이다. 열매의 우림약과 팅크는 중추신경과 근육신경에 오래 지속되는 흥분작용이 있으며, 말초신경계통의 기능을 좋게 한다. 전신쇠약, 정신·육체적 피로, 저혈압, 심장기능저하, 시력증진과 심장핏줄 기능을 높여 심장수축을 세게 하고 동맥압을 높인다. 호흡 흥분작용이 있으며 호흡 빈도와 진폭을 뚜렷이 늘인다."고 한다.

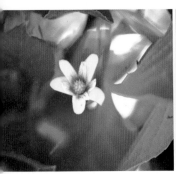

오미자

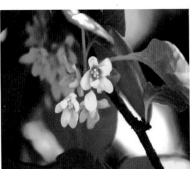

오미자

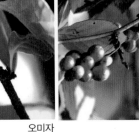

오미자

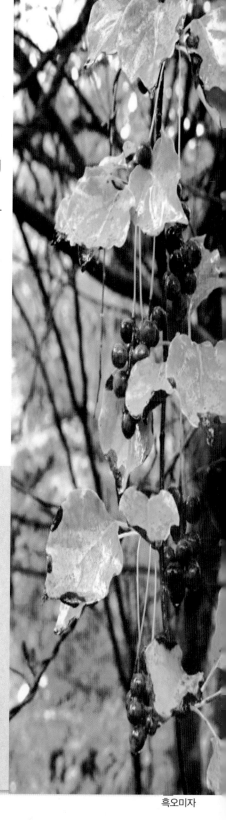

· 질병에 따라 먹는 방법 ·

수술 후에 나타나는 허약 증상에 당삼, 맥문동, 사삼과
같이 쓴다. 오미자에는 강심 작용이 있어 심력쇠약에 좋고
수축을 강화하고 이완을 안전하게 한다.

약한 심장에 동계, 흉민, 기단, 자한, 부정맥 등을 보일 때
오미자를 쓰면 효과를 얻을 수 있다.

저혈압에 육계, 구감초, 당삼과 같이 달여서 복용하거나
환으로 만들어 먹으면 좋다.

주의력이 산만하고 불면증이 있으면 산조인, 당삼, 육계,
복신을 넣어 쓰면 좋다.

구갈다음, 구설건조, 빈뇨 등을 보이면 천화분, 사삼, 생지황,
석곡을 넣어 쓰면 좋다.

만성해수에 백색다담, 기급, 구인건조 등을 보이면 산삼,
행인, 원지, 반하를 넣어 쓰면 좋다.

유정, 다한, 다뇨사에 금앵자, 연자, 용골, 모려를 넣어 쓴다.

신부전에 숙지황, 토사자, 육종용, 보골지와 같이 쓰면 좋다.

허한, 도한에 황기, 부소맥을 넣어 쓴다.

●막걸리에 법제하는 법
오미자에 막걸리를 부어(오미자 5, 막걸리 1) 고루 축여 2~4
시간 밀폐해 둔다. 솥에 넣고 센 불로 12~24시간 중탕한다.
술이 흡수되고 자흑색이 되면 그늘에 말린다.

●오미자차
마른 오미자를 씻어 물기를 뺀다. 오미자에 물을 부어 하루 정
도 담가 둔다. 체로 걸른 국물을 냉장고에 보관하여, 마실 때
약간의 꿀을 타서 마신다.
이 약차는 다른 약차와는 달리 끓이지 않는다. 피로회복, 기
침 천식, 심한 갈증에 좋다.

●오미자주
씻은 오미자를 용기에 넣고 소주를 부어 밀봉한 다음 서늘한
곳에 저장한다. 2개월이 지나면 숙성되면 알맹이는 꺼내고 꿀
을 넣어 다시 서늘한 곳에 보관한다.

흑오미자

오미자는 목련과 식물로 아시아, 아프리카의 온대와 아열대에 약 10속 100종이 산다. 향기가 있는 교목 또는 관목으로 덩굴성, 상록성, 낙엽성이다.
오미자속(Schizandra)식물은 전 세계에 약 10종이 있는데 동남아시아에 많다.
오미자속으로 한국에서 자생하는 것은 오미자 포함해 남오미자, 흑오미자가 있다.

남오미자 속명이 Kadsura로 동남아시아에 약 10종이 살고, 열매를 오미자 대용으로 사용하기도 한다. 따뜻한 남쪽지방의 섬에서 자생하는 상록 덩굴나무이다.
열매는 녹색으로 송알송알 뭉쳐 있어 전체가 방울처럼 보인다. 수피는 갈색이고 세로로 길게 갈라진다.
잎은 긴 난형으로 오미자 잎처럼 강하진 않고 흑오미자 잎보단 강하며 물기가 끈적거린다.
잎 가장자리는 이빨모양 톱니가 드문드문 있다.
암수 딴그루이지만 간혹 암수 한그루도 있다.
수꽃은 가운데가 붉은데 수술이 40~50개가 가운데 모여 있다. 암꽃은 녹색의 구형으로 자방이 40~50개 모여 달린다.

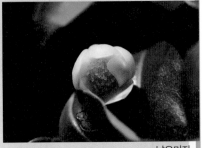

남오미자

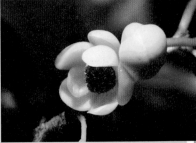

남오미자

흑오미자 속명이 Schisandra이다. 국내에선 제주도에서만 자생하며, 해발고도 600~1000m 산지의 숲속 드물게 자란다. 낙엽성이지만 잎이 질긴 가죽질이고 줄기나 잎에서 솔잎 냄새가 나고, 작은 가지는 홍갈색이며 오래된 가지는 회갈색이다. 암수 딴그루로 수꽃은 화피나 수술이 연한 황백색이다. 암꽃은 녹색으로 암술이 둥글게 모여 달린다. 열매가 9~10월에 까맣게 익는다. 오미자보다 신맛이 적다. 수피는 코르크 질이다

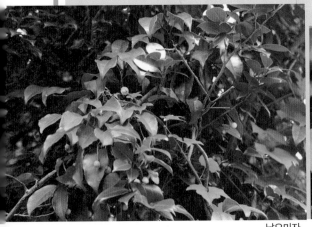

남오미자

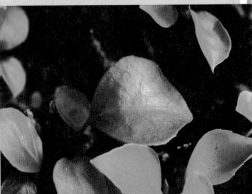

흑오미자

초 오

Aconitum carmichaeli Debx 천오
Aconitum triphyllum Nakai 세잎 돌쩌귀
Aconitum jaluense Komarow 투구꽃

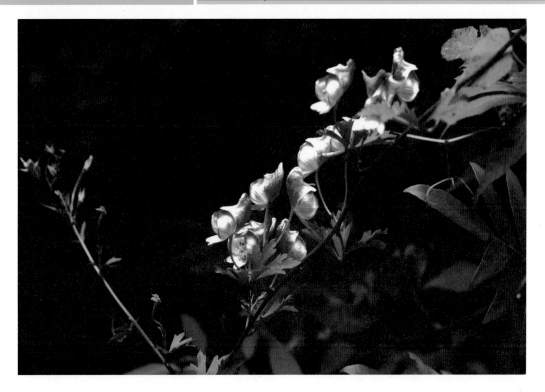

자생지	개화기	채취시기	채취부위
산	7~9월	9~10월	뿌리

특징

성질은 아주 뜨겁고 맛은 매우 맵다. 온난, 산한, 강장작용을 한다.

· 생 김 새 ·

초오의 속명은 여러 설이 있는데,

그리스어의 '바퀴'에서 나왔다 하기도 하고 '창'에서 나왔다 하기도 하고 '아코네'란 곳에서 자란다 해서 유래되었다고도 한다.

그리스 신화에 나오는 실을 짜는 아라크네가 여신 아테네의 미움을 받아 초오즙을 맞고 거미가 되는 이야기에 나오는 초오즙을 사망(射罔)이라고 부른다.

초오(草烏), 부자, 오두, 천웅 등의 명칭은 예부터 상당히 혼란되어 사용해왔다.

현재 시판되고 있는 부자, 오두류는 대부분 재배품이지만, 야생품은 '초오두'라고 한다.

· 효 능 ·

채취 방법 가을에 뿌리를 채취하여 줄기, 잎, 흙을 제거하고 법제해서 쓰는데 여러 가지
방법이 있다. '염부자'는 감초와 콩 삶은 물에 담그고 나서 반 건조한 것을 말한다. '
포부자'는 겉껍질을 벗겨서 세로로 둘로 쪼개 물에 적셔 건조한 것을 말하는데 법제하는
방식에 따라 여러 가지 이름이 붙는다.

심신허약 치료제 맥이 아주 가늘고 깊고 느리고 크면서도 허약하며, 혀가 부드럽고 담색이며
오한, 구토, 설사의 증세가 있을 때 쓴다.

심장 기능 강화 부자에 강심작용이 있어 쇠약한 심장을 치료한다.

산한거습작용 부자는 산한거습을 주로 하고 미한을 발한케 하고,
한습을 제하고 위연구련, 슬통으로 보행시 불능한 것을 고친다.
천오는 한습으로 인한 동통을 없애고 위연, 동통을 고친다.

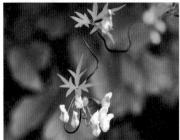
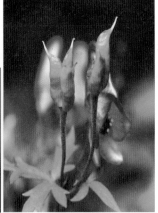

놋젓가락나물   놋젓가락나물   초오

· 질병에 따라 먹는 방법 ·

심계, 기단, 호흡급촉, 발한에 백복령, 백작약, 부자 각 12g, 백출 6g, 생강 5쪽을 넣어
진무탕(眞武湯)을 달여 마신다. 맥이 가늘고, 무력할 때는 인삼 10~20g을 가미한다.

노인 빈뇨에 소량의 부자에 백출, 산약, 육종용, 토사자를 더해 환제로 아침, 저녁으로 복용한다.

성기능 강화에 유정과 조루에 보골지, 육종용, 토사자와 함께 사용한다.

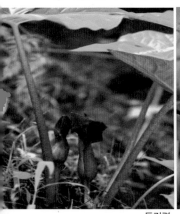
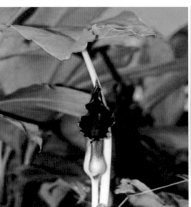
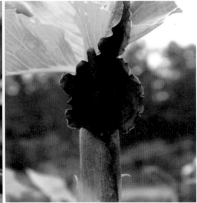

독각련   독각련   독각련

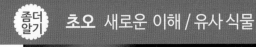
백부자

서양에선 투구꽃을 Monkshood라 하며 속명 Aconitm은 창을 뜻하는 Akoniton에서 유래되었다. 이 식물의 즙액은 창이나 화살에 묻혀 사용했다.

중국 남부지방에서 '독각련 ″ 라고 부르는 것은 투구꽃과 다른 천남성과의 Typhonium Giganteum이다. 뿌리가 토란과 비슷한데 맛이 맵고 성질이 따뜻해서 5~6일 동안 찬물에 담가 갈아 주다가 두부와 같이 30분 끓여 식혀 독각련만 골라 음지에 말려 쓴다.

유사 식물로 각시투구꽃, 세뿔투구꽃, 놋젓가락나물, 백부자, 노랑투구꽃 등이 있다.

백부자 꽃이 8~10월에 줄기 끝에 달리는 총상화서에 노란색, 자주색 꽃이 핀다. 줄기는 곧게 서고 꽃차례 외에는 털이 거의 없다.

지리바꽃 지리산 및 중부 이북의 산지에서 난다. 키는 1m 정도로 줄기는 곧게 선다. 잎이 손바닥 모양으로 갈라지며 갈래는 긴 타원형이다.

놋젓가락 나물 덩굴성으로 뻗고 길이 1~2m 정도이다. 잎은 어긋나며 긴 잎자루 끝에 3~5개로 마름모꼴로 갈라진다. 꽃은 8~9월에 자주색, 청자색 투구 모양의 꽃이 핀다.

독각련 천남성과의 여러해살이풀로 뿌리줄기는 둥글며, 뿌리줄기에서 잎이 2~4개씩 나온다. 잎겨드랑이에서 꽃대가 나와 자주색 꽃이 핀다. 뿌리줄기는 위장, 부인병에 쓴다.

노랑돌쩌귀(Aconium Koreanum Raymond) 황화오두, 관백부라고도 하며, 배두산 지역의 해발 100m 부근의 이도백하현 군락을 이루고 있다. 다년초로서 7~8월에 아름다운 노란색 꽃이 핀다.

세뿔투구꽃 미나리아재비과에 속하는 여러해살이풀로 학명은 ustrokoreense koidz 이다. 높이가 80cm정도로 자란다. 잎은 어긋나며 길이 6cm, 폭 5cm 내외로 오각형 또는 삼각형이며 3-5개로 갈라진다.

9월에 하늘색 꽃이 핀다.

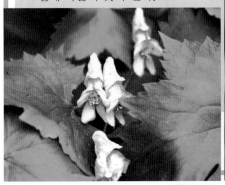

세뿔투구꽃

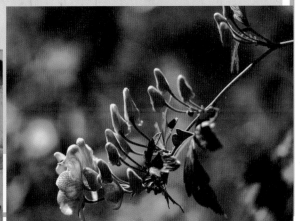

흰투구

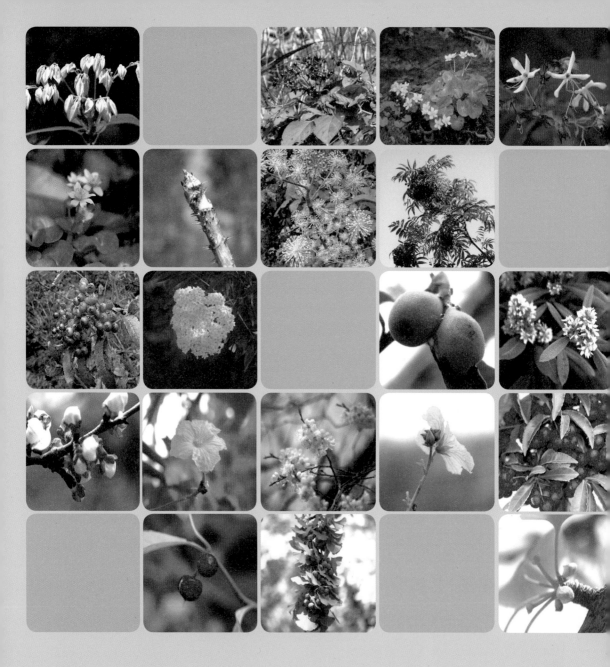

제4장
기침에 좋은 산야초

● ○ ○ ■ ■ □

초오는 그리스어의 '바퀴' 에서 나왔다 하기도 하고,
'창' 에서 나왔다 하기도 하고,
'아코네' 란 곳에서 자란다 해서 유래되었다고도 한다.
그리스 신화에 나오는 실을 짜는 아라크네가
여신 아테네의 미움을 받아 초오즙을 맞고,
거미가 되는 이야기에 나오는 초오즙을 사망(射罔)이라고 부른다.

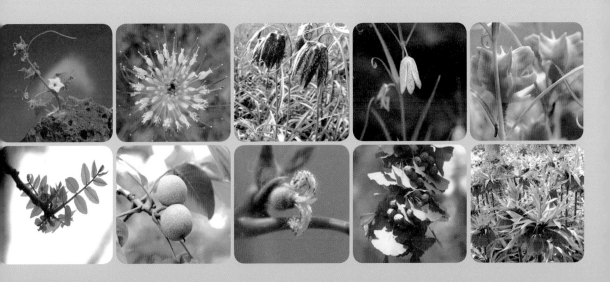

패 모

Fritillaria ussuriensis Maximouicz 조선패모
Frillaria verticillata Willd. var. thunbergii Baker 중국패모

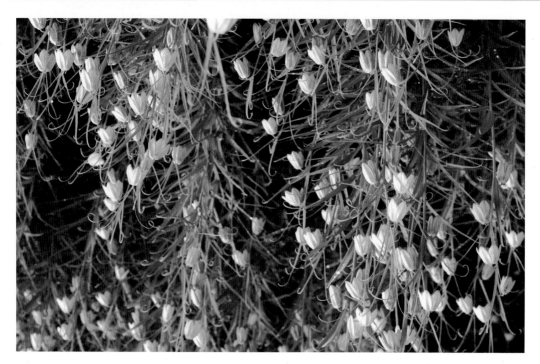

자생지	개화기	채취시기	채취부위
북부지방 산지(재배)	4~5월	6월	뿌리

특징

성질은 서늘하고 맛은 달고 쓰다. 윤폐, 산결, 진해, 거담, 소종작용을 한다.

· 생 김 새 ·

패모(貝母)(조선)는 우리나라 북부의 산지에 나는 백합과의 여러해살이풀이다.

도홍경은 뿌리의 인경 모양이 마치 조개가 모여 있는 것 같다하여 '패모' 라 한다고 말했다.

전국에서 약용으로 재배한다.

중국에서 수입되는 패모 열매는 절강성 지역에서 재배하는 절패(浙貝)가 대부분이다.

비늘줄기가 백색이고 5~6개의 인편으로 되고 밑 부분에 수염뿌리가 달린다.

패모의 원줄기는 25㎝ 정도 자란다. 잎은 서로 마주보고 또는 3개씩 돌아나고 선형이다.

잎자루가 없고 끝이 뾰족하며 위의 잎은 덩굴손처럼 말린다.

꽃은 4~5월에 피고 길이가 2~3㎝로서 자주색이며

윗부분의 잎겨드랑이에 1개씩 밑을 향해 달린다.

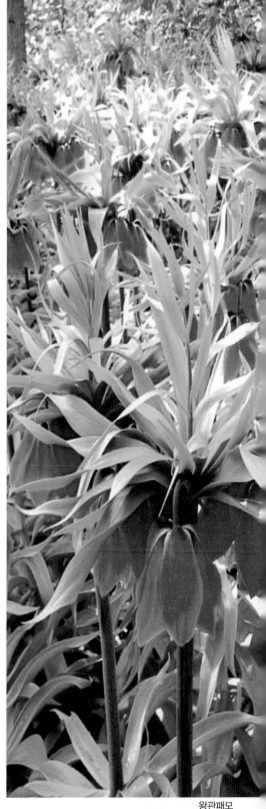

· 효 능 ·

채취 방법 지상부가 누렇게 변하면 비늘줄기를 채취하여 수염뿌리를 제거하고 흰 재를 묻혀 햇볕에 말린 후 사용한다.

청열 · 거담 · 지해 · 평천작용 뛰어남 단미로 사용하거나 복방으로 배합해도 좋은 효과가 있어 초기 기침이든 만성 해수든 담이 많고 열이 있는 경우든 어느 것에든 좋다.

해독 · 산결 · 소옹작용 악창, 등창 등을 치료하며 주로 외과에서 쓰이는 약물이다.

· 질병에 따라 먹는 방법 ·

급성 기관지염에 담열, 해수, 담이 심하면 전호, 행인, 비파엽을 사용한다.

만성 천식에 몸이 허하고 진액이 손상되어 목구멍이 건조하면 원삼, 생지황, 맥문동을 사용하면 청열, 생진, 화담의 효과를 얻는다.

기관지 확장증에 기관의 분비물이 늘어나 해수와 천식이 빈번할 경우 패모, 반하(강), 진피를 가루 내어 아침저녁 4g씩 복용하면 담을 맑게 하고 극렬한 발작을 막는다.

폐결핵에 잦은 기침과 흰색인 담에 황련, 천문동을 같이 쓰면 효과가 뛰어나다.

임파절 결핵에 원삼, 하고초, 모려를 가미한다. 중기에 패모를 내복과 외용에 모두 쓴다.

각종 종기가 화농에 패모에 금은화, 연교, 천산갑을 배합하면 해독 및 배농이 된다..

만성 기관지염에 패모죽을 따뜻하게 하여 간식으로 먹는다. 패모 뿌리 분말 5~10g을 쌀 60g과 쓴다. 쌀로 끓인 죽에 패모를 넣고, 두세 번 끓이면 된다. 꽃차는 봉오리째 그늘에서 말려 습기를 없앤 후 밀폐용기에 보관한다.

왕관패모

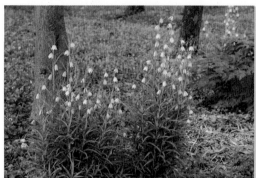

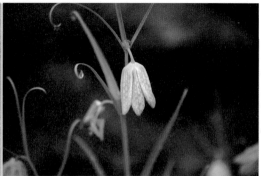

패모

패모

패모속(Fritillaria)은 북반구의 온대지역에 약 60종이 살고 우리나라엔 1종이 자란다.

'패모'란 약명은 '신농본초경' 중품에 기재되었으며 '천패모'는 명나라시대의 전남본초에 처음 기재되었다. 중국약전엔 천패모가 법정 기원식물이며, 같은 속으로 암자패모, 감숙패모가 있다. 한국에선 함경도에서 자생하는 조선패모, 부전패모가 있다.

조선패모 종명은 Ussuriensis이며, 중국에서도 자생하며 '평패모'라고도 한다.

6월에 마른 줄기를 제거하고 비늘줄기를 캐내어 깨끗이 씻은 후에 다시 외피와 수염뿌리를 제거하고 말려서 쓴다. 길림성, 흑룡강성이 주요 산지다.

왕관패모 백합과 구근식물로 황패모, 왕관패모, 왕관꽃, 황제패모, 임페리얼 크라운 등으로 불린다. 고흐가 그린 서양정원의 제왕으로 이란, 히말라야 산기슭에서 자생한다. 국내에서는 월동시 보온을 위해 비닐로 덮어준다.

키는 1m 내외이고, 배수가 잘 되는 땅에서 자란다.

꽃은 5~6월에 강한 주황색이나 노랑색으로 종 모양으로 피며, 화려하고 큰 것이 매력이다.

중국패모 키는 80㎝ 내외의 여러해살이풀이다.

잎은 2-3개씩 돌려나며 선 모양의 댓잎피침형이고 잎자루가 없고 길이 7-15㎝이다. 꽃은 4~5월에 연한 황색으로 1~4개가 밑을 향해 핀다.

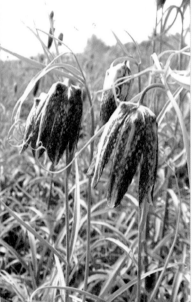

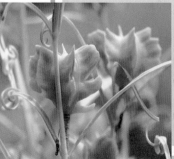

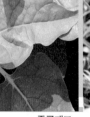

중국패모　　　　　　　중국패모　　　　　　　조선패모

정력자

Draba apetalum, 다닥냉이
Draba nemorosa L, 꽃다지
Descurainia sophia, 재쑥

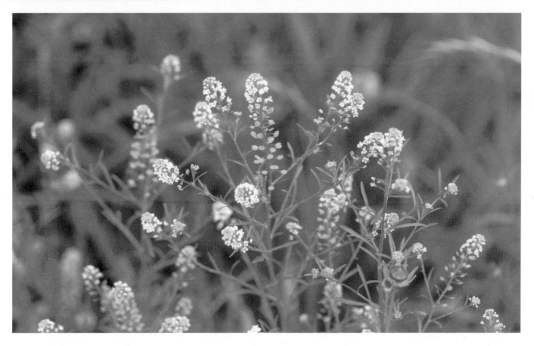

자생지	개화기	채취시기	채취부위
들, 논, 밭	4~6월	7~8월	전초

특징
성질은 차고 맛은 쓰고 맵다. 진해, 소담, 화담작용을 한다.

· 생 김 새 ·

정력자는 중국에선 주로 다닥냉이를 말하고 우리나라에서는 꽃다지를 말한다.

정력자는 두해살이풀로서 초가을에 어린 싹이 트고 겨울을 지낸 다음 꽃피고 씨를 맺으면 죽는다.

정력자는 길가, 논, 밭의 햇볕이 잘 쬐는 곳에 무더기로 집단 공생을 한다.

줄기는 곧게 서서 잔가지를 거의 뻗지 않고 거의 일직선으로 20㎝ 정도로 자라고 온 몸에 잔털이 많다. 근생엽은 많이 나와 주걱꼴로서 둥글게 방석처럼 땅을 덮는다.

잎은 길쭉한 타원꼴로 서로 어긋나게 자리 잡고 있으며 가장자리에 약간의 잔 톱니가 있으며 잎은 약간 두텁고 잔털이 덮인다.

꽃은 4~6월에 피고 많은 꽃이 달리는데 줄기와 가지 끝에 이삭 모양으로 뭉친 꽃망울이 아래로부터 차례로 피어 올라간다.

열매는 편평하고 긴 타원형으로 7~8월에 맺히는데 각과이다. 열매에 털이 없는 것은 민꽃다지라고 한다.

· 효 능 ·

소담 · 지웅해 · 이뇨작용 담과 기침이 많이 나오고 숨이 다급한 경우에 사용된다. 담이 많은 경우엔 해수가 있다. 이런 경우는 담을 먼저 없애면, 해수는 자연히 멎는다.

화담작용을 강하게 하려면 정력자에 〈삼자양친탕〉을 배합해 사용한다.

삼자양친탕(三子養親湯)은 차조기씨, 무씨, 겨자씨를 각각 8g을 준비하여 약한 불에서 살짝 볶아서 거칠게 가루내어 물에 달여 하루 3번 나누어 식후에 복용한다.

흉강적액을 물리치는 요약 정력자에는 흉강적액을 없애는 작용이 있어 삼출성 흉막염의 경우 발열과 흉통, 심호흡을 하면 더 심한 흉융이 생기는데 이것을 『상한론』에서는 '결흉증' 이라 부른다. 처방으로는 〈대함흉탕〉을 사용하는데 가슴에 쌓인 물을 제거한다고 한다.

『금궤요략』의 〈정력대조사폐탕〉도 정력자를 이용해 흉강적액을 치료하는 뛰어난 방제이다.

· 질병에 따라 먹는 방법 ·

만성 기관지염의 발작에 누렇고 끈적한 담을 대량으로 뱉고 가슴이 저미는 증상이 있어 평소에 똑바로 드러눕지 못할 때 정력자에 마황, 상백피, 소자, 반하를 배합하여 사용한다.

폐실증으로 인한 해수, 천식에 가래가 많고 가슴이 가득 막혀 자리에 눕지 못하는 증상 및 폐결핵, 폐농양이 심한 경우에 썼다.

폐수종(肺水腫)에 정력자에 상백피, 마두령, 마황, 천남성을 배합해 쓴다. 담이 좀 완화되면 다른 화담약인 반하, 행인, 패모 등을 쓴다. 정력자의 약성이 차므로 많이 쓰지 않는다.

소아의 백일해에 담을 뱉기가 어려워 호흡이 거칠어지면 정력자, 마황, 자소자, 내복자, 패모 등을 5일간 계속 복용한다. 체내 수분이 막혀 오줌이 잘 안나오고 부종이 생겼을 때도 좋다.

노인의 만성 심폐 질환에 노인에게 많이 생기는 폐원성 심장병은 수종과 해수가 주요 증상이다. 실증(實症)에 소자, 백개자, 계피, 복경을 넣고, 허증(虛症)에는 백출, 부자, 육계, 복령을 배합한다. 한의학에서 허(虛) · 실(實) · 음(陰) · 양(陽) 가운데 허와 실을 의미한다.

실증 : 주로 급성 열병이나 기혈의 울결, 담음, 식적 등이 있다.

허증 : 정기가 부족하여 몸의 저항력과 생리적 기능이 약해진 증상. 폐결핵, 신경쇠약 등이 있다.

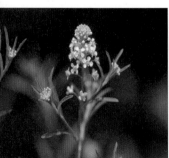
다닥냉이

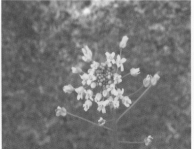
꽃다지

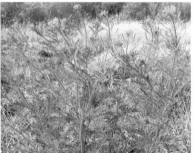
재쑥

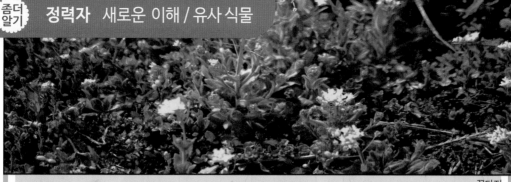
꽃다지

'정력' 이라는 명칭은 '신농본초경' 하품에 처음 수록되었는데 중국에선 고대로부터 다닥냉이가 '고정력' 이라고도 불리우며 오늘날 중국 북부지역에서 사용하는 약재와 일치하며 중국약전에는 재쑥과 다닥냉이 독행채(獨行菜)를 정력자의 법정 기원식물로 본다. 한국약전엔 다닥냉이와 재쑥의 종자로 기재하고 있다. 한국에서는 실제 오래전부터 꽃다지의 종자를 이용하였다. 재쑥은 중국에선 '남정력자' 또는 '첨정력' 이라 부르는데 서로 다른 속이다. '본초연의' 에서 두 식물에 대해 구분하기 시작하였으며 이들의 함유성분이나 약리작용에 대해 구체적인 비교연구가 필요하다.

속명은 유채과 식물의 종자처럼 열매가 아주 작은 것에서 비롯하는 희랍어에서 유래한다. 종명은 꽃받침보다 작아 잘 보이지 않고 퇴화 되어버린 꽃잎을 두고 붙인 라틴어다

자생하는 다닥냉이 종류는 콩다닥냉이, 들다닥냉이, 대부도냉이, 큰키다닥냉이 등이 있다.

재쑥 양귀비목 십자화과의 재쑥속으로 전국 각지에 분포하며 낮은 지대의 햇빛이 드는 산과 들에서 자라는 2년생 초본으로 종자로 번식한다.

식물 전체에 흰색 털이 덮여 마치 재를 뒤집어 쓴 것 같이 보이고, 또한 쑥 냄새가 가득 나 붙인 이름이다.

원줄기는 높이 1m 정도로 곧추 자라 윗부분에서 가지가 갈라지고 잎자루는 없다. 꽃은 5-6월에 황색으로 줄기와 가지 끝에 달린다.

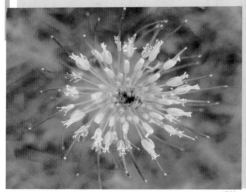

재쑥

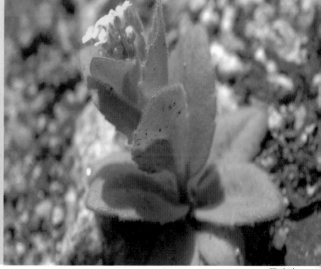

꽃다지

두릅나무

Aralia elata
총목, 요두채(搖頭菜), 문두채(吻頭采)

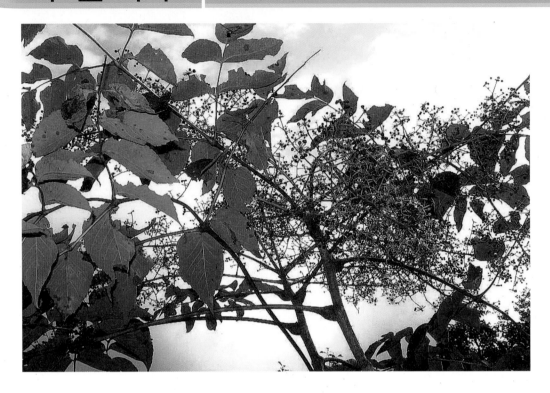

자생지	개화기	채취시기	채취부위
산	8~9월	10월	줄기, 뿌리

특징
성질은 평하고 맛은 맵다. 거담, 해열, 익기작용을 한다.

· 생 김 새 ·

두릅나무는 오갈피과에 들어가는 낙엽이 지는 관목이다.

벌목을 하고 난 자리나 산지 길 옆의 햇볕이 잘 드는 곳에서 자란다. 이른 봄 가시가 많고
꼿꼿이 자란 줄기의 꼭대기에서 나오는 순은 봄이 왔음을 알리는 식물이다.

높이는 3~4m까지 자라며

잎은 어긋나고 잎의 길이는 40~100cm에 이르고 가시가 있다.

꽃은 8~9월에 하얗게 피고 10월이 되면 핵과가 검은색으로 여문다.

· 효 능 ·

채취방법 가지 끝에 나온 순은 7~8cm의 것이 좋다. 한번 뜯어도 다시 나오는데 다음 해를 위해 다 뜯지 않는 것이 좋다.

해열, 익기, 거담작용 고혈압, 당뇨병, 신경통 등의 치료제로 쓰며, 열성, 냉성 체질 가질 것 없이 두루 쓴다. 열을 내리고 기운을 돋우며 가래를 없애는 약으로 많이 이용한다.

· 질병에 따라 먹는 방법 ·

식용 방법 튀김으로 먹기도 하며 순을 무칠 때는 지나치게 데치지 말고 살짝 데쳐 적당한 크기로 썰어서 먹는다.

약용방법 줄기껍질이나 뿌리의 껍질을 쓴다. 한방에선 '총목피'라 하는데 5~6월에 채취하여 햇볕에 잘 말려 잘게 잘라 쓴다.

위궤양에 뿌리껍질 12g에 감초 6g을 넣고 물 800cc에 넣은 다음 물이 반으로 졸 때까지 달여 하루에 3번씩 만들어 마신다.

당뇨병이나 신경통에 껍질은 그늘에 말린 다음 하루에 20g씩 강한 불에 달여 식후에 마신다. 싹이 나기 전 뿌리껍질은 50g을 800cc의 물에 붓고 끓여 하루에 3번 나눠 복용한다.

> ●**두릅주**
> [재료] 두릅의 잔가지와 껍질 또는 열매 200~250g, 소주 1ℓ
> [담그는 법]
> 두릅의 가시를 잘 제거한 다음 잔가지는 1cm 정도로 잘게 썰고 굵은 가지 는 껍질을 벗겨 놓는다. 소주를 붓고 밀봉하여, 시원한 곳에서 6개월 이상 숙성시킨다.

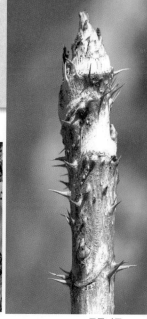

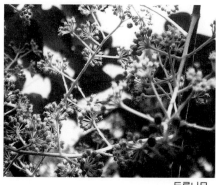

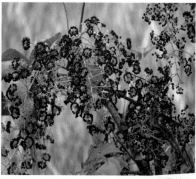

두릅나무   두릅나무   두릅나무

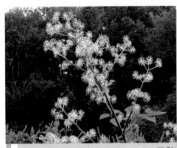

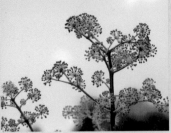

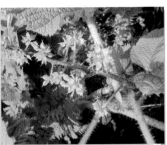

독활   독활   땃두릅

두릅나무는 Aralia속으로 어린 순은 산나물의 왕으로 겨우내 뿌리에 저장되어 있던
영양분이 가지 끝에 새순으로 맺히는 것으로 '목두채' '요두채' 라고도 부른다.
자생하는 두릅나무과 식물로는 송악, 황칠나무, 팔손이, 음나무, 땃두릅나무, 가시오갈피,
오갈피, 섬오갈피나무가 있다.
외래식물로 국내에서 불수 있는 것으로 오가나무, 헤데라, 세프렐라 등이 있다.

독활 두릅나무과에 속하며, 바람에 움직이지 않는다는 의미이다.
독활의 순은 참두릅과 비교되어 땅두릅이라 불러진다.
땅두릅은 참두릅에 비해 굵직하고 줄기부분이 붉은 색을 띄고 있다.
꽃은 7~8월에 무성하게 피고, 열매는 9~10월에 까맣게 익는다. 뿌리는 약재로 하반신
통증, 디스크, 관절염에 좋다.

개두릅 엄나무 순을 말하며 속명 Aralia는 캐나다 퀘벡의 토속명을 말하며 종명 Elata는
키가 크다는 의미다. 뿌리껍질을 근피, 줄기껍질을 총목이라 한다.

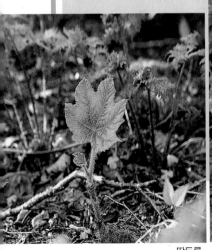

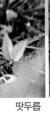

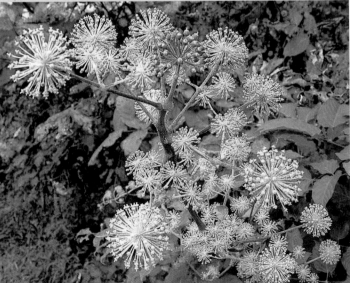

땃두릅   땃두릅

누리장나무

Clerodendeon trichotomum Thumb.
취오동(臭梧桐)

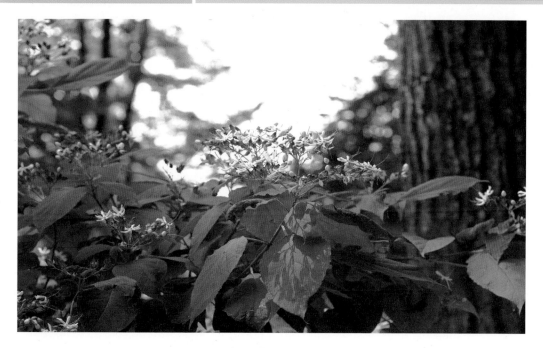

자생지	개화기	채취시기	채취부위
산, 계곡	8~9월	10월	잎, 가지, 뿌리

특징

성질은 평하고 맛은 쓰고 달다. 진해, 지경, 소종, 항암작용을 한다

· 생 김 새 ·

누리장나무는 전 세계에 약 100여종이 있으며, 낙엽이 지는 활엽 작은키 나무이다.

양지쪽의 산기슭이나 하천변 등에서 잘 자라며 공해도 잘 견디고 추위에도 강하다.

높이는 3m에 달하고, 줄기에는 누린내가 나며, 나무 껍질은 잿빛이다.

잎은 마주나고 달걀 모양이며 끝이 뾰족하다. 잎밑은 둥글고 가장자리에 톱니가 없으며 양면에 털이 난다. 잎의 길이는 8~20cm, 나비는 5~10cm로 겉에는 털이 없으나 뒷면에는 털이 나며 잎자루는 길이가 3~10cm이다.

꽃은 양성화로 8~9월에 엷은 붉은색으로 핀다.

꽃받침은 붉은색을 띠고 5개로 깊게 갈라지며 그 조각은 달걀 모양 또는 긴 달걀 모양이다.

화관의 지름은 약 3cm로 5개로 갈라진다.

열매는 핵과로 둥글고 10월에 짙은 파란빛으로 익는다.

· 효 능 ·

전초는 진해 · 지경작용 기관평활근의 경련을 해제하는 효과를 나타낸다. 취오동을 끓여
쓰면 강한 강압작용과 동시에 혈관을 부드럽게 하고 모세혈관의 경련을 이완시킨다.

종자는 항암작용 보조약으로 폐암, 비인강암(鼻咽腔癌)의 치료에 유효하다. 여기에 백화사설초,
권백, 사매, 작상(爵床), 요가왕(了哥王, 산닥나무), 희수(喜樹), 청미래덩굴 등과 혼합하여 쓴다.
줄기와 잎을 함께 찧어 사용하면 초기 유옹을 치료할 수 있다.

유부주위에 바르면 소염퇴종, 화농방지의 효과를 얻을 수 있다. 줄기, 잎, 열매, 뿌리를 말려
환제를 만든다. 또한 양발의 산연무력증과 보행이 힘든 통증을 치료한다.

· 질병에 따라 먹는 방법 ·

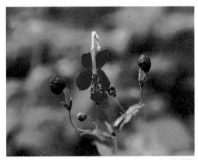

누린내풀

풍습성 관절통에 취오동 40g, 서장경 20g, 계혈등 20g,
해풍등 20g을 술에 담가 우려내 마시거나 환제로 만들어
늘 복용한다.

강압작용을 위해 전제로 사용할 때 취오동 20g, 희첨
20g, 하고초 20g, 구등 30g, 두충 20g을 끓여 복용한다.
하루에 1첩씩 7일간 복용한다.

만성 기관지염으로 마른 해수가 심한 경우 취오동 20g, 남사삼 20g, 원삼 12g, 행인 12g,
패모 8g, 자원 8g, 관동 8g, 구등 20g을 끓여 하루에 1첩씩 10일간 복용한다.

개선의(옴) 치료에 끓인 물로 환부를 세정하면 좋다.

편두통에 열매와 잎은 찧어서 산초를 가미하고 기름으로 혼합하여 떡처럼 만들어 편두통 부위에
붙이면 땀을 내고 통증을 멈추게 하는 효과가 있다.

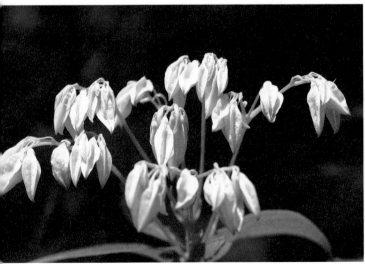

누리장나무

머리가 어지럽고 정상적인
판단을 못하는 경우 꽃을
그늘에서 말린 후 가루 내어 매일
80g씩 술과 함께 복용한다.

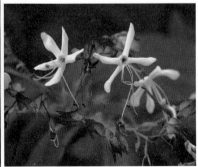

누리장나무

마편초과 식물로 대개 난대에 약 100속 2600여종이 산다.

꽃은 양성화로 좌우상칭하며 꽃받침은 4~5갈래지고 톱니가 있다. 우리나라엔 5속 9종이 있다.

누리장나무속(Clerodendron)은 전 세계에 약 1000종이 산다.

꽃은 줄기 끝부분에 밀생하며 산방상으로 핀다.

마편초속(Verbena)은 전 세계에 약 100종 산다. 꽃은 소형으로 끝에 이상화서로 달리고 꽃자루가 없다. 누린내풀속(Caryopteris)은 아시아에 약 10종 살며 꽃은 잎 겨드랑이나 줄기 끝에 밀생하며 원추화서를 이룬다.

누리장나무와 유사종으로 털누리장나무, 거문누리장나무, 누린내풀 등이 있다.

털누리장나무(var. ferrungineum) 가지와 잎에 갈색털이 빽빽히 난다.

거문누리장나무(var. esculentum) 잎밑이 심장밑꼴이고 끝이 뾰족하며 꽃받침 조각이 좁고 길다.

누린내풀 누린내가 나는 풀이라는 뜻으로 붙여진 이름으로 누렁네풀이라고도 하며 중부지역에 자생하는 여러해살이 풀이다.

이 풀은 예쁜 생김새와 달리 냄새가 공약해서 집 근처에는 심지 않는다.

크기는 1m 내외이고, 잎은 마주나기하며 길이는 10cm, 너비 5cm 내외의 계란형이다.

꽃은 7~8월에 암술대와 수술대가 꽃부리 밖으로 어사화처럼 길게 나와 핀다.

전초를 채취하여 말린 것을 화골당이라 하고 해열진통제, 진해제로 쓴다.

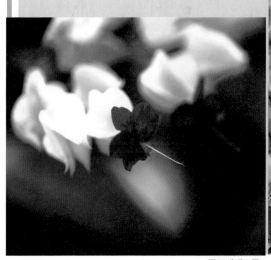

클로레덴드론

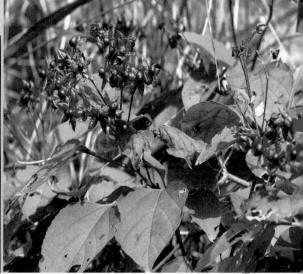

누리장나무

자금우

Ardisia Japonica Blume
통선목(通仙木), 평탈낭

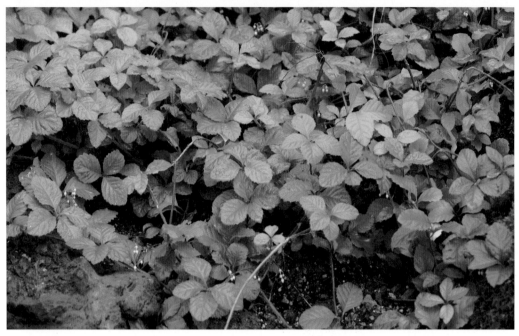

자생지	개화기	채취시기	채취부위
남부지역	6~7월	9월	잎, 줄기, 뿌리

특징
성질은 평하고 맛은 쓰다. 지해, 이습, 활혈작용을 한다

· 생 김 새 ·

한방에서는 말린 뿌리를 '자금우 (紫金牛)'라 하며, 그 이름은 "뿌리가 보랏빛을 띠면서 금처럼 가치가 있어 소와 바꿀 만큼 귀한 나무"라는 뜻에서 나온 것이다.

속명 Ardisia는 '창끝'이라는 의미이며 종속명 Japonica는 일본이 원산지라는 의미이며, 높이가 10~30cm되는 상록수로 제주도, 남부해안, 울릉도에서 자라는 활엽수 관목이다.

땅속줄기는 보랏빛의 뿌리를 내고 옆으로 뻗다가 위로 올라와 땅위줄기가 된다. 나무 껍질은 흑갈색이며 대체로 평활하다.

잎은 어긋나기 하지만 모여달리기 때문에 돌려나기나 마주나기한 것처럼 보인다. 잎은 길고 둥글며 잎 가장자리는 얕은 톱니가 있다. 잎 앞면은 짙은 녹색이며 광택을 띠고 어릴 때에 털이 조금 있다 모두 없어진다. 꽃은 양성화이며 6~7월에 흰빛 또는 연한 홍색으로 핀다. 잎겨드랑이에서 아래를 향해 핀다. 화관은 깊게 5개로 갈라지고 잔점이 있으며 5개의 수술과 1개의 암술이 있다. 열매는 9월에 짙은 붉은 빛으로 익어 선명한 열매는 매혹적이다.

· 효 능 ·

지해, 이습, 활혈, 해독의 작용 급 · 만성기관지염 치료에 좋은 효과가 있다.
폐결핵의 객혈을 멎게 하는 데에도 효과가 있다. 위궤양 출혈을 멎게 한다.

붉은 열매의 매혹
그늘의 풍부한 부식질을 좋아해 습기 많은 장소나 정원의 돌 틈, 나무의 밑동 언저리에
지표를 덮는 지피식물이다.
초록의 잎은 약간의 빛 에너지만으로도 생육이 가능하여 겨울철 실내 관상식물로
제격이다. 추운 겨울에 푸른잎과 선명한 붉은 열매는 보는 이들이 매혹감을 느끼게
한다.

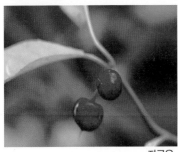
자금우

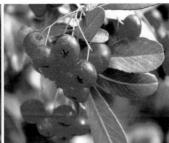
백량금

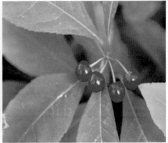
산호수

· 질병에 따라 먹는 방법 ·

해수 초기에 담이 희고 촉박한 경우 자금우 20g에 사삼, 맥문동, 천문동을 각 12g을 끓여
복용한다.
담증에 피가 나오면 자금우 20g, 측백(탄) 20g을 토할 때는
천초(탄)12g을 끓여 복용한다.
대변 출혈에 자금우 20g, 지유(탄) 20g, 괴화(탄)20g, 측백(
탄) 20g, 포황(탄) 20g을 끓여 복용한다.

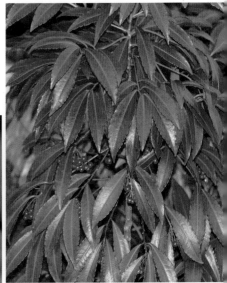
백량금

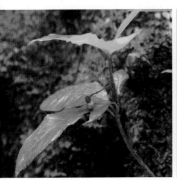
자금우

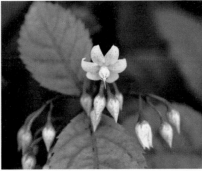
산호수

자금우과의 자생식물로 산호수, 자금우, 백량금, 빌레나무 등이 있다. 이들은 모두
제주도에 가면 만날 수 있다. 특히 산호수와 빌레나무는 제주에서만 볼수 있다. 산호수,
자금우, 백량금은 같은 속으로 속명이 Ardisia로 이는 화살의 끝이란 의미를 갖고 있다.
특히 산호수는 자금우와 비슷하나, 생태적 이용도에서 차이가 있다.

죽절초 한국에선 멸종위기에 처한 신기한 자생식물로 관상용으로 보는 목본이다.
자금우과로 분류되다 최근에 죽철초속으로 재분류되었다.

잎이나 열매는 백량금과 유사하나 꽃은 다르다. 꽃은 줄기가 여러대가 나오며 6~7
월에 수상화서로 달린다. 꽃잎과 꽃받침이 없이 암술과 수술로만 된 식물이고 수술은
노란색이고 암꽃은 좀 둥글고 녹색을 띤다. 중국에선 초주호라 하며 약용한다

산호수 산호수란 이름은 줄기가 산호처럼 퍼지며, 동남아, 제주도에서 무리지어 자란다.
종명이 Pusillia로 작다는 뜻으로 실내에서 많이 기르고 공기정화에 좋다.

털자금우, 윤엽자금우로 부르기도 한다. 상록 소관목으로 높이가 20cm정도로 땅에서
기며, 꽃은 7~8월에 산형화서로 하얀꽃이 여러개 모여 달리고 열매는 11월에 빨갛게
익는다. 잎은 거칠고 마주보며 가장자리에 큰 톱니가 드문드문 있다. 타박 손상으로
울혈을 제거하고 근육과 골격의 동통을 활용한다.

백량금 속명이 창날의 끝이란 무시무시한 의미를 가진 Ardisia이고 종명이 Crenata인데
원래 백량금은 종명이 Crispa이지만 바뀐 것이다. 또한 백량금을 영어로 Coralberry라
부르며 동남아와 제주에서 자생한다. 줄기가 바로 서고 옆에 물결모양 톱니가 있다.

키는 1m까지 자란다. 7~8월에 하얀색으로 꽃을 피우는데 산호수와 닮았다. 열매는
10~12월에 빨갛게 둥글게 익는다. 뿌리가 주사처럼 붉어 주사근이란 약명이 있다.

빌레나무 학명이 Maesa Japonica로 10년전 제주도에서 발견되어 많은 관심을 받은
식물이다. 주로 곶자왈 용암지대에서 자생하며 빌레란
이름이 붙었다. 중국에선 주로 두경산, 일본이나
대만에선 산계화라 부른다.

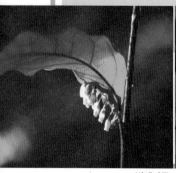
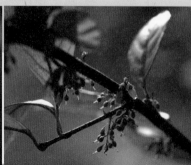
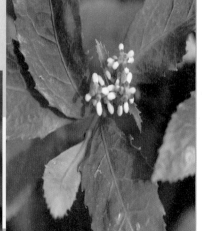

빌레나무   빌레나무   죽절초

수세미오이

Lufa cylindrica Roemer 사과락(絲瓜絡)

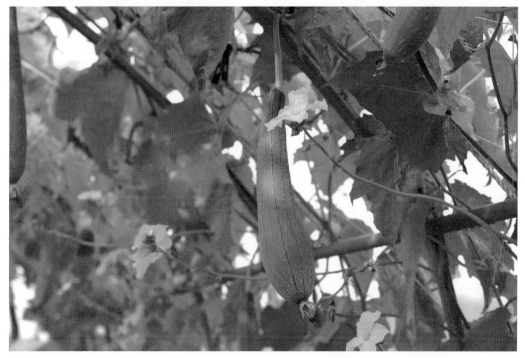

자생지	개화기	채취시기	채취부위
재배	8~9월	10월	열매

특징

성질은 평하고 맛은 달다. 지해, 화담, 청열, 해독작용을 한다.

· 생 김 새 ·

수세미오이는 박과에 속하는 한해살이풀로 열대 아시아가 원산이다.

우리나라 각처에 자라며, 울타리에 올리는 덩굴성으로 길이가 10여m까지 나아간다.

줄기는 오이와 거의 비슷하고 잘 발달된 덩굴손이 있어서 다른 물체를 감고 올라간다.

줄기의 단면은 오각형이고 덩굴손은 잎과 마주보고 난다.

잎은 어긋나 달리고 잎자루가 길다. 잎은 질이 거칠고 손바닥 모양으로 갈라진다. 갈래는 끝이 뾰족하고 가장자리에 톱니가 있다. 꽃은 8~9월에 잎겨드랑이에서 노랗게 피는데 수꽃은 총상화서로 달리고 암꽃은 한 송이씩 달린다. 암술대는 2~3갈래 진다.

열매는 녹색이며 원통꼴로 겉에 얕은 골이 파져 있다. 약용으로 쓰는 과육은 세로방향의 섬유와 함께 두껍고 조밀한 그물 무늬로 된다. 안에는 종자가 들어 있고 검은색으로 익는다.

어린열매는 식용하며, 성숙한 섬유는 신발 깔개, 모자의 속, 슬리 등의 재료로 사용된다.

· 효 능 ·

채취 방법 수세미오이는 전체를 약으로 사용하는데 열매를 '사과'라 하고,
그 씨는 '사과자' 열매의 껍질을 '사과체'라 하며 열매 꼭지는 '사과체' 특히 꽃은 '
사과화'라 하며 청열해독, 화담지해의 작용이 있다.

화담 · 지해작용 기관지염에 효과적이다.

청열 · 해독작용 피부 습진에 줄기를 달여 환부를 씻어주며 가려움증을 없앤다.

거습 · 지통의 효과 그리 심하지 않은 풍습성 관절염에 보조 약물로 쓴다. 또한 활혈화어의
기능도 있다.

종자는 이뇨작용 채유용 또는 사료용으로 이용되었고 이뇨제로 쓴다. 강한 화담작용도 있고
기생충을 없앤다. 이외에 배뇨곤란, 비뇨기 염증, 결석, 만성 신염 등에 민간요법으로 쓴다.

줄기는 피부미용 재료 생덩굴을 자르면 수액이 나오는데 그 추출액을 화장품용으로 쓴다.
그 즙으로 피부를 씻으면 피부가 매우 부드러워진다.

· 질병에 따라 먹는 방법 ·

만성 기관지염에 행인, 패모, 사삼과 같이 쓰며, 장기간 계속되는 류머티즘에도 활용한다.
껍질을 벗긴 하얀 속을 '사과(絲瓜)'라 하여 말린 후 가루 내어 쓴다.

신경통에 방산통(放散痛)이나 근육경련이 있을 때 지룡, 상지, 진교, 위령선을 더해 쓴다.

신경성 두통에 승마, 천궁, 만형자, 백지를 더해 쓴다.

좌골 신경통에 우슬, 천궁, 지룡, 천오를 넣어 쓰면 좋다.

급 · 만성 기관지염에 행인, 박하, 패모 등과 같이 쓰면 좋다.

가래 기침에 말린 수세미오이를 불로 태워 가루 내어 대추살로 환을 지어 따뜻한 술로 복용한다.

월경이상에 월경이 빨라지고 선홍색 혈이 많고 번열과 복통이 있으면 수세미오이 20g,
황금(초), 백작약(초) 각 12g과 같이
쓴다.

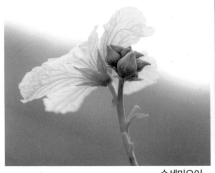
수세미오이

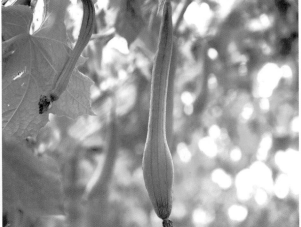
수세미오이

174

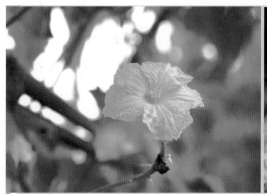

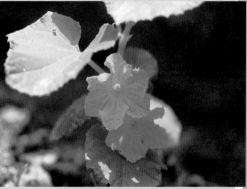

수세미오이   오이

수세미오이와 오이는 속이 다른 식물이다.

수세미오이속 식물은 전 세계에 약 8종이 있으며 동반구 열대와 아열대 지역에 분포한다.
'사과락'이라는 명칭은 '본초강목'에 최초로 기재되었으며 '중국약전'엔
법정기원식물이다. 수세미오이와 능각사과는 모두 하절기 채소로 사용되며 영양이 풍부해
열량이 호박 다음으로 많다.

능각사과 중국의 남방지역에선 수세미오이속의 능각사과의 열매를 약재로 사용하는데
중약명은 '월사과락'이라 한다.

오이 인도 원산의 식물로 중국에선 황과(黃瓜)라 하며, 박과에 속하는 1년생 덩굴식물이다.
식물 전체에 잔털이 있고, 잎은 대체로 삼각형이다. 꽃은 5~9월에 잎겨드랑이에서 나온
꽃대에 노란색 꽃이 암수한포기로 핀다.
오이는 독특한 향기나는 알칼리성
식품으로 칼륨이 많아 체내 노폐물을
몸밖으로 내보내기에 몸이 가벼워진다.

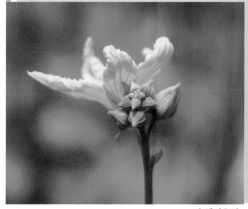

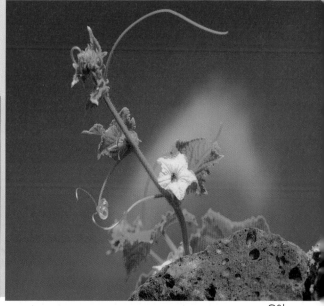

수세미오이   오이

동의나물

Caltha palustris L. var.　여제초, 입금화(立金花)
Caltha membranacea Thurcz.

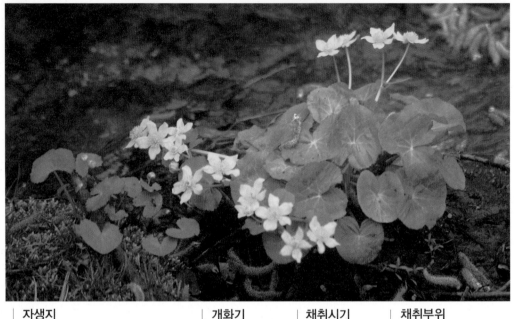

자생지	개화기	채취시기	채취부위
산의 습지	4~6월	7~8월	전초

특징
성질은 따뜻하고 맛은 쓰고 맵다. 진통, 최토, 거풍작용을 한다.

• 생 김 새 •

산중의 습지나 물가에서 자라는 미나리아재비과의 여러해살이풀로서 대표적인 습지식물이다.
속명은 라틴어의 'calathos(잔)'에서 유래하며, 아름다운 노란 꽃이 황금 잔을 닮았음을
의미한다. 지방에 따라 '동이나물'이라고도 하며, 동의나물의 둥근 잎사귀를 깔때기처럼
겹쳐 접으면 마른 입술을 축일정도의 한 모금 가량의 물을 담을 수 있는 작은 동이가
만들어지므로 붙여진 이름이다. 강원도에서는 '얼개지' 또는 '얼갱이'라고도 한다.
근경은 짧고 흰색의 굵은 뿌리와 흰 수염뿌리를 많이 가신다. 줄기는 연하고 속이 비고 꺾어지기
쉬우며 곧게 서서 자라는데 때로는 가지가 분지하며 높이가 50~60cm내외이다. 옆으로 비스듬히
자라며 마디에서 뿌리가 내린다. 대부분의 잎이 뿌리로부터 자라나오며 줄기에는 2~3장의 잎이
붙어 있다. 경생엽은 소가 먹고 어린순은 식용한다.
생명력이 강하여 얼음이 녹을 즈음에 새순이 나오고 꽃대가 올라오기 시작한다.
4~6월에 줄기 끝에서 한 두 대의 긴 꽃대가 자라나 각기 한 송이의 꽃이 핀다. 둥근 꽃받침의
빛깔은 선명한 노란 빛이다.
열매는 7~8월에 길이 1cm 정도에 4~16개가 열리고 끝에 암술대가 남아있다.

· 효 능 ·

채취 방법 여름에 채취하여 햇볕에 말리며, 뿌리를 포함한 모든 부분을 약재로 쓴다.

간, 폐, 신경에 작용 가래가 많이 끓는 증세, 사지가 쑤시고 아픈 증세, 머리가 혼미하고
어지러운 증세, 식중독 등에 쓴다.

주의 말린 약재를 1일 한도 9~15g 내에서 1회에 3~5g씩 200cc의 물로 삶아 복용하며
생즙으로 복용하는데, 유독성이므로 유의해야 한다.

· 질병에 따라 먹는 방법 ·

동의나물은 『약초의 성분과 이용』에 의하면 "전초에 사포닌, 알칼로이드, 콜린이 있다.
신선한 잎에는 많은 양의 프로토 아네모닌이 있다." 라고 한다.
또한 아래와 같은 병에 효과가 있다고 한다.
전초를 진경약으로 월경장애와 자궁암 치료약 으로 쓴다.
류머티즘에 국소 자극약으로 쓴다.
기침과 기관지염, 천식에 기침 치료약으로 쓴다
화상, 피부병, 눈염증에도 쓴다." 라 한다.

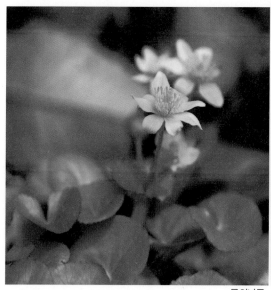

동의나물

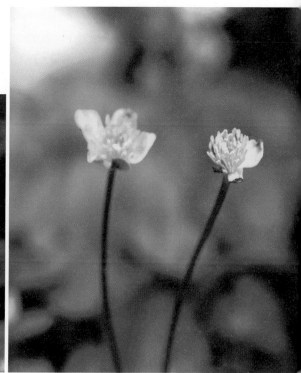

동의나물

동의나물은 제주도를 제외한 전국 산지의 습기 많은 곳에서 잘 자라는 여러해살이 풀이다. 이 속에는 북반구의 온대와 한대지역에 20여종이 산다.
동이나물이라고도 부르며, 잎을 오그리면 물동이 모습이라 부른다.
어린 잎을 식용한다지만 실제로는 약용으로만 쓰는 편이다.

노란색 꽃의 지름은 2~3cm로 꽃잎처럼 보이는 노란 것은 실제 꽃받침 5~7개로 난상타원형의 꽃잎 모양이다.
번식은 6월경에 종자를 채취하여 반그늘의 습한 곳에 심는다.
습지가 없는 경우에는 일반 노지에 파종하고 차광 망을 반드시 설치하여 준다.
이듬해 봄에 발아한 묘를 가을철에 적당하게 이식하여 재배하면 다음해 봄에는 개화한다.
가을철 분주도 가능하다.

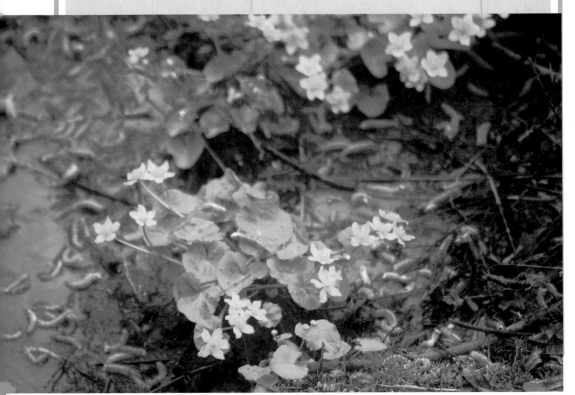

동의나물

호두나무

Juglans regia L.
호도인(胡桃仁)

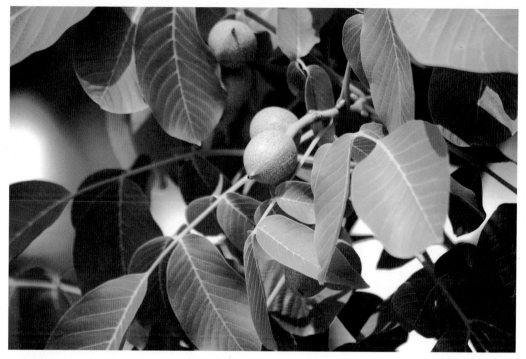

자생지	개화기	채취시기	채취부위
중부 이남	4~5월	10월	열매

특징
성질은 따뜻하고 맛은 달다. 자양, 강정작용을 한다.

· 생 김 새 ·

호두나무는 중국명으로 '호도(胡桃)'라고 쓴다.

또한 열매가 10월에 익기에 '추자(楸子)'라고도 한다. 호도는 이란, 유럽 동남부에서
자생하는 것으로서 열매 모양이 복숭아 같아서 붙여진 이름이다.

호두나무는 우리나라 중부 이남의 마을에서 주로 심는 낙엽지는 교목이다.

키는 20cm까지 자라고 껍질은 회백색인데 햇가지는 반짝반짝 광택이 나고 녹갈색을 띤다.

잎은 깃꼴처럼 생긴 겹잎으로 나오며 작은 잎은 3~7장 달린다.

꽃은 4~5월에 피며 암수한그루이다.

수꽃의 꽃차례는 밑으로 쳐지며 암꽃의 꽃차례는 1~3 송이 달린다.

열매는 둥글며, 열매의 껍질을 벗긴 핵과를 깨뜨리면 안에 씨가 있는데 이것은 '호도인'이라
하며 식용과 약용으로 쓴다.

· 효 능 ·

생식기능을 강화 양위, 조루, 유정 등 성기능 쇠퇴에는 다른 강장약과 함께 쓴다.

노화방지 50세가 넘으면 조로(早老)를 방지하기 위해 호도인을 사용하는 것이 좋다. 영양가가 좋아 노화도 방지된다. 그러나 코레스테롤이 높은 사람에게는 적합하지 않다.

열성병을 앓고 난 후에 가끔씩 빙빙 도는 듯한 현기증 이러한 현기증은 걸을 때 둥둥 떠다니는 듯 하고, 입이 마르고 진액이 없을 때, 식욕이 없을 때 호도인을 매일 2개씩 생식한다.

아이의 성장발육 증진 호도인은 건뇌에 뛰어난 식품으로 학령기의 아동이 생식하면 좋다. 태아의 발육에 유익하며, 배변을 순조롭게 하고 식욕과 수면을 증진시키는 효과가 있다.

· 질병에 따라 먹는 방법 ·

식용 방법 호도의 씨앗은 자양성 안신효과가 대단히 뛰어난 약물로 식이 요법에도 사용된다. 생식이 끓인 것보다 좋고 환제도 좋다. 양심(養心) 안신(安神)용으로 하루 3~5개씩 먹는다. 호두탕을 끓이려면, 호두를 살짝 데쳐 호두의 껍질과 속껍질을 벗긴다. 믹서에 넣고 곱게 갈아 차관에 넣고 설탕과 물을 붓고 주걱으로 잘 저어 끓여 식으면 마신다.

만성 기관지염에 기관지 천식이 매년 겨울에 재발하면 온보약과 함께 호도인을 쓴다. 호도인은 허약성인 만성 천식을 치료하는 보조약으로 보골지(補骨脂), 토사자, 파극천, 자하거(紫河車) 등의 온보약에 배합하여 사용한다.

허약체질의 변비에 진액 부족으로 생기는 변비에는 찬 약성을 가진 사하약을 함께 사용한다.

산후 변비에 산모의 혈허에 의한 변비는 당귀, 육종용을 배합하여 허약증을 치료하고, 장을 원활히 한다. 호도 기름은 체중이 증가되고 혈액의 알부민 성분이 늘어나지만 혈중콜레스테롤의 상승은 완만하다. 급성 천식 환자는 사용하지 말고 고지혈증을 가진 노인은 먹지 않는다.

심한 불면증에 호도 씨앗은 약성이 따뜻하여 잘 씹으면 단맛이 나고 향기도 좋고 뒷맛도 좋다. 장기간 복용하면 수면을 증진시킬 뿐 아니라 다몽, 현기증을 해소시킬 수

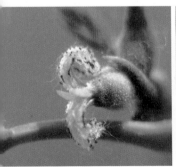
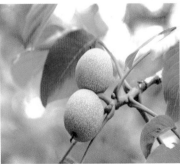
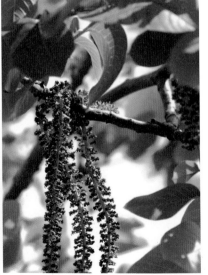

호두나무　　　　　　호두나무　　　　　　호두나무

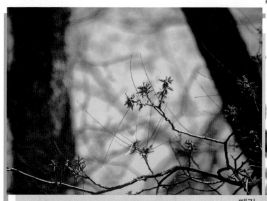

페칸

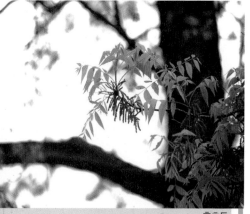

흑호두

호두나무는 Juglan속 식물로 전 세계에 약 20종이 있으며 남북반구의 온대와 아열대 지역에 분포한다. '호도인' 이란 약명은 '천금방' 에 처음 기재되었으며 역대 본초서적에 많이 기록되었다. 호두나무의 미성숙 열매의 육질과 열매껍질을 '청호도피' 라 하는데 민간에선 이질, 만성기관지염, 폐기종, 종기 등의 치료에 이용된다.

흑호두 가래나무과 종명이 Regia로 서양호두, 미국호두라 부르기도 하며 좋은 땅에서 150~250년 이상 자란다. 목질 부분이 검게 보이며 수피(walnut)도 흙갈색이 도는 검은색이다. 열매는 달콤하고 기름기가 많은 씨가 들어 있으며 황록색의 털이 있는 껍질로 둘러싸여 있다. 검고 결이 고운 목재나 열매 껍질에서 염료를 추출한다.

페칸 Carya속 식물로 북미가 원산지이고 한국에선 경기 이남에서 재배한다. 비교적 최근 18세기에 상업화 되었으며 수백 품종이 개발되었다. 현재 미국, 멕시코, 브라질 등에서 대규모 재배하고 있다. 호두와 맛이 비슷해 과자, 빵, 아이스크림 등에 사용된다. 높이가 40m까지 자라는 큰 키 나무이다. 가래나무, 호두나무와 유사한 페칸은 암수한그루이다. 씨방은 샘털이 밀생하고 능선이 있다. 열매는 10~11월에 황갈색으로 익는다. 긴 타원형이며 표면에 광택이 있다.

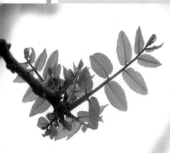

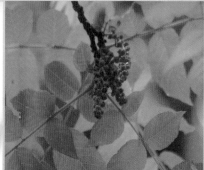

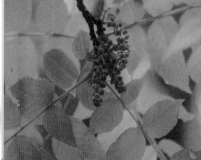

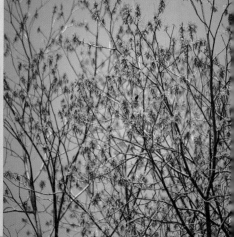

흑호두　　　　　　　흑호두　　　　　　　페칸

마가목

Sobus commiwta Hedl.
정공등(丁公藤), 마아목(馬牙木)

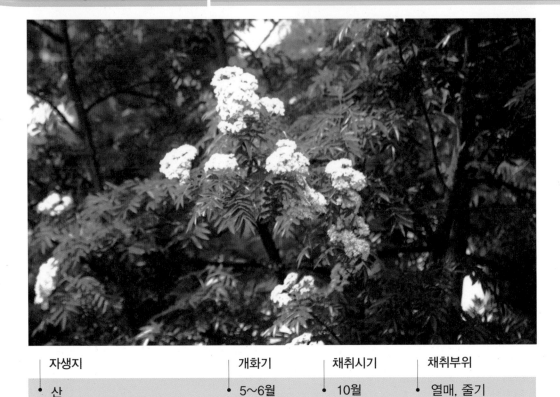

자생지	개화기	채취시기	채취부위
산	5~6월	10월	열매, 줄기

특징

열매는 평하고 맛은 달고 쓰다. 줄기는 차고 맛은 쓰다. 진해, 거담, 이뇨, 지갈작용을 한다.

· 생 김 새 ·

봄철에 돋는 새싹이 말의 이빨처럼 힘차게 돋아난다 해서 '마아목' 이라 부르기도 한다.
마가목은 장미과의 낙엽지는 활엽수이다. 고산지대를 좋아해서, 백두산은 1000m 이상의
활엽수림이나, 설악산이나 태백산 같은 곳에서는 1500m 정도에서 자란다.
높이는 5~8m 정도 자라며 잎은 서로 어긋나고 길쭉한 모습에 가장자리는 톱니가 나란히 있다.
작은 잎들은 9~13개로 깃털처럼 모여 복엽을 이룬다. 잎의 앞면은 녹색으로 광택이 나며 뒷면은
연녹색이다.
꽃은 5~6월에 지름이 1cm 정도에 흰 색으로 핀다. 작은 꽃들이 모여서 다발을 만들고 다시 또
다발을 만드는 복산방화서의 형태이다. 나무 껍질은 회색이며 어린가지에 가는 털이 있다.
열매는 10월에 붉은 색으로 지름이 5~8mm로 둥글게 열린다. 처음에는 한 두 송이의 열매가
달리지만 해가 지날수록 점점 많이 달리기 시작하여 10년만 지나면 온통 붉은 꽃나무처럼
어우러져 정원용 조경나무로 재배한다. 겨울눈에는 점성이 있다.

· 효 능 ·

채취 방법 열매가 익으면 채취하여 볕에 말렸다가 물에 달여 복용한다. 열매는 '마가자'
라하여 약으로 쓴다

마가목의 성분은 정유물질과 함께 스테로이드, 쿠마린, 플라보노이드 글리코사이드, 강심
배당체, 약간의 사포닌이 함유되어 있다. 주로 기침과 가래를 멎게하며 만성 기관지염과 폐결핵,
신장 기능이 떨어져 몸이 붓는데 쓴다.

열매는 기침과 가래 치료제 이뇨, 진해, 거담, 강장, 지갈 등의 효능이 있어 신체가 허약한 것을
비롯하여 기침, 기관지염, 폐결핵, 위염 등에 쓴다. 체내의 간지질을 낮춰주며 혈청 콜레스테롤
수치도 낮춰준다.

줄기는 신장기능 강화 줄기나 줄기의 껍질은 가을에 채취하여 약으로 쓴다. 줄기를 꺾으면
특이한 향이 난다. 잔가지를 잘게 쳐서 차처럼 달여 마신다. 콩팥의 기능을 튼튼하게 하여 허리와
다리를 강화하며 기혈 순환을 원활히 하여 종기와 염증에도 좋다.

풍기나 습기에 의해서 생기는 마비증세 치료 중풍에 의한 반신불수나 타박상에 의한 부종과
동통을 치료한다. 쇠약한 노인을 보령, 보양하고 성기능을 높인다.

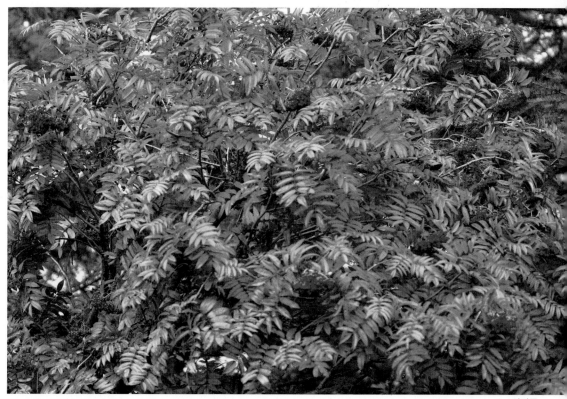

마가목

· 질병에 따라 먹는 방법 ·

기침과 가래에 말린 열매 30~60g, 줄기나 껍질은 10~20g을 넣고 달여 한번에 마신다.

만성 기관지염에 마가목 껍질 당의정을 만들어 복용한다. 껍질을 잘 말려 절구에 곱게 빻아 가루를 만든다. 거기에 찹쌀가루와 꿀을 가미하여 환을 만든다.

한번에 6~7알씩 하루에 세번 먹는다. 열흘 단위로 증세가 호전되면 수를 줄인다.

폐결핵에 줄기나 껍질 10g을 물 500cc에 끓여 반으로 줄여 하루 동안 나누어 복용한다.

풍습에 의한 수족이 저림증에 줄기나 껍질 8g을 물 300cc나 달여 마신다.

소변 장애에 소변을 눌 때 따끔하며 소변이 시원치 않거나 요도에 고름이 흐르거나 붓는 경우에 줄기나 껍질 15g을 물 600cc로 끓여 반으로 줄여서 하루 동안 나눠 마신다.

류머티즘 관절염에 가을철에 나무를 채취하여 기름을 내서 먹으면 치료에 효과가 있다.

정신분열증에 열매를 채취해 진하게 농축하여 하루에 3번 500g씩 6개월 동안 먹으면 좋다. 열매20g에 물 500cc를 붓고 끓여 그 양이 반으로 줄면 1일 2회 나눠 따뜻하게 복용한다.

주의 위산과다 , 위궤양이 있는 사람은 위장의 부담이 있으므로 적은 양에서 점차 양을 늘린다.

가루 내어, 한 알에 3g의 껍질이 함유하도록 알약을 만들어 1회 6~7알씩 1일 3회 복용한다.

●마가목주

[재료] 마가목의 열매 200~250g, 소주 1ℓ , 설탕 5~10g

[담그는 법]

잘 익은 열매로 골라 3~5개 잔가지에 열매가 붙은 채로 잘라 잘 씻는다.

물기를 완전히 제거한 다음 용기에 넣고 소주를 붓는다. (보통 1 : 3, 마른 경우 1 : 5)

설탕을 넣고 밀봉한 다음 그늘진 시원한 곳에서 6개월 이상 숙성시킨다.

6개월 이상 오래 익힐수록 맛이 더 좋아지며, 향기가 좋은 황금색 약술이 완성된다.

술이 센 사람은 스트레이트로 마셔도 좋으나 약한 사람은 꿀을 타서 마시는 것이 좋다.

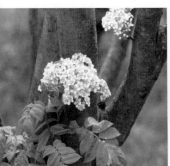
마가목

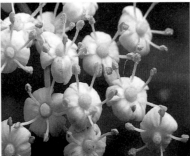
마가목

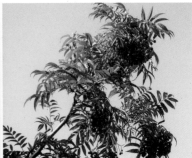
마가목

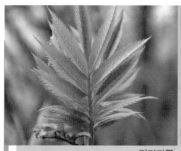

당마가목

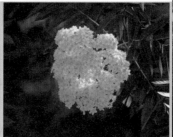

당마가목

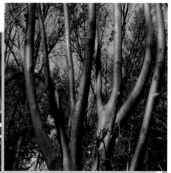

당마가목

마가목속(Sorbus) 식물은 약 100종이 있고, 우리나라엔 3종 12변종이 있다.

속명은 식물의 열매 Sorbum에서 유래되었다.

종명의 Commixta는 '혼합한' 이라는 뜻이다.

마가목 추출물은 피부 잔주름 개선효과, 미백효과가 있어 기능성 화장품을 제조한다.

열매 색깔이 붉고 고와서 고급 정원용 조경수로 이용된다. 가을에는 단풍도 아름답다.

당마가목(唐馬牙木) 중부 이북에서 자라는 낙엽 활엽 작은키나무로 높이 6~8m다.

잎은 어긋나기하고 작은 잎은 13개를 넘는 피침형으로 길이 4~6cm이다.

잎의 뒷면이 흰 빛이 된다.

잎의 앞면은 녹색이고 털이 없으며 뒷면은 흰 빛이 돈다.

꽃은 5~6월에 흰색으로 피며, 가지 끝의 겹산방꽃차례에 달리고, 화경은 1cm정도 된다.

열매는 난형으로 지름 5mm 내외의 난형이고, 열매와 나무껍질을 약용한다.

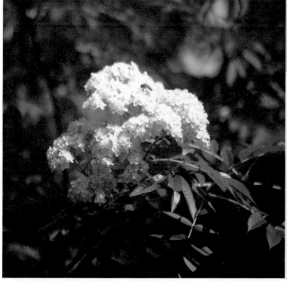

당마가목

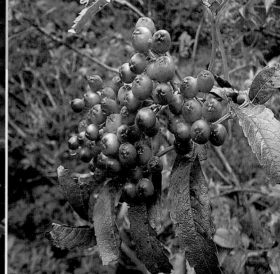

당마가목

비파나무

Eriobotrya Japonica Cindl.
비파(枇杷), 무우선(無憂扇)

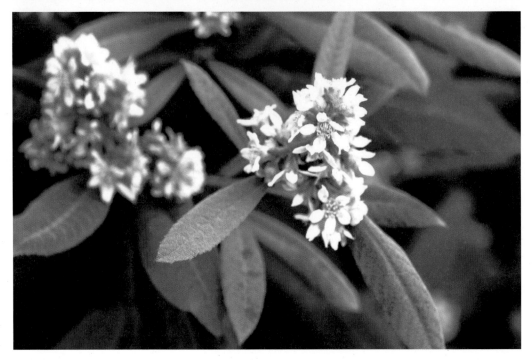

자생지	개화기	채취시기	채취부위
남부지방	10~11월	6월	잎, 열매

특징

성질은 약간 차고 맛은 쓰다. 청열, 화담, 지해작용을 한다.

· 생 김 새 ·

비파나무(枇杷)는 장미과의 늘 푸른 작은키 나무로 남부지방에서 관상수나 과수로 심고 있다.
원산지는 중국이다.

가지는 굵으며 연한 갈색의 털이 빽빽이 나 있다.

잎은 가죽질로서 긴달걀꼴이고 끝이 뾰족하다. 길이가 15~25㎝이고 잎 표면에는 윤기가 나고
뒷면은 연한 갈색털이 밀생한다. 잎자루는 짧고 가장자리에 거치가 드문드문 있다.

꽃은 10~11월에 흰색으로 피며, 지름이 1㎝ 정도이고 꽃잎, 꽃받침이 각각 5개이다.

열매는 다음해 6월에 노란색으로 익으며 속에 1~5개의 씨가 들어 있다.

비파의 잎에는 아밍다린이라는 성분이 들어 있어 이뇨, 진해, 여름철 더위, 피로회복,
식욕증진에 좋은 효과를 발휘한다. 또 신경통이나 종기 등에 비파의 엑기스를 환부에 바르고
습포하면 효과적이라고 한다.

채취방법 잎을 약용으로 사용할 때는 뒷면의 털을 제거한다.

신선한 잎으로 녹색이 좋다.

기침과 구토를 멈춤 비파엽은 열을 식히며 폐기를 깨끗이 하고 기침을 멈추게 한다.

진해거담에는 털을 없애고 구워서 쓰면 효과가 좋다.

위의 조화와 구토를 멈추게 하는데는 생엽을 쓴다.

열매는 구갈작용 갈증을 없애고, 진액을 보충한다.

 생것으로 먹어도 되고 끓여 먹어도 된다.

비파엽은 청열 · 화담 · 지해작용 담이 많은 급 · 만성 해수, 위의 열을 끄고 진액을 보하며
구토를 멎게 하는 작용을 한다.

비파잎에는 포도당, 자당, 과당 등이 있고, 그 중에 아미그다린이 있는것이 B17이 된다.

이것이 체온과 함께 따뜻해지면, 침투해서 세포 속까지 들어가 염증이나 암세포도 치료할 정도의
힘을 발휘한다.

마른 비파잎을 달여서 차처럼 마시면 고치기 어려운 천식, 만성 기관지염에 좋다.

감기에 걸려 열이 나거나 목이 아플 때에 비파잎 차에 소금을 넣어 입을 헹구어내면 좋다.

또한 비파잎 삶은 즙이 눈약이나 화장수로도 사용하다.

또한 비파잎은 잘 낳지 않는 모든 피부병에도 잘 든다.

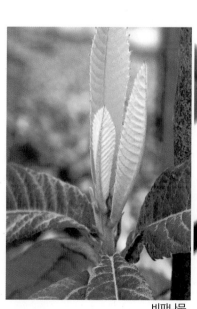
비파나무

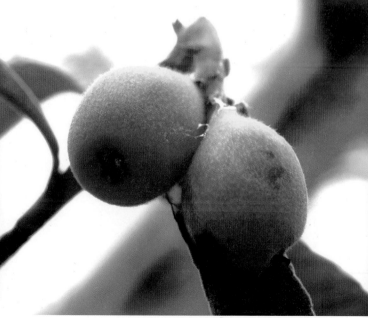
비파나무

∙ 질병에 따라 먹는 방법 ∙

심한 해수와 객담에 담도 누렇고 진득거리며 비린내가 나는데, 이때 입속이 마를 때는 비파엽 20g에 황련, 황백을 넣어 쓴다.

기관지염에 마른기침, 코가 막히고 갈증이 모이면 행인, 사삼, 전호, 길경에 넣어 쓴다.

기관지염 초기에 열매 5개에 행인 12g, 패모 4g, 진피 8g을 더해 끓여 술을 타서 먹는다. 심하면 (강)반하를 추가한다.

만성 기관지염에는 마황, 행인, 패모를 넣고 달여 꿀을 넣어 복용한다.

급성 위염에 갑자기 구토가 나고 가슴이 답답하면 비파엽에 곽향, 죽여, (강)반하를 더해 쓰면 토한다. 그래도 식욕이 안 나면 비파엽 12g에 맥문동 12g, 맥아 12g을 끓여 마신다.

각종 열성병 후에 열이 없어져도 갈증이 없어지지 않을 경우에 비파엽에 지모, 맥문동, 현삼 등을 같이 쓴다.

딸꾹질이 심한 경우에 비파엽 20g, 지각 3g 정향 3g을 끓여 마신다.

●비파잎을 꿀에 법제하기

잎 뒤의 가는 털을 씻어 맑은 물을 뿌려 6시간 밀폐후, 약 1㎝ 넓이로 썰어 햇볕에 말린다. 꿀에 끓는 물을 부어 희석한 것을 (비파 4 : 꿀 1) 비파잎에 축여 4시간 밀폐한다. 솥에 넣고 약한 불로 볶아, 겉이 약간 노래지고 윤이 나면 꺼내서 식힌다. 윤폐ㆍ지해작용이 증가된다.

● 비파잎차

신선한 잎을 씻어 3일 정도 그늘에서 말린다.

마르면 비벼 부드럽게 만든 후 방습제와 함께 통에 보관한다. 말린 비파 잎 한 개를 거즈에 싸서 찻잔에 넣고 끓는 물을 부어 마신다.

주의 비파잎의 뒷면에는 작은 가시털이 있으므로 반드시 거즈로 잘 걸러낸다.

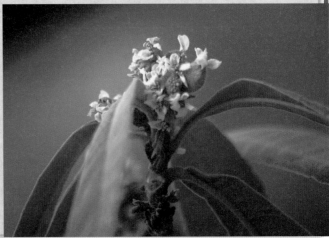

비파나무

비파나무속 식물은 전 세계에 약 30종이 있으며 아시아의 온대 및 열대지역에 분포한다. 중국에 약 13종이 있고 사천과 호북에 야생종이 있다.

'비파엽' 이란 약명은 '명의별록' 중품에 처음 기재 되었다. 광동지역의 것이 품질이 가장 좋은데 '광파엽' 이라 한다.

비파나무의 전초는 광범위하게 사용되는데 열매는 생것으로도 먹고 과일즙, 잼, 통조림으로 만든다. 열매의 종자는 가래를 삭히고 기침을 멈추게 하며 간을 소통시키고 이뇨작용을 하며 부은 것을 가라 앉힌다.

목재는 세밀하고 치밀해 조각에 사용되고 꽃은 꿀의 자원으로 비파꿀은 고급 자양품이다.

비파잎은 병이 있는 부위를 마찰하여 주성분인 청산을 피부의 모공을 통하여 내부로 흡수시켜 만병에 적응되는 효과가 있다고 한다.

예전에는 비파잎을 땀띠를 예방해 준다하여 이불의 재료로 사용하기도 했으며, 지금도 류머티즘, 신경통 약으로 쓰이고 있다.

치질에는 4~5장의 잎을 끓인 물로 좌욕(坐浴)을 하면 효과적이다.

미국에선 1970~80년대에 Laetrile란 제재로 암치료제로서 인정받기도 하였으나 이를 복용한 환자가 산소결핍으로 사망한 임상보고가 있어 사용상 주의해야 한다.

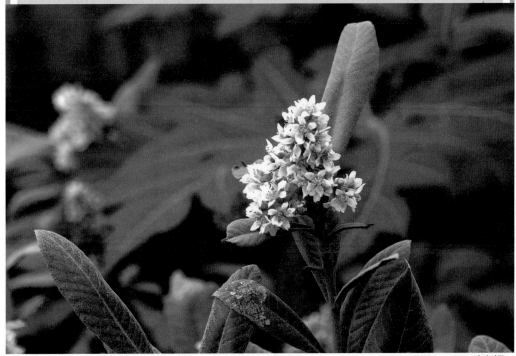

비파나무

살구나무

Prunus armeniaca var. ansu Max.
행인(杏仁), 행목(杏木)

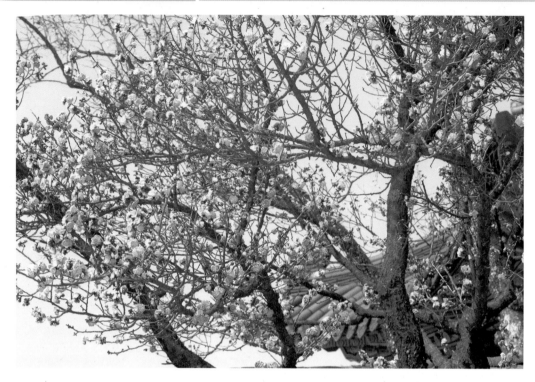

자생지	개화기	채취시기	채취부위
전국	4월	7월	열매

특징
성질은 따뜻하고 맛은 시고 맵고 달다. 진해, 거담, 윤장, 소종작용을 한다.

· 생 김 새 ·

살구나무는 장미과의 벚나무 속의 잎이 지는 넓은 잎의 중간키 나무이다.

중부 이남지역에서 야생하며 중국이 원산지이다.

크기는 6m 정도에 이르며 나뭇가지는 우산 모양이다.

껍질은 붉고 햇가지는 적갈색이다. 잎은 넓은 타원형이며 끝이 뾰족하다.

가장자리에 불규칙한 겹톱니가 있고 잎 양면에는 털이 없다.

꽃은 4월에 잎보다 먼저 1개씩 피고 연분홍색이다. 꽃자루는 거의 없고 꽃잎은 5장이며 꽃받침은 뒤로 젖혀진다. 꽃잎의 모양은 둥글며 수술은 여러 개이고 암술은 하나이다.

6~7월에 열매가 익는데 핵과로 거의 둥글고 노랗게 익는다.

살구나무는 야생나무와 재배나무 차이는 맛이 더 달거나 떫은데 차이가 있을 뿐이다.

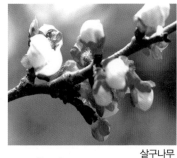
살구나무

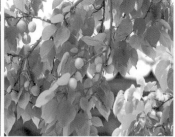
살구나무

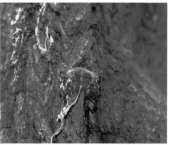
살구나무

· 효 능 ·

채취 방법 살구나무나 개살구나무의 종자(속씨, 흰 알맹이)를 건조한 '행인'이라 한다.

행인은 폐의 전문요약 행인은 기를 내리게 하는 작용이 있다.

열이 있는 사람은 청열약으로, 몸이 찬 사람은 온열약으로, 표사가 있는 사람은 발표약으로 각각 배합하여 사용한다. 행인은 첨행인(甛杏仁)과 고행인(苦杏仁) 두 종류가 있다.

첨행인과 고행인은 종자에 아미그달린의 함량 차이가 있고, 형태학적 차이는 크게 없다.

고행인은 납작하며 폐를 식히고, 첨행인은 통통하며 폐허의 증상에 사용한다. 열매에는 비타민 A와 천연 당류가 풍부하다. 말린 열매에서는 철분을 섭취할 수 있다.

진해 · 거담작용 기침을 그치고 담을 없애는 효능이 있다.

윤장작용 행인은 기름기가 풍부하여 장을 윤택하게 하므로 변이 잘 통한다.

소종작용 목구멍의 상태를 정상화시켜 각종 염증을 치료한다.

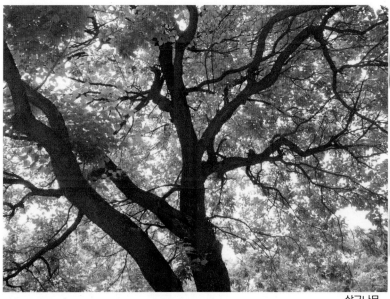
살구나무

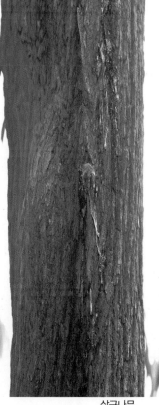
살구나무

• 질병에 따라 먹는 방법 •

감기 초기 발열, 해수, 인후통에 소염, 반하, 전호 등을 넣어 쓴다.

풍한증에는 형개, 방풍과 같이 쓰며 풍열증에는 전호, 갈근, 시호를 넣어 쓴다.

소아 감기에 기침으로 호흡이 거칠고 담이 많으면 두시, 전호, 비파엽을 넣어 쓰면 좋다.

보익을 위해서 행인에 패모, 반하, 사삼을 넣어 쓰면 체내의 허한 상태를 개선하여 몸이 병에 대한 저항력을 증강시킨다. 또한 담을 제거하여 기관지 경련을 방지하는 효과가 있다.

목구멍에 급성 염증이 생기면 목이 붓고 음식을 삼키기 곤란할 때, 두시, 사간 등을 넣어 쓴다.

성대가 충혈되고 수종으로 목이 건조하면 박하, 길경, 현삼, 맥문동을 넣어 쓰면 좋다.

노인이나 산후 변비로 사하약을 사용할 수 없다면 마자인, 도인, 당귀, 생지황, 지각 등을 넣어 써도 좋다.

피부 미용에 행인으로 기름을 짜서 얼굴에 바르면 모공을 깨끗해져 피부를 생생하게 한다.

살구씨 5g을 곱게 가루 내어 달걀 흰자 한 개에 개어 팩을 만든다.

20~30분 후에 깨끗이 닦아내고 스킨로션, 영양크림으로 마무리 한다.

●행인차

행인(6g)을 끓는 물에 살짝 데쳐 속껍질을 벗기고 쌀(6g)과 함께 갈아 놓는다.

차관에 재료를 넣고 물(600ml)을 부어 끓인다. 끓기 시작하면 약한 불로 은근하게 끓인 후 설탕을 넣어 하루 1회만 복용한다. 해, 거담, 이뇨, 강장, 변비에 효과적이다.

주의 행인을 많이 복용하면 중독될 수 있으므로 용량을 지켜야 한다.

●행인주

살구씨를 씻어 물기를 빼서 같은 양의 설탕과 3배의 소주를 붓고 서늘하게 3개월 숙성한다.

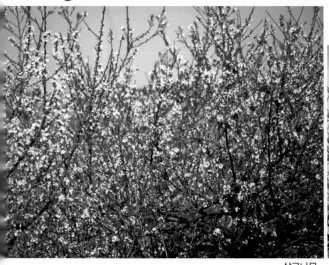

살구나무

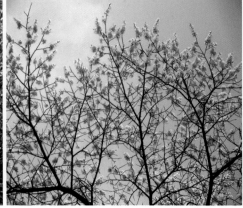

개살구나무

개살구나무

행인의 약명은 '신농본초경' 하품에 처음 기재되었다. 첨행인' ' 고행인' 가운데, 청대에는 '고행인'을 약으로 쓰고, 약전에는 아미그달린 함량을 30% 이상으로 한다. 살구나무는 중국이 원산지로서 페르시아를 경유해 지중해 지방에 서기 1세기 경에 전파되었고, 유럽엔 중세이후에, 미국에는 18세기에 전파되어 세계 최대 생산국가이다. 유사종으로 털개살구나무, 털북산살구나무, 동북살구나무, 시베리아살구나무 등이 있다.

개살구나무 종명이 Mandschurica로 동북살구라고도 한다. 중부지방 산기슭 양지에서 잘 자라는 장미과의 낙엽 활엽교목이다. '빛 좋은 개살구'는 열매는 먹음직하나 떫어 먹지 못하는 열매를 빗댄 것이다.

크기는 10m까지 자라며 수피에 코르크층이 두껍게 발달한다. 4~5월에 연분홍색 꽃이 잎보다 먼저 피는데 지난해 만들어진 가지의 잎겨드랑이에 2~3 송이씩 모여서 달린다.

시베리아살구 종명이 Sibirica로 중북부 지방의 산간에 자란다. 가지에 털이 없고 어린가지는 회색이며 아랫부분은 자줏빛이 도는 갈색이다. 잎이 좀 더 둥글고 열매가 납작한 편이며 종자의 한쪽에만 날개가 있다. 꽃과 열매의 자루가 짧다.

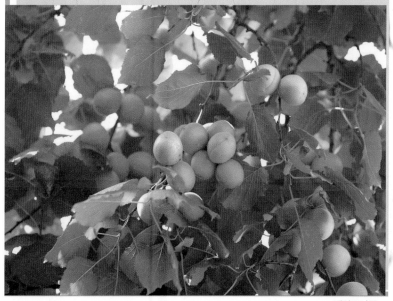

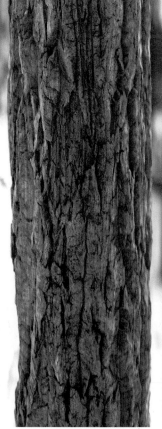

개살구나무   개살구나무

은행나무

Ginlco biloba L.

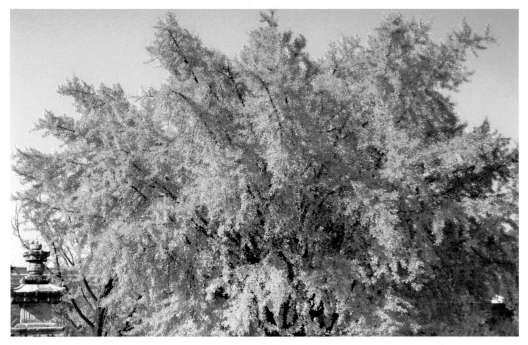

자생지	개화기	채취시기	채취부위
재배	5월	10월	종자

특징
성질은 평하고 맛은 달고 쓰고 떫다. 진해, 거담, 살충, 살균작용을 한다.

· 생 김 새 ·

열매가 살구나무의 열매를 닮고 은빛이 난다 해서 '은행(銀杏)'이라 한다. 다른 이름으로 압각수, 공손수, 백과목이라 부른다. 영어로도 Silver apricot라 해서 같은 뜻이다.

독특한 잎은 오리발을 닮아 '압각수(鴨脚樹)'라고 하며 짧은 가지에서 나는 잎엔 맥이 가지런하며, 주맥이 없어 두 갈래로 갈라져서 수분과 양분의 통로 역할을 한다. 은행나무는 암수가 따로 있다. 수꽃은 황록색으로 짧으며 꽃자루가 발달하지 않아 짧은 단성화로 구성된다. 암꽃은 매우 짧게 피고 꽃잎도 없는 배주 모양이다.

은행나무의 수분 과정은 특이하다. 원래 물 속에서 살아온 식물은 수컷의 정자가 암컷의 난자한테 물 속을 헤엄쳐 간다. 땅 위에 살고 있는 식물의 꽃가루에 해당하는 것이 바로 정자이다. 은행나무는 소철도 그렇지만 유별나게 꽃가루 속의 정자가 꼬리를 달고 있다. 이들은 원시의 나무인데 그때는 아직 물 속에서 올라온 지 오래되지 못했다. 그 모양이 그대로 남아서 꽃가루에 정자의 형태를 남긴 것이다.

· 효 능 ·

채취 방법 은행잎은 9~10월에 채취한 것을 말려 쓴다.

열매의 외종피에선 독한 냄새가 나는데, 외종피가 다육질로서 빌로볼과 은행산을 함유하기 때문이다. 이 외종피를 벗겨내면 하얗고 딱딱한 중간 껍질이 나온다.

이것을 '백과' 라 부르는데 색깔이 희기 때문이다.

중간 껍질을 제거하면 얇은 막 같은 것이 나오는데 이것이 내종피고 담황록색 부분이 식용하는 배유이다.

살균 · 살충작용 은행나무의 몸속에는 플라보노이드라는 성분이 들어있다. 이 성분은 갖가지 벌레의 유충, 식물에 기생하는 곰팡이 바이러스 등을 죽이거나 억제하는 작용이 있다.

진해 · 거담작용 은행에는 간놀, 펙틴, 히스티딘, 전분, 단백질, 지방, 당분이 많이 있어, 폐결핵 환자가 먹으면 호흡기능을 왕성하게 하고 염증을 소멸시키며 결핵균의 발육을 억제한다. 기침이 없어지고 가래가 적게 나온다

허약체질, 피로감 개선 은행에는 또한 레시틴과 비타민 B의 모체가 되는 엘고스테린이란 성분이 들어 있어 성욕감퇴, 뇌빈혈, 신경쇠약, 전신 피로 등에 뇌혈관을 개선해 준다.

은행에는 글로불긴을 비롯해 질 좋은 단백질과 지발, 칼슘, 마그네슘, 인, 칼륨, 철분, 비타민 A, B_1 ,B_2 등이 들어 있어 영양학적인 가치도 높다.

레시틴, 아스파라인산, 에르그스테롤 등이 있다.

유정을 멎게 하며 축뇨작용, 백대하의 수렴효과 작용

은행잎은 강심 · 활혈 · 혈압강하작용 은행잎은 예부터 민간에서 심장을 돕고 혈액 순환을 원활히 하고 폐를 튼튼하게 하고 설사를 멈추게 하여 가슴앓이, 가래 및 천식, 설사, 백태, 상피중 등을 치료한다. 또한 혈액순환 촉진 및 혈관확장작용, 항균작용, 항알레르기 등에 효과적이다.

은행잎은 성분은 징코라이드 A, B, C 와 진놀, 프라보솜 등인데 이는 말초 혈관 장애, 노인성 치매 등을 치료 예방한다. 은행나무의 잎과 열매는 모두 발효시켜 음용할 수 있다.

주의 은행 껍질에는 '징코톡신'이라는 독성이 함유되어 있어 피부에 닿으면 피부염을 일으킨다.

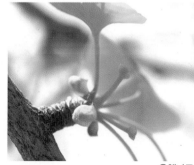
은행나무

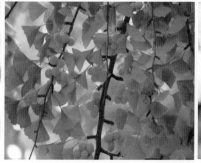
은행나무

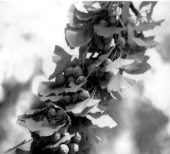
은행나무

· 질병에 따라 먹는 방법 ·

기침과 담을 없애려면 익지 않은 은행을 꼭지가 달린 채로 딴 뒤, 그냥 항아리에 넣고 대두유를 반가량 부은 다음 공기가 통하지 않도록 마개를 꼭 닫고 3달 이상 보관한다. 식사 전에 하루 한 알씩 따뜻한 물로 먹는다. 은행의 효능은 폐를 다스려 기침을 멈추고 담을 없애고 만성 해수를 치료한다.

기침이 심하고 호흡이 짧으며 담이 누렇고 끈적거리면 은행과 같이 마황, 행인, 관동화, 상백피를 배합해 사용한다.

유정, 두혼, 얼굴이 푸르며, 사지가 냉하면 은행에 모려, 용골, 토사자, 금앵자를 배합 사용한다. 몽정을 하는 경우 금앵자, 복분자, 백연수, 걸실을 배합한다. 만성적인 허약 체질에 빈뇨, 다뇨, 청백뇨, 요산 증상이 나타나는데, 이 때 은행에 육계, 육종용, 보골지를 배합해 사용한다.

아동의 야뇨증에 은행 10알, 걸실 12g을 끓여 여기에 소량의 설탕을 가미한 것을 열흘 동안 매일 오후에 복용한다.

체허로 백대하가 많아져 두혼, 피핍 증상에 은행에 황기, 당삼, 하수오를 배합해 사용하면 체력을 강화하고 백대하를 멎게 한다.

소아 만성 설사, 몸이 마를때 연자, 편두, 백출, 계내금, 산사. 석류피, 감실 들을 배합해 쓴다.

주의 열매의 껍질이나 나무의 껍질을 만지면 독이 오르기도 하고 배유 부분은 익히지 않고 생으로 먹으면 탈이 날 수 있다. 그리고 한번에 많이 먹으면 오히려 해가 된다.

●은행잎차
반드시 싱싱하고 푸른 은행잎을 씻어 그늘에 말린다.

얇게 썰어 차관에 넣고 끓는 물을 부어 30분 정도 엑기스를 우려 꿀을 타서 마신다.

은행잎 추출 성분은 심장과 혈전에 좋고, 동맥경화, 심장병, 이질, 설사에도 좋다.

●은행주(銀杏酒)
은행을 볶아 껍질을 벗긴다. 뜨거울 때 벗기면 얇은 속껍질이 잘 벗겨진다.

용기에 은행을 넣고 소주를 붓고, 설탕을 넣어 밀봉후 그늘에서 1년 이상 보관한다.

독특한 향기와 맛을 지닌 담황색 약술이 완성된다.

숙성 후에도 재료를 건져 낼 필요가 없다.

●은행잎 발효액 담그기
은행나무 잎은 봄에 피어나는 물기가 많고 부드러운 성숙한 것이면 좋다.

씻어 물기를 뺀 후 2~3번 잘라 용기에 같은 양의 흑설탕과 함께 넣어서, 밀봉하여 응달에 넣고 4~5개월간 발효시킨다.

필요에 따라 감초, 생강, 대추를 진하게 달인 물을 사용한다.

은행나무

은행나무는 은행나무과에 속하는 낙엽지는 교목으로 오직 은행나무 1속 1종만이 있다. 겉씨식물이며 아주 오래 되었고 잎이 넓다.

은행나무는 세계에서 유일하게 잔존하는 활화석이다. 고생대부터 자라 중생대에 번성하였고 백악기 이후에 현대의 은행나무 잎과 같아졌다. 지구상의 자생지가 중국 절강성의 양자강 하류 천목산맥의 해발 2000m 지점에서 발견되었다.

중국에서 많이 재배되며 '백과' 라는 이름으로 '증류본초' 에서 처음 기재되었다. 열매는 '은빛살구' 라는 뜻의 '은행' 이라 불렸고 일본으로 전해졌을 때 '징글' 로 변했다. 1700년대 초반에 유럽에, 그 이후 60년후에 북미에 소개되었으며 의료 식물로서 관심은 1900년대 서양에서 비롯되었다.

은행나무 숫나무는 몸에 새잎이 막 나올 무렵 꽃가루를 퍼뜨린다. 암나무의 난자 꼭지에는 작은 구멍이 하나 있어 그 곳으로 들어가면 시간이 흘러 난자는 커다란 씨앗이 된다. 처음엔 녹색이다가 가을이 되면서 노란빛을 띤다. 이때 난자 위쪽 내부에서 약이 고이는 공간이 생기면 성년을 맞은 꽃가루 주머니에서 정충이 나와 약 안으로 들어가 가는 털을 움직여 헤엄쳐 성년이 된 신부와 만나 생명을 탄생시킨다.

잎에서 추출된 물질(GBE)은 알츠하이머를 비롯한 치매증상을 개선하고 노화 기억력 장애에도 효과를 보였다. 약용 이외에 기능성 식품 및 화장품으로도 활용한다.

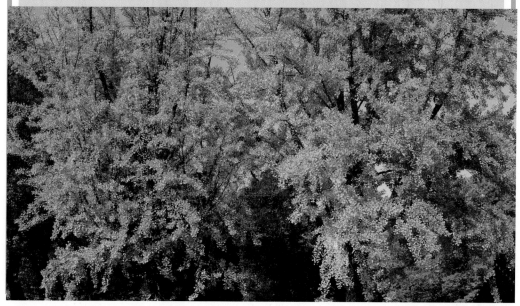

은행나무

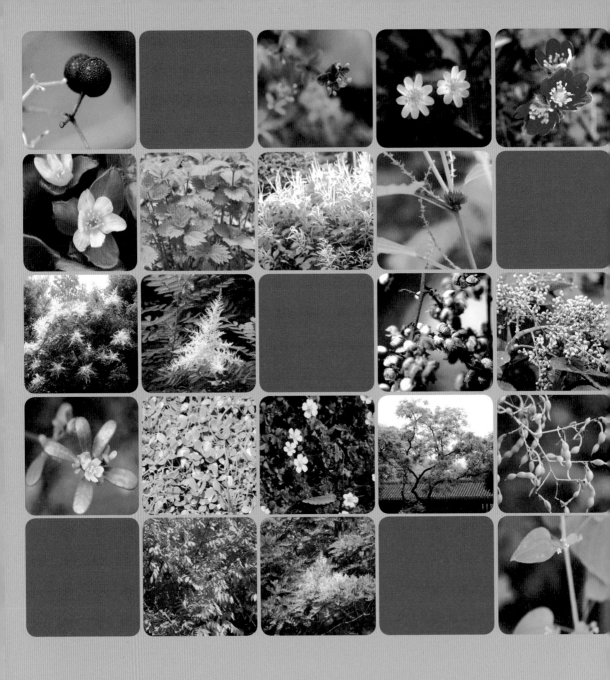

제5장
지혈작용을 하는 산야초

● ○ ○ ■ ■ □

회화나무의 원산지인 중국에서는,

학자수, 출세수, 행복수라고도 부르는데,

이 나무를 심으면 집안에 학자가 나오고,

큰 인물이 나오며 집안에 행복을 부른다고 하여 붙인 이름이다.

활짝 핀 회화나무의 꽃은 '괴화' 라 하고 꽃이 피지 않은 봉오리를 '괴화미' 라 하며,

열매를 '괴실' , 성숙한 열매를 건조한 것을 '괴각' 이라 한다.

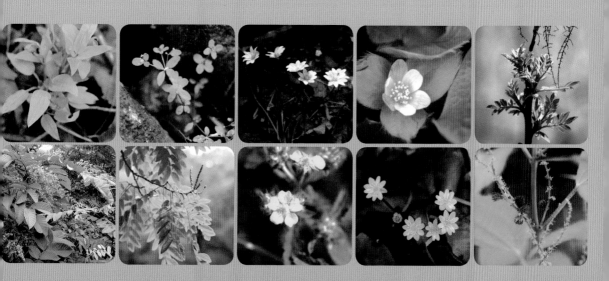

모시풀

Boehmeria nivea (L.) Gaudich 저마근(苧麻根)
Boehmeria frutescens Thunberg

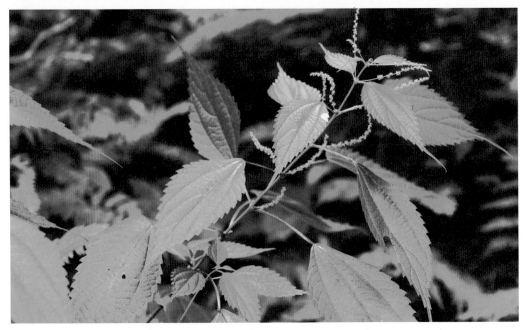

자생지	개화기	채취시기	채취부위
중부 이남(재배)	7~8월	9~10월	뿌리

특징

성질은 차고 맛은 달다. 지혈, 억균작용, 혈액응고작용을 한다.

· 생 김 새 ·

모시풀은 쐐기풀과 모시풀속(Boehmeria)으로 우리나라 중부 이남의 밭에서 섬유자원으로
재배하는 여러해살이 풀이다.

종명은 '눈처럼 하얀' 이란 뜻이다. 한방에서는 모시풀을 '저마근' 이라 한다.

키는 1~2cm로 크고 뿌리는 목질로서 땅속에서 옆으로 뻗고 줄기는 둥근 모양이다.

불규칙한 원주형이고 조금 구부러져 있다. 바깥 면은 회갈색이고 매우 거칠며 세포로 된 주름과
가로로 긴 피목이 있다. 질은 단단하지만 부서지기 쉽고 가볍다. 바깥 면이 회갈색이고 질이
단단하며 속이 차 있는 것이 좋다. 줄기의 껍질 섬유는 길고 질기며 물에 잘 안 젖는다.

잎의 표면은 짙은 녹색으로서 털이 약간 있고 뒷면에 솜털이 밀생한다.

꽃은 암수한그루로 7~8월에 잎겨드랑이에 원추화서로 달리며 수꽃은 밑에서 황백색으로 암꽃은
위에서 연녹색으로 핀다. 열매는 9~10월에 열리는데 타원형의 수과이다.

· 효 능 ·

채취 방법 가을에서 이듬해 봄 사이에 뿌리를 채취해 햇볕에 말린 후 썰어서 사용한다.

모시풀은 해열, 이뇨, 해독, 안태약으로 소변 불리, 임병, 혈뇨, 태동불안 등에 쓴다.

저마근의 전초에 클로로겐산, 휘발유, 라본유, 시안화수소산이 함유된다.

뿌리에 휘발유, 플라본류, 페놀류, 테르펜류과 시안화수소산이 들어있다.

잎에 글루타민산 1.74%, 종자에는 지방유 36%와 시안화 수소산이 있다.

임부의 태동불안 하혈을 다스림 태아를 안정시키는 약으로 임신 때의 태동불안과 함께 각종 원인으로 일어나는 하혈에 대해 쓴다.

지혈작용 우수 저마근은 지혈작용이 매우 강해 각종 출혈증에 사용하면 뛰어난 효과가 난다.

이뇨 · 소염작용 혈뇨와 소변불능을 치료한다.

지담 · 지해작용 만성 기관지염의 치료에 사용된다.

억균 · 혈액응고 작용 혈액 응고를 빠른 시간 안에 촉진한다.

항방사선 작용 작은 쥐를 가지고 실험한 결과에 의하면 카페인산 유로테를 매일 복강 주사하고 코발트 60을 쐬었지만 백혈구, 혈소판이 증가되었다.

· 질병에 따라 먹는 방법 ·

임산부의 하열에 지유탄, 금은화를 가미한다.

열성 출혈에 혈색이 진한 홍색이고 많이 피가 나면 목단피, 적작약, 측백탄을 배합하면 좋다.

위궤양의 급성 출혈에 포황, 측백탄을 사용한다. 위궤양에 해표초, 천초근, 감초를 배합한다.

월경과다, 자궁 출혈에 지유, 흑백과 함께 사용하며 보혈 · 지혈약이나 청혈제를 배합하여 쓴다.

혈뇨에 금은화, 대계를 사용하면 뛰어난 효과가 있다.

만성 기관지염에 사삼, 원삼, 맥문동과 같은 각종 기침을 멈추게 하고 폐를 윤택하게 하는 약물을 교대로 사용하면 완만한 효과를 볼 수 있다.

치료기간은 장기간 소요되나 효과적이다.

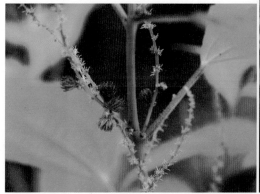

제주긴잎모시풀

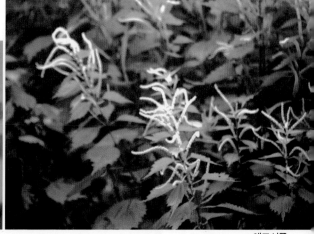

왜모시풀

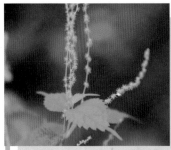
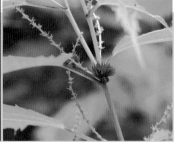
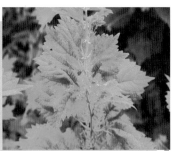

왜모시풀　　　　　　　제주긴잎모시풀　　　　　　　왕모시풀

쐐기풀과 식물은 전 세계에 약 40속 500종이 사는데 우리나라엔 10속 25종이 있다.
날카로운 털이 있고, 잎은 대생 또는 호생으로 톱니나 결각이 있다.
쐐기풀속(Urtica)은 북반구의 온대나 아열대에 약 40종 있으며 우리나라엔 3종이 있다.
쐐기 모양 가시털이 있고, 잎은 대생이며 꽃은 취산형 원추화서를 이룬다.
모시풀속 식물은 열대지방에 약 100종이 살고 우리나라엔 8종이 있다. 잎은 주로 대생이며
이빨 모양의 톱니가 있다. 꽃은 작고 암수꽃이 각각 모여 화서를 이룬다.

모시풀과 유사한 식물로 왕모시풀, 개모시풀, 왜모시풀 등이 있다.
왕모시풀　모시풀에 비해 잎이 마주나게 달리고 두꺼우며 뒷면이 흰빛을 띠지 않고
남부지방 바닷가 주변에 군락을 이루며 자란다.
개모시풀　꽃차례가 가지를 치고 잎에 불규칙한 톱니가 있다. 제주 긴잎모시풀은 잎이
좁은 타원형이고 밑부분이 둔한 쐐기 모양이다.
왜모시풀　우리나라 남부지역에서 잘 자란다. 속명은 독일 식물학자 이름에서 유래한다.
일본에 흔한 식물로 실제로 북해도(호카이도)에서부터 구주(구슈)에 이르기까지 일본
전역에서 볼수 있다. 한자명은 야선마(野線麻)는 야생하는 삼이란 뜻이고 종명은 이명으로
수상화서의 긴 이삭을 의미한다. 왕모시풀에 비해 작고 잎가장자리 톱니가 위쪽으로 갈수록
커진다. 중부이남 산야에서 주로 자란다.

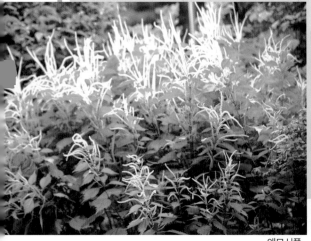
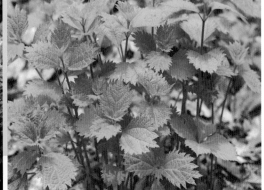

왜모시풀　　　　　　　　　　　　　　　　　　　왜무시풀

쇠비름

Portulala oleracea L.
마치현

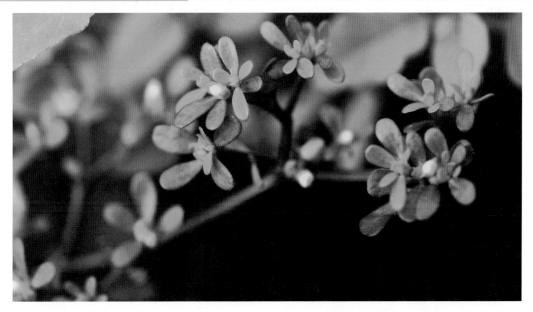

자생지	개화기	채취시기	채취부위
들, 밭	6~10월	8월	전초

특징

성질은 차고 맛은 시다. 지혈, 살균, 양혈, 해독작용을 한다.

· 생 김 새 ·

쇠비름과의 한해살이풀로써 길가에 흔한 일종의 비름나물(현채)이다. 쇠비름은 『본초강목』
에선 오행초(五行草)라고 부르는데 잎, 줄기, 꽃, 뿌리, 씨앗이 오행의 성질인 목, 화, 토, 금,
수를 다 지니고 있다는 것이다. 이 풀은 작은 잎의 모양이 마치 말의 이빨과 같아 '마치현'
이라고 불렀다. 영어로는 'pig-weeds'라고 하며 '돼지가 먹는 잡초'라는 뜻이다.
높이는 30㎝내외로 줄기와 잎은 다육질(多肉質)이고 털은 없다. 잎의 모양은 긴 타원형으로 서로
어긋나기도 하고 마주보고 나기도 하며, 줄기와 잎을 누르면 점액이 나와 끈적거린다.
잎이 많이 붙어 있고 녹갈색이고 질이 부드럽고 연하며 산미가 강한 것이 양질이다. 붉은 줄기는
밑동에서 갈라져 땅을 기면서 자란다. 꽃은 양성화인데 6~10월까지 노랗게 피며 가지 끝에
달리고 꽃받침은 2개이며 타원형이다. 꽃잎은 5개이며 오그라든다.
뿌리는 흰색이지만 손으로 훑으면 붉은색으로 변한다. 효소작용에 의해 물감이 생기기 때문이다.
씨앗은 8월부터 여물어 가는데 깃대가 달린 많은 종자가 나온다.
종자는 둥글납작하며 검은색이 나면서 가장자리가 붉거져 나온다.

· 효 능 ·

식용 방법 나물로 먹으려면, 부드러운 잎과 줄기를 소금물로 데쳐서 햇볕에 바싹 말려
묵나물로 양념해서 먹으면 겨울의 요긴한 찬거리가 된다. 쇠비름나물을 많이 먹으면 장수한다
하여 '장명채(長命菜)'라고도 한다.
생즙으로 먹으려면, 저혈압, 대장염, 관절염, 변비, 대하, 임질, 설사에 효과가 좋다.

우수한 살균작용 급성 세균성 이질 치료에 유효율이 높고 안전성도 대단히 높다. 만성 이질에도
양호한 효과가 있다. 또한 급성 위장염에 대해서도 아주 좋은 치료 효과를 가지고 있다.

양혈 · 지혈작용 대장 염증에 의해 일어난 혈변, 항문의 열상에 의한 출혈, 치질로 인한 출열
등에 쓴다.

급 · 만성염증에 의해 일어나는 혈뇨에도 쓴다. 또한 전초의 알콜 추출액은 대장균, 적리균,
티푸스균에 대한 억균작용, 칼륨염에 의한 이뇨작용이 있다.

항균소염 작용 외과 질환에 대해 해독소종, 행어배농(行瘀排膿)의 효과가 있다.

· 질병에 따라 먹는 방법 ·

독충에 물려서 가려울 때 반드시 생잎을 찧어 붙인다.
말리거나 알코올에 담그면 콜로이드 상태가 파괴돼서 효력이 없다.
급성 신우염으로 혈뇨가 보이고 오줌이 자주 나올 때 익모초, 차전자를 배합해 복용한다.
열성의 설사와 혈변에 쇠비름 죽을 먹는다.
신선한 잎 60g(말린 것은 30g)을 잘 씻어서 썰고 쌀과 함께 끓여 죽을 쑨다. 아침저녁으로 두
번씩 따뜻하게 먹는다.
비장의 기능이 약해 설사가 자주 날 때는 먹지 않는다.

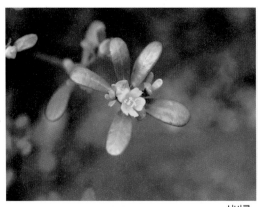

쇠비름

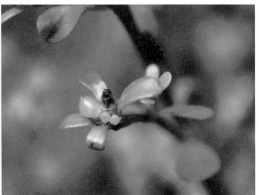

쇠비름

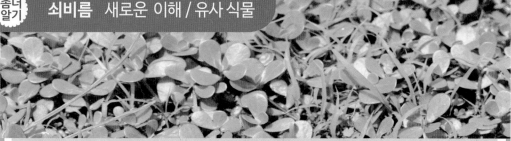
쇠비름

쇠비름의 기원은 아프리카 동부에서 인류가 거쳐온 북부 아프리카 건조지역이다.

과명 아마란스에서 나온 비름은 일명 돼지풀로 원산지인 남부에서 기원전 4000년부터 식용허브로 재배되어 왔다.

쇠비름과는 남미, 남아프리카에 약 16속 500여종이 있고, 우리나라엔 1속 1종이 산다.

속명은 열매가 익어 뚜껑이 열리는 형상을 의미하는 라틴어에서 유래하고 종명은 향긋하고 먹을수 있는 야채라는 의미다. 한글명 쇠비름은 '구급간이방 언해' 에 한글로 명기되어 있다.

쇠비름은 쇠와 비름의 합성어이다. 비린내 나는 나물이면서 비름과의 비름보다는 더욱 억세고 거칠다. 쇠비름은 푸른잎, 붉은줄기, 노란꽃, 흰뿌리, 검은씨에서 음양오행을 상징하는 색을 가진 풀이다.

다육질의 초본으로 줄기는 퍼지거나 비스듬히 서고 꽃은 가지 끝에 달린다.

잎과 줄기는 물 저장 조직으로 발달된 다육질로 한발에 잘 견딘다.

식물의 모든 부분을 식용으로 할수 있으나 특히 종자는 단백질과 섬유소가 풍부하며 영양적 가치가 높다. 1970년대 이후 전 세계적으로 재배되고 있다.

식물전체를 약재로 이용하며, 마음을 진정시키고 출혈을 막고 설사를 멈춘다.

어린 잎은 샐러드에 넣고 완전히 자란 잎은 시금치같이 익힌다. 씨앗은 밀가루에 섞어 비스켓과 빵을 만든다,

씨앗은 튀겨 먹기도 한다.

개비름 야현채라고 하며 꽃을 포함한 모든 부분을 약으로 쓴다.

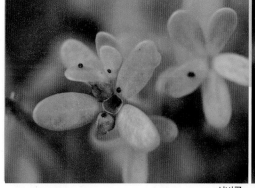

쇠비름

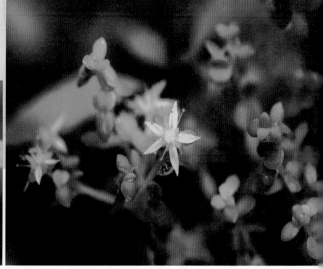

말똥비름

꼭두서니

Rubia akane Nakai 천초
Rubia cordfolia var. pratensis Max. 갈퀴 꼭두서니

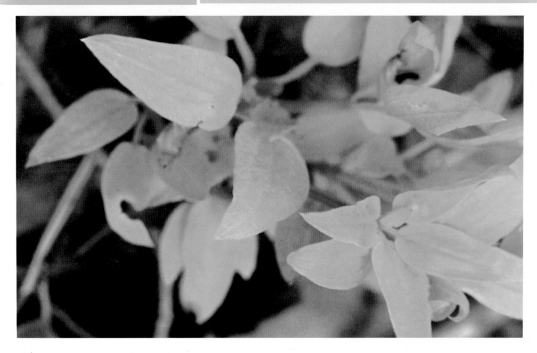

자생지	개화기	채취시기	채취부위
• 들, 밭	• 6~10월	• 8월	• 전초

특징
• 성질은 차고 맛은 쓰다. 청열, 지혈, 항암작용을 한다.

· 생 김 새 ·

꼭두서니는 전국 산지에 숲 가장자리에서 흔하게 자라는 꼭두서니과의 덩굴성 여러해살이
풀이다. 이 풀은 예부터 뿌리에서 붉은색 염료를 얻는 식물로 자초, 잇꽃과 함께 아주 중요한
물감 원료로 사용되어 왔다.

길이가 1m에 달하고 줄기가 네모지고 길게 자라 얽히며 모서리를 따라 끝으로 향한 가시가 있다.
줄기 속은 비어있으며, 잎은 4개씩 돌려나지만 두 개는 정상잎이고 두 개는 턱잎이다.
잎의 길이가 3~7㎝이며 5맥이 뚜렷하고 긴 자루가 있다.

꽃은 7~8월에 피고 화관이 4~5개로 갈라지고 연한 황색이며 잎겨드랑이와 원줄기 끝의
원추화서에 달린다.

작은 꽃대가 짧으며 수술은 4~5개이며 암술은 2개의 암술대가 있다.
열매는 둥글며 2개씩 달리고 흑색으로 익는다.

· 효 능 ·

채취 방법 한방에서는 꼭두서니를 '천초자' 라하며 약용으로는 뿌리를 쓴다.
가을에서 다음해 봄 사이에 뿌리를 채취해 햇볕에 말려서 또는 생것으로 사용한다.
뿌리는 "천초근' 이라 하고, 붉은색이며 통통하다.

청열 · 지혈작용 천초근은 허약성 출혈, 열증 출혈, 외상성 출혈에 적합하다. 자궁 출혈로서 질
에서 대량 출혈이 나고 맥은 크고 빨리 뛰면 청열, 지혈약을 사용한다. 천초근의 약성은 측백, 포
황, 생지황을 가미해 사용하면 지혈효과가 빠르다. 천초근은 보통 태워서 사용한다.

풍습성 관절통, 신경통 치료 지룡, 당귀, 위령선을 배합해 쓴다.

신장과 방광의 결석을 녹이는데 탁월 루베이트린산이라는 성분이 소변을 산성화하여 인산칼
슘으로 된 결석을 녹인다.

각종 암 치료 식도암, 자궁암, 백혈병, 임파선암, 위암에도 쓴다.

· 질병에 따라 먹는 방법 ·

월경과다에 천초근은 월경과다를 멎게 하는 작용이 있다.
월경통의 원인은 대부분 어혈이 쌓이기 때문인데 월경 전 또는 월경기간 중에 복통이 심하고
핏덩이가 섞여 있으면 생천초를 20g에 익모초, 적작약, 도인을 더해 행혈 · 산어작용을
강화시켜 통경 · 지통의 효과를 얻는다. 천초근을 볶거나 태우면 산어작용이 사라진다.

관절통이 낫지 않는 관절 종창이나 척추염에 적작약, 도인, 천궁을 배합해서 사용한다.

신장, 방광결석에 천초근을 5~10g씩 달여서 하루 2~3번 마신다. 약을 먹고 3~4시간이
지나면 소변이 붉게 나온다.

● 법제하는 법

천초근을 솥에 넣고 센 불로 볶되 표면을 까맣게 태우면 내부가 갈색이
되고, 그 때 물을 뿌려 불꽃을 없앤다. 다시 약간 볶아 그늘에서 말린다.
생품은 활혈, 통경의 작용이 있고 탄을 만들면 지혈 작용이 증가한다.

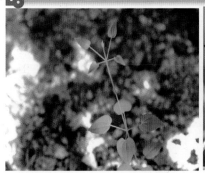

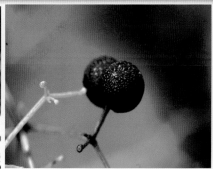

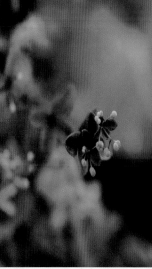

꼭두서니   꼭두서니   네잎갈퀴

꼭두서니과 식물은 특히 열대에 약 350속 4500여종이 있다.

꼭두서니속(Rubia) 식물은 전 세계에 약 70여종이 있으며 유럽, 아프리카, 아시아, 온대 및 히말리야, 아메리카 열대 등지에 분포한다. 약명 '천근' 이라는 명칭으로 신농본초경 '중품에 처음 수록되었다. 꽃은 대개 5수성으로 잎겨드랑이와 줄기 끝에 취산화서로 달린다. 꽃자루에는 관절이 있다.

2015년판 중국약전에는 이 종을 중약 '천초' 의 법정기원식물 내원종으로 수록하였으며 한국약전 제 4개정판에는 ' 천초근 '을 꼭두서니과에 속하는 꼭두서니 또는 기타 근연식물의 뿌리로 기재하고 있는데 현재는 신장 발암성이 있는 것으로 확인되어 한국에선 사용이 금지되어 있다. 일본에선 천초에서 분리해낸 저독성 항암성분인 Rubidate을 인공적으로 합성하여 천초에 대한 연구의 확대가 이루어졌다.

천초는 약용 이외에 오래전부터 이용한 붉은색 염료의 하나로 화장품 제품에도 사용된다. 자생하는 동속식물로 큰꼭두서니, 갈퀴꼭두서니가 있으며 유사식물로는 선갈퀴, 개선갈퀴, 흰갈퀴, 두메갈퀴 등이 있다.

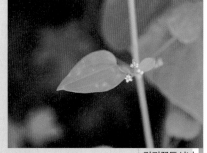
갈퀴꼭두서니

서양꼭두서니 종명이 Timetorum으로 매더 Madder 라고 부르며 뿌리를 붉은색 염료로 이용하는데 매염제 없이도 곱게 붉은색을 물들일 수 있다. 매더의 약효는 강장, 발한, 해염, 이뇨, 지형의 효능이 있다. 한편 서양꼭두서니 매더에 함유되어 있는 루시딘은 강력한 유전자 돌연변이를 유발하는 화합물로 미국FDA에선 금지 약물로 규정했다.

갈퀴꼭두서니 잎이 원줄기에서는 6~10개씩 돌려나고 가지에선 4~6개씩 돌려나며, 가시가 더욱 많다. 꽃은 6~7월에 피며 열매는 8~9월에 열린다.

큰꼭두서니 큰꼭두서니는 꼭두서니과, 꼭두서니속을 대표하며 속명 Rubia는 보석 루비처럼 붉다는 의미의 라틴어에서 유래한다. 잎이 5~7개의 평행맥이 뚜렷해 구별된다.

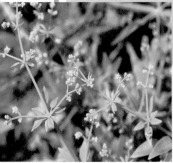
갈퀴덩굴

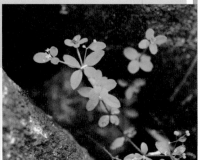
민둥갈퀴 · 네잎갈퀴

붉나무

Rhus chinensis Miller 염부목, 오배자(五倍子)

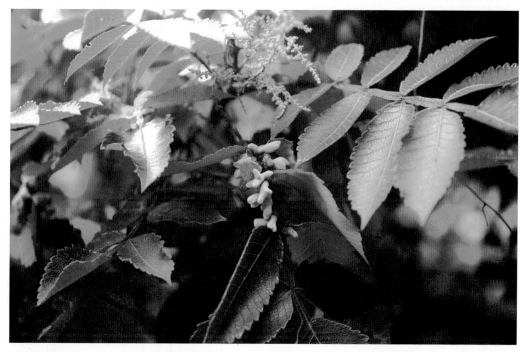

자생지	개화기	채취시기	채취부위
산	7~8월	10월	종자, 줄기, 뿌리, 벌레집

특징

성질은 따뜻하고 맛은 짜다. 지혈, 해독작용을 한다.

· 생 김 새 ·

붉나무는 전국 산기슭의 바위틈이나 돌밭에 흔한 옻나무과의 낙엽지는 활엽관목이다.

가을에 단풍나무보다 더 붉게 물이 들어 서북 지방에서는 '불나무', '뿔나무' 라고도 한다.

높이가 7m에 달하며, 굵은 가지는 엉성하게 갈라지고 위쪽으로 가서는 원줄기와 가지 구별 없이 잎은 깃털겹잎으로 나며 홀수이다. 길이는 40cm 정도 되며 어긋난다.

잎줄기에는 좁은 날개가 있다. 소엽은 7~15개가 달리는데 달걀 모양으로 주름이 지고 가장자리에 톱니가 있다.

꽃은 암수딴그루로서 7~8월에 황백색으로 띠고 원추상으로 모여 달린다. 꽃받침, 꽃잎, 수술은 각각 5개씩이고 암꽃에는 퇴화한 수술이 5개 있다.

열매는 10월에 익는데 씨는 한 개씩 들어있으며 원반형으로 황갈색 털로 덮여 있고 소금이 돋아 있다. 이것을 '염부자' 라 하며 '목염' 이란 이름을 비롯해 여러 이름이 있다.

두부를 만들 때 간수 대신 사용하기도 한다.

· 효 능 ·

잎, 껍질에서 나오는 흰 진은 화상, 피부병, 곪은 상처에
좋다.
줄기와 잎은 장염에 진하게 달여 농축해서 먹으면
특효이다.
오배자 성분 붉나무에 기생하는 진딧물이 만드는 벌레집을
　　　'오배자(五倍子)' 라 한다.
오배자는 성분의 50~60%가 탄닌으로 탄닌산을 제조하여
좋은 원료일 뿐 아니라 약용으로 사용된다.　외국에서는 인공 증식법이 개발되었다고도 한다.

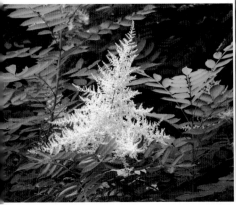
붉나무

오배자면충

오배자 진딧물이 붉나무의 어린 잎에 알을 낳는데, 애벌레가 자라면서 분비하는 물질의
자극으로 혹처럼 생긴 모습을 띤다.
진딧물이 성충이 되면 오배자를 뚫고 나와 흩어지는 모습이 하얀 솜털 같다하여 오배자면충이라
하고 이들은 오배자 이끼에 알을 낳고 겨울을 나고 부화하며 붉나무의 어린 순에 알을 낳는다.
『동의학 사전』에 의하면 9~10월에 붉나무 벌레집을 따서 증기에 쪄서 말린다. 헌데를 잘
아물게 하고 기침을 멈춘다. 외용약으로 쓸 때는 달인 물로 씻거나 가루내어 뿌린다고 한다.

· 질병에 따라 먹는 방법 ·

설사, 수렴제, 출혈, 해독에　오배자를 쓴다.
연주창에　소태나무와 함께 배합하여 사용한다.
이질에 붉나무 나무껍질을 쓴다.
손이 튼 때　붉나무 수약을 사용
한다.

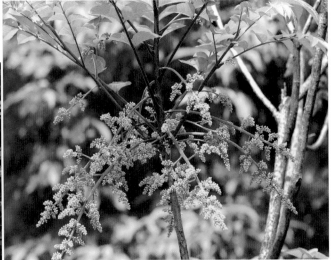

붉나무

개옻나무

210

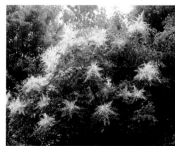

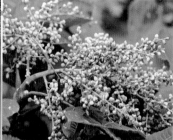

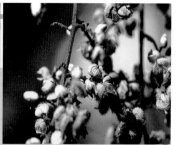

붉나무   붉나무   붉나무

붉나무는 열매에 뒤집어 씌워져 있는 흰가루가 시고 짠맛이 있어 염수목, 염부자라
하기도 했을 정도로 특이하다. 나무에서 짠맛이 나는 것은 오직 이 뿐이다.

나무에 벌레주머니가 생겨 이것을 염료와 약용으로 쓰며 백충창, 분합이라는 속명과 함께
오배자라 한다.

일본에서는 붉나무를 '금강장' 이라 하며 죽은 사람의 관에 넣는 지팡이를 만드는데
불가에선 '영목' 이라 하며 수행할 때의 일체 번뇌를 없애는 '호마목' 으로 삼아
승려들이 지팡이를 만들어서 짚고 다닌데서 비롯된 것이다.

또한 나무의 즙으로 불단을 칠하였다.

붉나무는 민속약으로 보편적으로 이용되었으며, 내륙 산간 지방에선 이 열매를 짓찧어
물에 주물러 펴서 그 물을 두부 만드는데 소금대신 간수로 이용하였다.

개옻나무

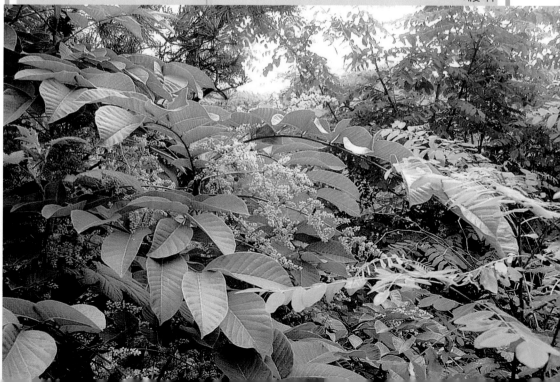

노루귀

Hepatica asiatica Nakai

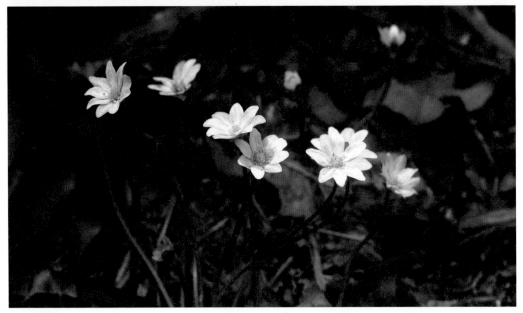

자생지	개화기	채취시기	채취부위
산	3월	8월	전초

특징

성질은 차고 맛은 쓰다. 지혈, 진통, 진해, 소종작용을 한다.

· 생 김 새 ·

꽃이 필 때, 줄기에 긴 흰색 털이 많이 나는데, 그 모양이 노루귀와 비슷하여 노루귀라고 한다. 산지 습기 많은 숲 속에 흔하며 꽃이 먼저 피는 미나리아재비과의 여러해살이 풀이다.

노루귀는 장이세신(獐耳細辛), 파설초(破雪草)로도 불렸는데, 장이세신이란 노루귀 같은 족도리풀이란 뜻이고, 봄소식을 알리듯 눈을 헤치고 작은 꽃을 내민다 하여 파설초라고도 한다. 이 풀은 뿌리와 줄기가 옆으로 비스듬히 누워 자란다.

뿌리에는 마디가 많으며, 마디마다 잔뿌리가 사방으로 뻗어 있다. 풀잎은 모두 뿌리에서 모여 나며 긴 잎자루는 심장 모양으로 가장자리가 깊게 세 개로 갈라진다. 갈라진 잎은 달걀 모양이며 끝이 뭉뚝하고 뒷면에 솜털이 많이 나 있다.

꽃은 3~4월에 피며, 잎이 나오기 전에 꽃대가 먼저 나오고 꽃의 지름은 1.5cm 정도이고 흰색이나 연한 분홍색이다. 꽃대의 길이는 6~12cm 정도이며 긴 털이 있으며 그 끝에 한 개의 꽃이 하늘을 향하여 핀다. 꽃받침 잎은 6~8개인데 긴 타원형으로 꽃잎같이 보이지만 꽃잎이 아니다.

수술과 암술이 많고 씨방에는 털이 나 있다. 8월에 종자가 여물며 여러 개이고 털이 있다.

뿌리를 포함한 모든 부분을 약재로 쓰며, 새끼노루귀(Hepatica insularis NAKAI)도 함께 쓰인다.

· 효 능 ·

채취 방법 채취방법 여름에 채취하여 햇볕에 말리며, 쓰기에 앞서서 잘게 썬다.

말린 약재를 1회에 2~6g씩 200cc의 물로 달여서 복용한다. 외용으로는 짓찧어서 상처 난 곳에 붙인다.

잎의 성분 배당체인 헤파트릴로빈(Hepatrilobin)과 삿카로즈(Saecharose), 인베르틴(Invertin)을 함유하고 사포닌(Saponin)이 함유되어 있다.

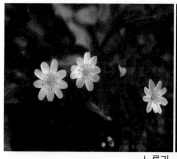
노루귀

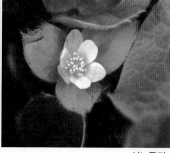
섬노루귀

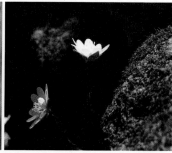
노루귀

· 질병에 따라 먹는 방법 ·

식용 방법 봄철에 자라나는 어린 잎을 따다가 가벼운 양념과 함께 나물로 무쳐 먹는다.

뿌리에는 독성이 있으므로 이 뿌리 부분을 제거한 후 나물로 먹어야 안전하다. 또한 약간 쓴맛이 있으므로 살짝 데쳐서 잠시 우려내었다가 간을 맞추는 것을 잊지 말아야 한다.

두통, 치통, 복통, 기침, 장염, 설사에

주의 노루귀는 유독성 식물이라 어린 잎을 나물로 먹을 때 충분히 우려내야 하는 등 주의가 필요하다. 또한 뿌리에는 독성이 있는 사포닌이 함유되어 있으므로 이 뿌리 부분을 제거한 후 나물로 먹어야 안전하다.

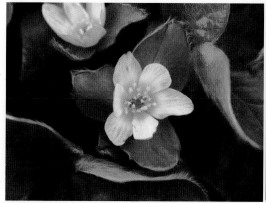
섬노루귀

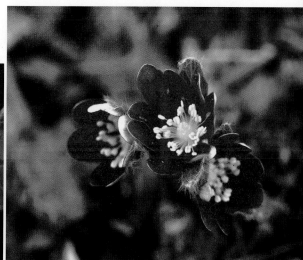
노루귀

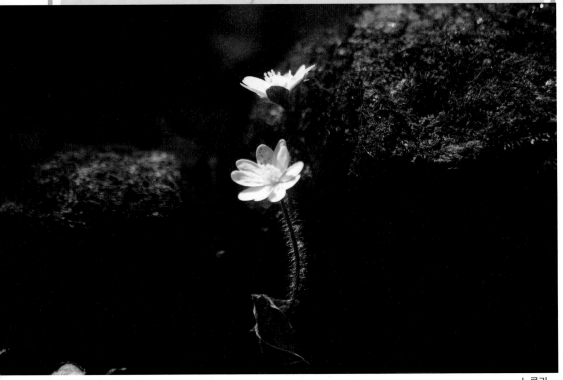

노루귀

노루귀속(Hepatica) 식물은 우리나라에 3종이 있다. 잎은 3갈래로 갈라지고 두껍다.
자생하는 3종의 노루귀는 모두 뿌리줄기를 '장이세신'이라 하며 특히 간 보호 작용이
뛰어나 간 효소 활성에 관한 연구가 진행되고 있다.
노루귀와 유사식물로 새끼노루귀, 섬노루귀 등이 있다.

새끼노루귀 노루귀에 비해 전체적으로 소형이고 잎 표면에 흰색 무늬가 선명하다.
섬노루귀 속명 헤파티카 Hepatica는 간장(肝腸)이란 뜻을 가진 hepaticus에서 유래되었는데,
3개로 나눠진 잎 모양이 간장을 닮아 생겨난 명칭이다.
노루귀와 비슷한 식물인 섬노루귀는 울릉도에 자생하며 일반적으로 많이 재배된다.
꽃이 필 때 묵은 잎이 남아 있다. 꽃은 대형이고, 꽃을 둘러싸고 있는 포(苞)가 초록색이어서
잎처럼 보이기도 하고 꽃보다 더 커서 꽃받침처럼 보이기도 한다.
꽃 색은 흰색 또는 연한 분홍색이다.

노루귀

양지꽃

Potentilla frarioides L. var. major Max

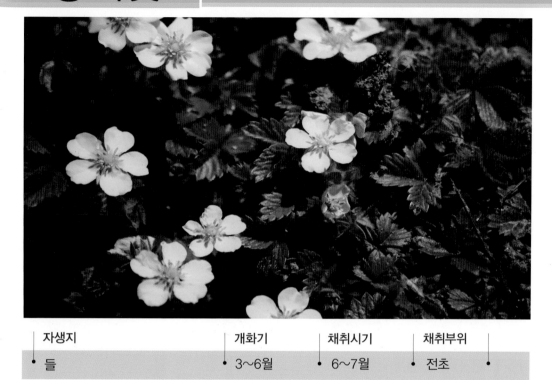

자생지	개화기	채취시기	채취부위
들	3~6월	6~7월	전초

특징

성질은 평하고 맛은 달다. 지혈, 보익작용을 한다.

· 생 김 새 ·

양지꽃은 이른 봄 산과 들의 양지 녘에서 많이 자라는 장미과의 여러해살이 풀이다.

한방명으로는 번백초(飜白草), 설백(雪白),계퇴근(鷄腿根)이라고 불린다. 번백초란 이름은 잎 안쪽에 털이 빽빽이 나 있어 흰눈을 뒤집어쓴 것 같다고 하여 그렇게 부르고, 설백이란 이름은 잎이 줄기가 말라죽을 무렵부터 생기는 하얀 털 때문에 붙여진 것이다. 그리고 덩이뿌리의 잔뿌리와 껍질을 없애면 닭다리 같은 흰 부분이 나오므로 계퇴근이라고도 불렀다.

꽃은 높이 15~30cm 정도로 자라고 몸 전체에 긴 털이 난다. 뿌리에서 여러 잎이 나와서 사방으로 비스듬히 퍼지며 잎자루는 길고 작은 잎이 3~15개 정도로 구성된 기수우상복엽이다. 잎의 형태는 넓은 도란형으로 거꾸로 세운 계란 모양이나 또는 타원형이며 길이는 1.5~5cm, 넓이는 1~3cm 정도이다. 양끝이 좁고 양면에 털이 있으며 특히 맥 위에 털이 많다.

잎가에는 톱니가 있다. 개화기는 3~6월이며 꽃대가 길게 자라 그 끝에서 취산화서를 이루며 6 월에 맺는 열매는 수과로써 달걀꽃이며 길이가 1mm 정도로 가는 주름살이 있다.

뿌리는 굵은 뿌리와 잔뿌리가 사방으로 내린다.

· 효 능 ·

채취 방법 뿌리를 포함한 모든 부분을 약재로 쓰며, 여름에 채취하여 햇볕에 말린다.

보익 · 지혈작용 지혈작용이 특히 강하다.

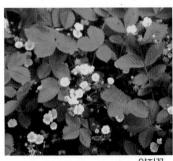 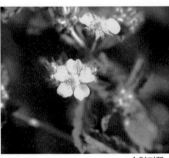 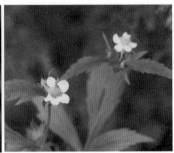

양지꽃   솜양지꽃   솜양지꽃

· 질병에 따라 먹는 방법 ·

식용 방법 옛날엔 구황식물로 어린순을 나물로 먹었으며 껍질과 잔뿌리를 제거하여 굵은 뿌리를 밥솥에 넣고 쪄서 먹거나 날로 먹기도 하였다.

신체허약토혈, 월경과다에 말린 약재를 1일 12~24g 한도 내에 1회 4~8g씩 200cc의 물에 절반이 되도록 달여 음용한다.

신경통, 치료 및 산후 보약에 딸기꽃과 솜양지꽃은 '진해초'라 하여 약용하였다.

이질, 혈변에 중약대사전에는 딸기 전초를 '위채', 솜양지꽃 전초를 '번백초'라 하여 쓴다

●양지꽃 발효액 담그기

양지꽃을 발효액으로 사용하려면 이른 봄에 전초를 캐서 잘 다듬어서 쓴다.

굳이 단방으로 사용할 필요성은 없고 이른 봄에 나는 여러 식물과 함께 복합방으로 마시면 보익에 좋다.

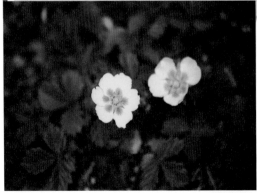 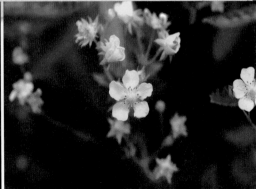

민눈양지꽃   솜양지꽃

Potemtilla속 식물은 전 세계에 약 200여종이 있으며 북반구의 온대와 한대 및 고산지역의. 낮은 지대의 산이나 밭둑 등에서 자란다.

속명의 포텐틸라(Potentilla)는 라틴어의 강력하다는 의미를 갖고 있으며, 종명 프라가리오이데스(fragarioides)는 딸기 속과 비슷하다는 의미이다.

양지꽃은 동북아시아 온대지역에 널리 분포한다. 봄을 가장 먼저 알리는 들꽃의 하나로 8월까지 줄기차게 피는 반복생식 다년생이다.

양지꽃은 뱀딸기와 매우 닮았지만 뱀딸기는 길게 기는 줄기가 있고 잎겨드랑이에 꽃이 하나씩 달린다. 뱀딸기는 이른 봄에 잠시 핀다.

양지꽃 잎은 뱀딸기 잎과 비슷하나, 살펴보면 뱀딸기꽃은 양지꽃에 비해서 큰 편이고 꽃이 피는 시기도 양지꽃은 이른 봄에 피고, 뱀딸기꽃은 초여름에 핀다. 그리고 뱀딸기꽃은 긴 꽃대가 하나씩 올라와서 꽃을 피우지만 양지꽃은 많은 꽃대가 올라온다. 뱀딸기 잎은 곱고 넓적하며 잔털이 없지만 양지꽃잎은 약간 연초록색이며 여러 갈래로 찢어져 있다.

자생하는 양지꽃속 식물로 이외에 제주양지꽃, 물양지꽃이 있다.

물양지꽃 중국명으로 '낭아위릉채'라 하며 일본명은 '수원초'(水源草)다.
전국에 분포하지만 서식처 조건에 매우 민감한 종으로 개체군 크기가 매우 제한적이고 드물다. 깊은산 냇가에 사는 식물로 인간의 간섭에 노출된 입지에서는 근본적으로 서식하기 어렵다. 꽃잎에는 짙은 무늬가 있으며 꽃가루 받이가 성공하면 무늬가 점점 엷어진다.

민눈양지꽃

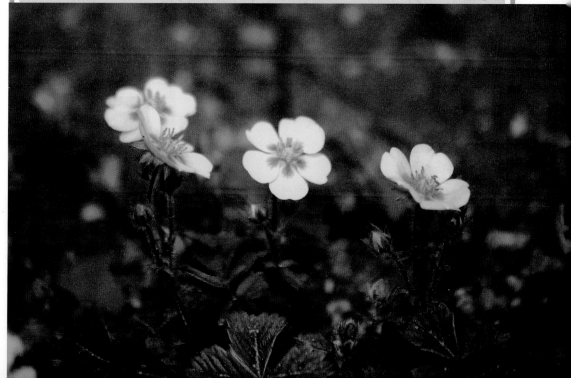

회화나무

Sophora japonica L. 괴화(槐花), 괴각

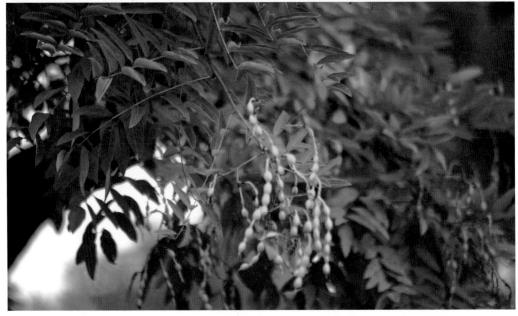

자생지	개화기	채취시기	채취부위
• 재배	• 8월	• 10~11월	• 열매, 꽃

특징

• 성질은 서늘하고 맛은 쓰다. 지혈, 청열작용을 한다.

• 생 김 새 •

우리나라에선 중북부 지방에서 많이 자라며 콩과의 큰키의 낙엽교목이다. 회화나무는 회화목(懷花木), 회나무, 홰나무, 괴화나무, 괴목, 괴수 등으로도 부른다. 회화나무의 원산지인 중국에서는 학자수, 출세수, 행복수라고도 부르는데, 이 나무를 심으면 집안에 학자가 나고 큰 인물이 나오며 집안에 행복을 부른다고 하여 붙인 이름이다. 활짝 핀 회화나무의 꽃은 '괴화' 라고 하고 꽃이 피지 않은 봉오리를 '괴화미' 라 하며, 열매를 '괴실', 성숙한 열매를 건조한 것을 '괴각' 이라 한다. 잎, 가지, 꽃, 열매는 모두 약으로 쓴다.

키가 45m, 지름 3m까지 자라는 수형이 웅장하고 품위가 있어 정자나무로도 인기가 있다. 회화나무의 껍질은 회갈색이다. 잎은 달걀처럼 끝이 뾰족한 겹잎이며 겉면은 녹색이나 뒷면은 회색이다. 꽃은 원뿔모양으로 가지 끝에 달리며 늦여름에 연한 회색으로 핀다.

꼬투리의 길이는 5~8cm로 종자가 들어 있는 사이가 잘록하게 들어가며 아래로 처지고, 열매는 염주를 꿰어놓은 모양이다.

· 효 능 ·

꽃(괴화)은 혈관 치료제 주로 볶아서 쓰며, 괴화의 성분은 루틴 및 케르세틴으로 모세혈관의 정상적인 저항력을 보존하고 혈관의 투과성을 감소시킨다. 대장에서 출혈을 하는 모세혈관을 정상화 한다.

열매(괴각)는 고혈압, 동맥경화증 예방제 짓찧은 다음 쌀뜨물이나 식초에 하루 담갔다가 증기에 쪄 불에 말려 쓴다. 고혈압, 동맥경화증을 예방한다. 출혈 증상이 수반될 경우에 적합하다. 괴각은 하부 출혈에 작용 성질이 강하므로 하초의 혈분에 열이 있는 사람에 사용한다.

괴각은 성미가 괴화와 같으나, 지혈작용은 약하고 청열작용은 좀 더 세고 혈압을 내리는 작용도 있다. 또한 대변 출혈 및 치질의 염증에도 사용된다. 용량은 12~20g으로 생것을 끓여 복용한다.

지혈·청열작용 꽃(괴화)는 토혈, 코피, 변혈, 붕루 등에 응용해서 쓴다. 대장 출혈, 월경과다 및 자궁출혈의 치료에도 효과가 있다. 생용하면 청열, 해독, 지혈의 효능이 있다. 태워서 쓰면 지혈효과가 더욱 뛰어나다. 주로 괴화에 (초)작약, 포황, 오배자를 배합해 사용한다.

배변 출혈에 효과적 괴화는 배변시 먼저 출혈후, 다음 배변이 나오는 경우 아주 적합하다.

직장암에 효과 생괴화의 항암작용이 볶은 괴화보다 효과가 더 좋다. 다른 항암약과 함께 쓴다.

청열·해독·소염작용 꽃(괴화)는 창양절종 치료에도 사용한다. 초기 증상으로 벌겋게 되고 붓고 아프면 금은화, 연교, 토복령, 생지황을 가미해 쓴다.

『동의학 사전』을 보면 회화나무 꽃은 맛은 쓰고 성질은 평하다. 간경, 대장경에 작용한다. 열을 내리고 혈분의 열을 없애며, 피나는 것을 멈춘다.

약리실험에서 꽃의 루틴 성분이 실핏줄 투과성을 낮춰 염증을 없애며, 달임약은 혈압과 핏속 콜레스테롤을 낮추는 것이 밝혀졌다. 루틴 함량은 꽃봉오리가 더 높다.

장출혈, 치루, 자궁출혈, 피를 토할 때, 코피, 혈리 등의 모세혈관 장애로 인한 여러 가지 출혈과 간열로 눈이 붉어진 데, 부스럼에 쓴다. 피가 나는 데는 거멓게 볶아서 쓰고 고혈압에는 약간 볶아서 하루 6~9g을 달임약, 가루약, 알약 형태로 먹는다. 외용약으로 쓸 때는 달인 물로 씻거나 가루 내어 뿌린다.

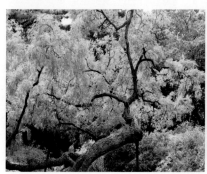
회화나무

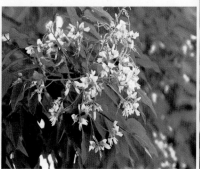
회화나무

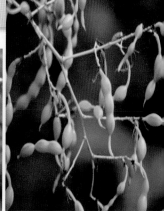
회화나무

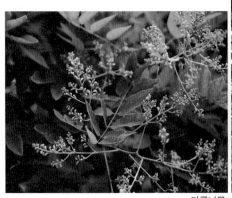
다릅나무

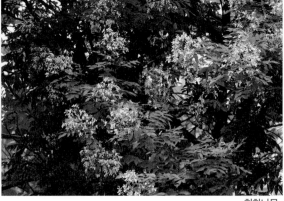
회화나무

• 질병에 따라 먹는 방법 •

식용 방법 새로 돋아난 어린 잎은 식용이 가능하며 차로도 달여 마실 수 있다.

위궤양 출혈에 괴화에 목단피, 우절, 모근, 백작약을 더하면 청혈, 양혈의 효과가 있다.

변비, 복부팽만을 수반하면 괴화 20g, 지실 12g, 대황 4g, 생지황 12g, 지유 12g을 가미해 사용한다.

직장암에 의한 출혈에 괴화 80g, 웅황 12g을 끓여 항문을 씻으면 좋다.

월경과다, 자궁출혈에 혈에 열이 있어 생긴 출혈은 혈색이 아주 붉고 출혈량이 많다. 이때에는 괴화(탄)에 측백(탄), 천초근을 배합해 사용한다.

신체가 허약해서 생긴 출혈에 당귀, 아교, 백작약, 숙지황과 함께 쓴다.

비강 염증으로 인한 코피는 생괴화를 사용하며 선학초 12g, 우절 20g을 더해 끓여 하루에 2첩씩 마신다.

주의 괴화는 아주 쓰고 약성이 차므로 위가 차고 산이 많은 경우에는 다량으로 쓰지 않는다.

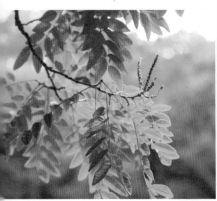
솔비나무

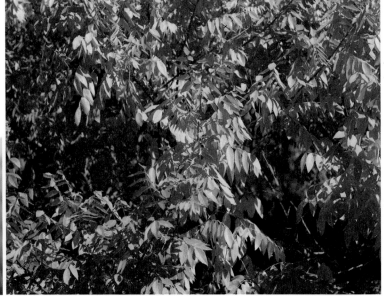
황금회화나무

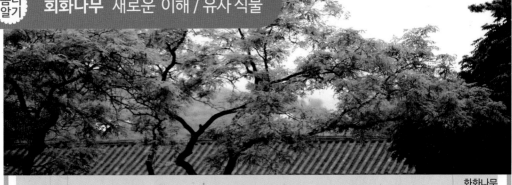

화화나무

회화나무의 원산지는 중국이며 각 지역에서 대부분 재배한다. 화북과 황포 고원지역에 분포하나 야생은 매우 적다. 잘 익은 열매는 '괴실, 괴각'은 신농본초경에, '괴화'는 '일화자본초'에 처음 수록되었다.

이 식물의 괴미와 괴화는 중국위생부에서 규정한 약식동원품목으로 경제적 가치가 매우 높고 환경 적응력도 매우 좋아 각지에서 널리 재배된다.

'명의별록'에는 가지, 껍질, 뿌리의 약효를 설명하고 '가우본초'에는 '괴교' '괴화'의 효능을 말하고 있다.

속명은 Sophora이며 여기엔 전 세계 약 70여종이 있으며 열대, 온대지역에 널리 분포한다. 이 나무는 그 수형에서 호탕한 영웅의 기개와 고결한 학자의 풍모가 느껴지며, 엄숙한 위엄에 압도되어 존경하는 마음이 생기고 자신도 모르게 자세를 바로잡게 하는 힘이 있다. 생명력이 강해 추위와 가뭄을 잘 견딘다.

이 회화나무는 독특한 종으로 약리연구를 통하여 꽃과 꽃봉오리는 지혈, 혈압강화, 콜레스트롤 저하, 항염, 항바이러스, 항산화, 항종양 등의 작용이 잇다.

솔비나무

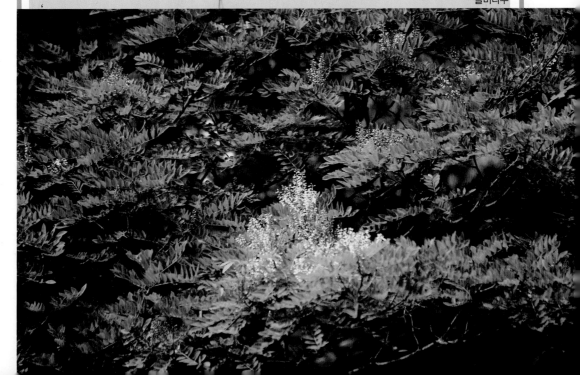

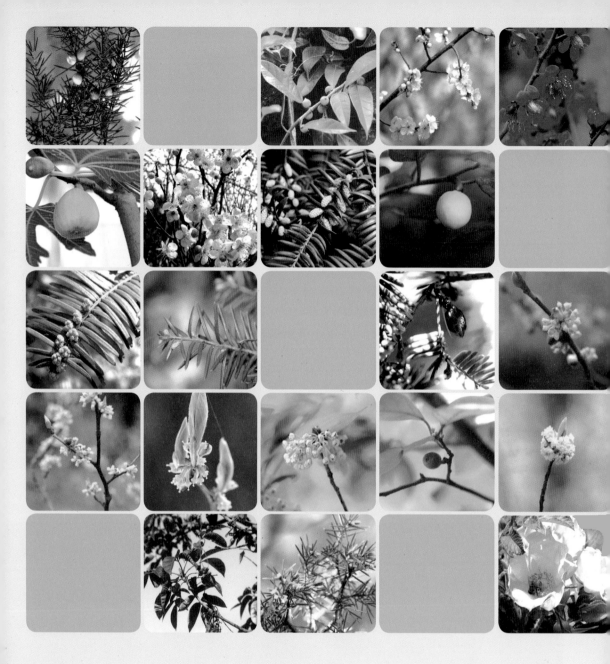

제6장
염증에 좋은 산야초

● ○ ○ ■ ■ □

산사나무는 '산리홍(山裏紅)' 이라고도 한다.
산리홍이란 산속 호젓한 곳에서 붉은 열매를 단다는 뜻이다.
중국의 산사수에서 이름을 얻은 산사나무는
'사(査)' 라는 이름 속에서 산(山) 중의 해가
떠오르는 아침의 나무(木)로 풀이할 수도 있다.

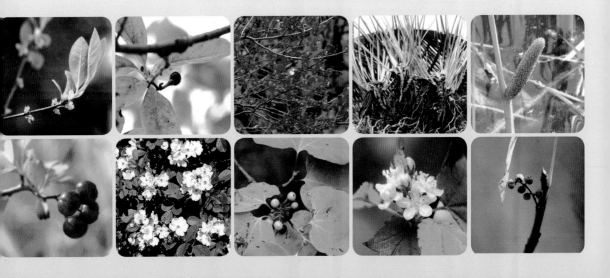

무화과

Ficus carica L.

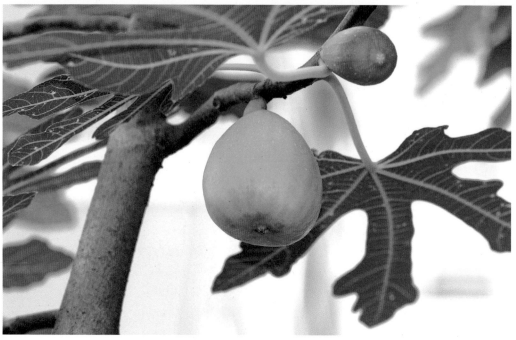

자생지	개화기	채취시기	채취부위
남부지방(재배)	봄	6~7월	열매

특징

성질은 평하고 맛은 달다. 건위, 소염, 지혈, 화담작용을 한다.

· 생 김 새 ·

무화과(無花果)의 원산지는 아라비아 반도의 남부지역으로 알려졌으며 오래전 지중해 연안에 퍼진 것으로 추측된다. 관개(灌漑)가 잘 안 되는 빈약하고 더운 토양에서 자란다.

무화과처럼 열매를 맺는 식물은 반드시 꽃을 피워야만 열매를 얻는데, 무화과는 열매 안에 꽃이 핀다. 봄에서 여름에 가지에 붙은 푸른 열매같은 것이 무화과 꽃이다. 겉을 싸고 있는 것은 꽃받이가 되고 꽃은 그 안에 있다. 그것이 꽃으로 보이지 않기 때문이다.

잎겨드랑이에 봄부터 여름에 걸쳐 열매 같은 꽃 이삭이 달리는데, 마치 큰 항아리 모양의 꽃받침 같다. 그 안에 작은 꽃이 피는데 잘 안 보인다. 그래서 '무화과' 라는 이름이 생겼다.

무화과는 인류가 최초로 재배한 과일들 중 하나에 속한다.

잎은 어긋나고, 표면은 거칠고 뒷면은 털이 있으며 상처를 내면 흰색 젖같은 유액이 나온다.

열매와 열매 껍질의 색은 다양하다. 가지 끝의 작은 열매는 겨울을 나고 6~7월에 커지며 이것을 '여름 무화과' 라 한다. 봄에 새 가지에서 자라는 것은 '가을 무화과' 라 한다.

· 효 능 ·

자양 · 윤장약으로서 소염작용   무화과는 소화효소를 가지고 있어 건위, 소식의 효능이 있다.
구충보조 작용, 모유 분비를 촉진, 소염퇴종 작용

· 질병에 따라 먹는 방법 ·

위장병에 위장이 약해 소화불량을 일으키고 있는 경우에는 무화과를 잘게 잘라 반 정도가
타도록 볶아 적당한 차 잎을 더해 끓인 물에 타 마시면 위의 기능을 돕고 소화를 돕는다.

인후통에 담이 없으면서 마른 해수가 있을 때, 만성 기관지염으로 인해 기침이 멈추지 않을 때
좋다. 무화과 5개, 나한과 1개를 잘라 끓여 농축시켜 수시로 음복하면 효과가 좋다.

만성 해수, 허약증에 잔대 12g, 북사삼(더덕) 12g, 맥문동 12g, 행인 8g, 천문동 12g을 끓여
복용하면 자양, 보신, 윤폐, 화담의 효과를 얻을 수 있다.

오랜 설사에 오랫동안 설사가 지속되면 무화과 5개, 백출 40g, 산사 20g을 더해 산제 또는
환제로 만들어 사용하면 좋은 효과가 있다.

기생충에 무화과에 사군자, 빈랑(檳?), 뇌환과 배합하여 사용하면 구제(驅除)의 효과가 있다.

왕성한 수유(授乳)를 위해서 산후에 모유가 시원스럽게 나오지 않는다면 무화과 5개, 통초 4g,
도라지 4g을 더해 사용하면 좋다.

변비, 탈장, 치질에 직장이나 항문의 염증으로 인한 출혈에는 모두 무화과 6~8개를 진하게
끓여 복용하면 소염, 지혈, 대변을 원활하게 하는 효과가 있다.

● 무화과주

[무화과 3~4개를 잘 씻어 물기를 완전히 제거한다.
무화과를 썰지 않고 통째로 넣어야 색깔이 탁해지지 않으며, 용기에 소주
1ℓ , 설탕 5~10g을 넣고 밀봉한다.
6개월 이상 시원한 곳에서 숙성시
킨다. 오래 익힐수록 맛이 부드러

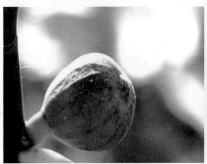

무화과

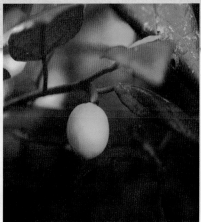

왕모람

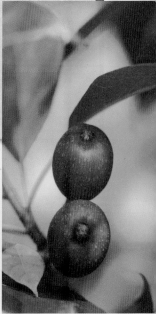

천선과

무화과나무는 뽕나무과에 속한다.

무화과속(ficus)은 전세계에 800여종이 사는데 주로 열대지방에 많으며 한국엔
자생종으로 3종이 산다.

무화과란 약명은 구황본초에 처음으로 기재되었다. 중국엔 약 40여종이 있다.

무화과는 서아시아와 지중해 연안이 원산지다. 남부지방에선 과실수로 심어 기른다.

자생지에선 암수딴그루이나, 한국에서는 암그루로 단위생식을 통해 열매주머니가 자란다.

무화과속 식물로 자생종은 천선과나무, 모람, 왕모람이 있다.
왜래종으로 인도고무나무가 있다.

천선과나무 열매를 식용하는데 낙엽관목
으로 높이가 5m이내로 남도 바닷가
산지에서 자란다.

모람 상록 덩굴성 목본이며 돌담이나
수목을 감고 자란다.

왕모람과 유사하지만 잎이 길고 끝이
꼬리처럼 뾰족하며 털이 없는 점과 과낭의
길이가 1센치 이하다.

왕모람 모람과 비교하면 잎이 보다 작고 끝이 꼬리처럼 되지 않는다.
뒷면 맥위에 갈색털이 밀생하고 과낭의 지름이 2센티 정도이다.

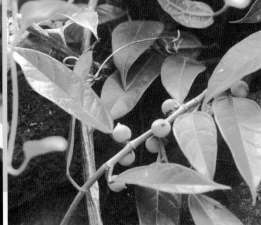

모람

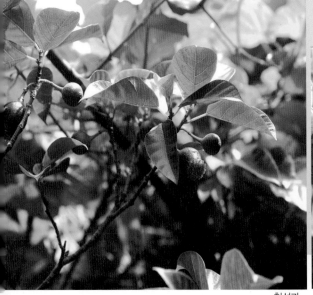

천선과

모람

석창포 *Acorus gramineus Soland.*

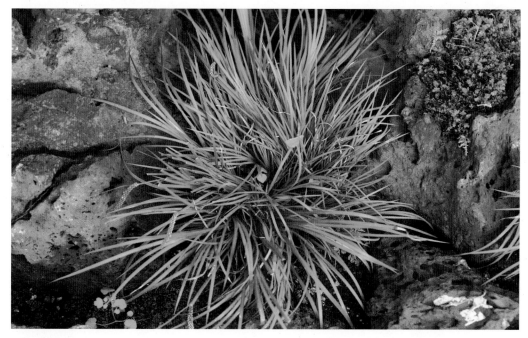

자생지	개화기	채취시기	채취부위
남부지방	6~7월	8~9월	뿌리

특징

성질은 따뜻하고 맛은 맵다. 건위, 이기, 활혈, 거습작용을 한다.

● 생 김 새 ●

우리나라 중남부 지방의 산골짜기 냇가 바위틈에서 잘 자라는 천남성과의 여러해살이풀이다.
석창포(石菖蒲)는 생명력이 강해, 물이 없어도 잘 자라고 번식력이 강인하여 잘 안 죽는다.
뿌리줄기는 옆으로 뻗으며 마디가 많고 밑 부분에서 수염뿌리가 돋는다.
땅속에 들어간 근경은 마디사이가 길며 흰색이지만 지상으로 나온 것은 마디사이가 짧고
녹색이 돈다. 상록이어서 겨울에도 잎이 푸르다.
잎은 뿌리줄기 끝에서 모여 나는데 전체가 선형으로 대검과 비슷하다. 잎을 떼어보면 창포보다는
향이 약하지만 독특한 향이 난다. 곧추서지 않고 가로로 누워서 자란다.
잎 끝이 날카롭고 윤이 나며 매우 질기다. 꽃대는 잎과 비슷하고 이삭 모양의 꽃차례가 6~7
월경에 꽃대 옆에 달린다. 꽃은 노랗게 핀다. 열매는 8~9월에 열린다.
뿌리를 캐면 처음에는 부드럽지만 말리면 단단해진다. 자르면 색이 약간 붉다. 창포의 뿌리를
대신 쓰기도 하지만 무늬 석창포는 쓰지 않는다.

· 효 능 ·

채취 방법 봄이나 가을철에 뿌리를 채취하여 줄기, 잎, 수염뿌리를 제거하고 깨끗이 씻은 뒤 그늘에 말린다. 마디가 많으나, 마디가 짧은 것일수록 좋다.

진정제 · 진통제 · 위장약 석창포 뿌리줄기에서 정유성분을 빼내어 쓴다. 뿐만 아니라 향료나 향수의 원료로 일본에서도 쓴다. 석창포의 약효 성분에는 0.5~0.8%의 칼라메놀, 아사론, 팔미틴, 세키숀, 사프롤 등 여러 정유 성분이 있다.

머리를 맑게 석창포는 향기가 나면서 매운 맛이 돈다. 정신이 나가 혼미한 경우의 의식 각성을 위해 사용하는데 단미로 다량을 사용하거나 소량을 복방에 배합해도 뚜렷한 효과를 낸다.

석창포 재배

『양창포법(養菖蒲法)』을 보면 "석창포를 기를 때는 몇 년 동안 도랑에 담갔던 기와를 가루로 만들어 뿌려준다 하였으며, 석창포는 뿌리 씻어 주는 걸 좋아하고 향내를 싫어한다고 하였다. 또 물을 줄때는 바위틈에서 나오는 샘물이나 빗물을 사용하고 밤에는 밖에 내놓고 해가 뜨면 안에 들여놓아 기른다."고 한다.

· 질병에 따라 먹는 방법 ·

전간발작(간질병)에 단용으로 쓰기도 하는데 30일 동안 마시고 5일간 쉬며 장기 복용한다. 특히 20세 이하의 젊은 사람이 발병한지 5년 이내인 경우에 더욱 효과가 있다. 여기에 원지, 울금, 복신을 배합하기도 한다.

여름철 풍습병에 관절과 사지가 쑤시고 아플 경우 초기에 석창포와 함께 방풍, 강활, 독활을 같이 쓰면 풍습을 없애고 통증을 멈추게 한다.

습기가 많아 생기는 질병에 습기를 통해 감기, 호흡기, 소화기 질환, 대변이 상쾌하지 못하고 밥맛이 없는 등 습(濕)이 중한 증상이 나타날 때는 창출, 백두구, 신곡(神曲)을 넣어 쓰면 좋다.

더위로 갑자기 심한 복통을 일으키고 오심(惡心), 구토가 나면 신곡, 석창포, 곽향 각 12g을 달여 복용하면 좋고 심한 구토가 멎지 않을 때는 진피(陣皮)를 더 추가하면 좋다.

급성 인후염에 석창포를 진하게 끓여 얼음을 넣어 마시면 통증과 화농을 억제시킨다. 가루 내어 상처가 문드러져서 곪는 곳에 뿌려 두면 해독과 배농작용을 하면서 새살을 나게 한다.

냉증에 석창포 50~100g을 넣은 자루를 목욕물에 넣고 40~45도쯤 되게 하여 반신욕을 하면 더욱 효과가 좋다.

피부 습진에 가려운 경우 특히 하체의 은밀한 곳에 습진이 생긴 경우라면, 석창포를 끓인 물로 잘 씻어주고 분말을 발라주면 좋다. .

주의 석창포는 오래 달이지 않고 다른 약재와 함께 달일 때는 마지막에 넣는다.

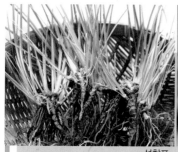

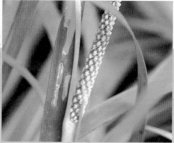

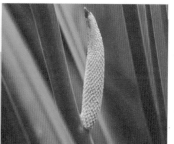

석창포   석창포   창포

석창포와 창포는 속명이 acorus이다. 동공이 없다는 의미이다.

서기 1세기경에 백내 장을 치료하는데 이용했던 그리스 약용식물학자 디오스코리데스가 사용한 이름에서 유래한다.

전세계에 7종이 있는데 우리나라에 2종이 자생한다.

석창포는 예부터 많은 문인들로부터 사랑받아 왔다.

원래 자라는 곳이 깨끗하고 차가운 물이 흐르는 곳이기 때문에 키우기가 어려웠지만 석창포를 기르는 것은 그 만큼 운치가 있는 취미였다.

창포   창포의 약명은 신농본초경 상품에 처음 기재되었으며, 유라시안 대륙 대부분 습지에서 넓게 분포한다.

수창포로도 부르는데 효능은 석창포와 유사하다고 하지만 명확한 근거는 없다.

고미제로 전통적으로 주로 소화불량과 구풍제로 사용하며 천식을 완화시킨다.

창포의 일부 종엔 잠재적 발암 물질이 포함되어 있어 식용첨가물로 사용하는 것을 금지한다.

뿌리줄기에서 향이 난다.

창포

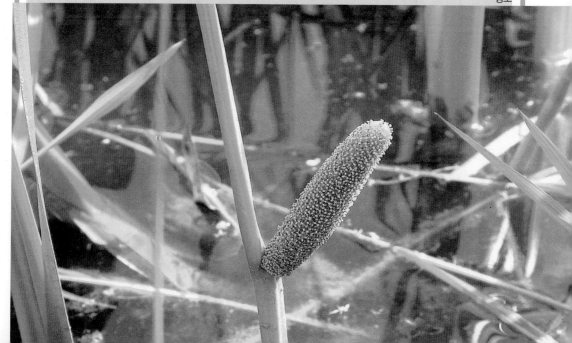

잣나무 *Pinusi Koraiensis S. et Z.*

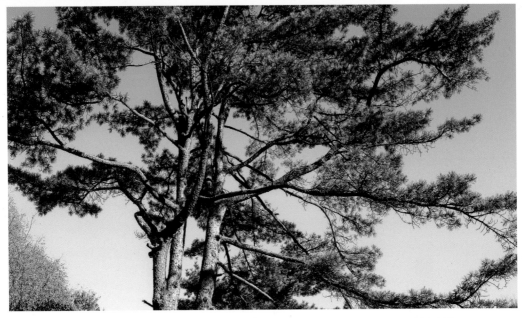

자생지	개화기	채취시기	채취부위
중부 이북	5월	다음해 10월	잎, 열매, 뿌리

특징

성질은 따뜻하며 맛은 달다. 원기보강, 건위, 해수제거 작용을 한다.

· 생 김 새 ·

잣나무는 솔잎이 다섯 개씩 한 묶음으로 달려 '오엽송'이라고도 부른다. 한자 이름은 백(柏)이다. 이외의 이름으로 목재가 옅은 홍색을 띠므로 '홍송', 열매인 잣을 중히 여겨 '과송(果松)', 잎이 흰 서리를 맞은 듯 하다하여 '상강송(霜降松)', 기름이 많아 '유송(油松)'이라고도 하며 중국에선 '해송자(海松子)'라고 불린다.

높이는 40m까지 크고, 둘레는 1m 정도 되게 자라며 껍질은 검은 회갈색이며 불규칙한 조각의 껍질이 있다. 어린 가지에는 잔털이 있으며, 잎은 5개씩 모여 나고 끝이 뾰족하다.

잎 길이는 10cm정도 이고, 양면에 흰빛 나는 숨구멍이 5~6줄 있어 멀리서 보아도 희끗희끗하다. 꽃은 5월에 피고 열매는 다음해 10월에 열려, 11월쯤에 떨어진다.

잣나무의 암꽃송이는 연한 붉은 색의 녹색을 띠며, 소나무의 암꽃 송이는 보랏빛을 띤다. 잣나무의 수꽃은 달걀꼴에 가깝고 5~6개 달리고 소나무의 수꽃은 15개 이상 달린다.

잣나무는 소나무과 중에서 씨가 가장 크다. 열매는 긴 원통형이며 15cm 정도이며 밑으로 쳐진다. 잣나무의 겨울눈은 길고 둥글다. 끝이 뾰족하고 적갈색의 눈비늘과 송진으로 덮여 있다.

· 효 능 ·

열매는 폐와 장을 다스림 한방에서는 잣을 '해송자(海松子), 송자인'이라하며 대표적인 자양강장제로 쓴다. 폐와 장을 다스리므로 신체허약, 기침, 폐결핵, 어지럼증에 처방한다. 『동의보감』에 "잣은 기혈을 보하고 폐 기능을 도와 기침을 멈추고 내장 기능을 원활하게 한다. 허한 것을 보하고 여윈 것을 살찌게 한다."고 하였다.

열매의 속껍질은 화상에, 송진은 상처에

솔잎은 원기촉진 잣나무의 솔잎을 '백엽(柏葉)'이라 하고, 원기촉진, 소화기를 튼튼하게 한다.

· 질병에 따라 먹는 방법 ·

임질, 매독에 솔잎을 태운 재를 사용한다.

노인성 변비에 잣과 측백나무씨를 같은 분량으로 가루 낸 다음 한번에 4~5g씩 공복에 따뜻한 물로 하루에 2~3번 복용한다.

마른 기침이 잘 멎지 않을 때 잣 40g에 초두 80g을 갈아 꿀 20g과 따뜻하게 물에 타서 먹는다.

유정, 몽정이 심하고 몸이 허약해 숨이 급하고 식은땀이 많이 나면 잣, 금앵자, 구기자, 갓 320g에 맥문동 600g을 넣고 끓이다가 다시 꿀을 넣고 졸인 것을 30g씩 하루에 2번 복용한다.

●잣차

잣 15g을 씻어 물기를 빼고 냄비에 향기가 나도록 볶아, 절구에 넣고 살짝 찧은 후 찻잔에 1 큰술을 담는다. 끓는 물 300㎖을 부어 5분 정도 우려낸 후 꿀이나 설탕을 넣어 마신다.

혈액이 부족하여 가슴이 두근거릴 때, 식은 땀, 불면증, 변비 증상을 치료하는 효과가 있다.

●백엽차

싱싱한 잣잎 50g을 골라 씻어 물기를 뺀다. 차관에 재료를 넣고 물 300g을 부어 은근하게 끓인다. 물이 끓으면 불을 줄여 은근하게 달인 후 국물만 따라 내어 천천히 마신다.

잣나무의 열매인 잣은 약차에 띄우는 잣채로 사용한다

잣나무의 잎은 소화기를 튼튼하게 하고, 어린이의 설사와 이질에 좋다.

●잣술

잣술은 '백주(柏酒)'라 하여 잎을 술에 담갔다가 정월 초하룻날 액운을 물리치는 뜻에서 마셨다. 솔방울을 넣어 만드는데 향기가 일품이다. 허약체질에 좋은 잣은 강정을 만들기도 하며 수정과, 식혜와 각종 전통차에 띄우기도 하고 많은 전통 음식에 고명으로 넣기도 한다.

●잣죽

잣으로 만든 음식 중에 잣죽이 단연 유명하다. 잣죽을 장복하면 몸이 산뜻해지고 불로장수 하며 조금만 먹어도 영양이 되므로 민간에선 충치, 태독, 코피, 해수 등에 썼다.

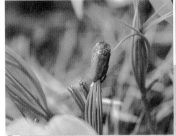
잣나무

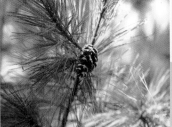
스트로브잣나무

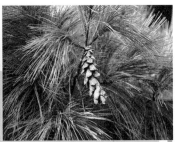
스트로브잣나무

한대성 나무로 우리나라의 중부지방 300m 이상 되는 지역에서 시작하여 만주의 동북쪽에 걸쳐 자란다. 잣나무는 음수라 그늘에서도 잘 자라지만 자라면서 점차 햇볕을 좋아한다. 소나무속(pinus)식물로 전세계에 100여종 분포하며, 소나무류중 구과가 가장 크다. 개보본초에 해송자는 신라에서 생산되며 본초강목에는 폐를 윤택하게 한다 하였다. 소나무와 곰솔은 바늘 같은 잎이 두개씩 묶여 있고, 리기다 소나무나 백송은 세 개씩 묶여있는 반면, 잣나무는 다섯 개씩 한 묶음으로 달려 오엽송이라 한다. 잣나무의 목재는 아름답고 향기가 있으며, 가벼워 가공이 쉽다. 변종으로 설악산과 금강산에 눈잣나무와 울릉도에 잎의 길이가 짧은 섬잣나무가 있다.

눈잣나무 고산지대에서 누워 자란다는 뜻의 누운잣나무를 줄인 말로 줄기가 곧추서지 못하고 옆으로 기며 자라기에 붙인 이름이다. 잣송이는 5cm가 안 되며 잎의 길이가 짧다. **스트로브잣나무** 미국 동북부 지방이 원산지로 수백년 전에 미국에서 들여와 목재용으로 심었다. 잣나무보다 잎이 가늘고 더 부드럽다. 피가 얇고 녹청색을 띤다. 잎은 가늘고 길며 부드럽다. 열매는 약 12cm로 길며 그 해 9월 중에 성숙한 종자가 날아 흩어진다. **섬잣나무** 울릉도에 자생하며, 유사식물로 일본오엽송은 일본에서 조경용으로 도입된 품종이다. 잎의 길이가 3~6cm 정도로 잣나무에 비해 훨씬 짧다. 열매는 길이가 5~6cm 되며 원추형으로 좁고 끝이 둥글며, 종자에 짧은 날개가 있다.

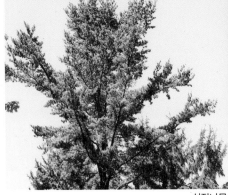
섬잣나무

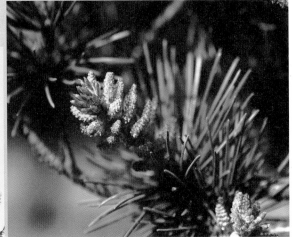
일본오엽송

비자나무

Torreya nucifera S. et Z. *Torreya grandis* Fort.

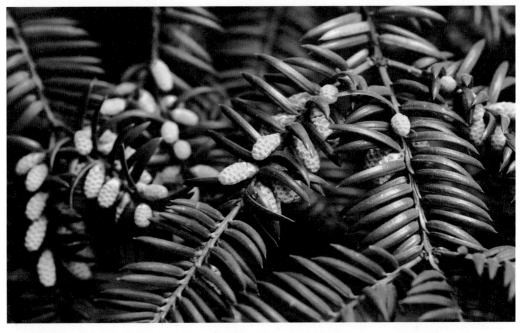

자생지	개화기	채취시기	채취부위
남부지방	4~5월	9~10월	열매

특징

성질은 평하고 맛은 달고 떫다. 건위, 윤폐, 지해, 윤장작용을 한다.

· 생 김 새 ·

비자나무(榧子)는 주목과에 들어가며 우리나라 남부지역에서 나는 늘 푸른 큰키 나무이다.
25m까지 크고 나무 껍질은 회갈색으로 매끈하나, 늙으며 세로 줄을 그으며 하나씩 떨어진다.
잎은 8cm 정도 길이에 나비는 3mm쯤 되는 끝이 뾰족한 잎들이 줄기를 중심으로 나 있다.
표면은 짙은 녹색으로 광택이 난다. 앞면의 중심 잎맥이 뚜렷하다. 잎의 뒷면은 연두빛이며 중심
잎맥 양쪽에 누런빛을 띠는 공기구멍인 2개의 흰줄이 있다. 잎은 6~7년에 몇 번씩 간다.
꽃은 4월쯤 피며 암꽃과 수꽃이 서로 다른 나무에서 따로 피는 암수딴그루 꽃이다.
수꽃은 수술만 10여개로 갈색 덮개에 싸여 알 모양인데 크기는 1cm를 넘지 않는다.
줄기와 잎 사이에 계란 형태로 한 꽃가지에 10여개의 꽃이 달린다. 수술은 4개의 꽃밥이 있다.
암꽃은 꽃자루가 없으며 한군데에 2~3송이씩 달리고 5~6개의 녹색 덮개가 암술을 둘러싼다.
열매는 다음 해 9~10월에 익으며 타원형이다. 두툼한 육질의 종의에 싸여 핵과 모양이다.
대추처럼 생겨 붉은 자주색으로 익으면 그 안에 종자가 있다.

· 효 능 ·

채취 방법 보통 다음해 가을까지 매달려있는 열매는 가을에 씨가 충분히 익었을 때 따서 껍질을 제거하고 씨를 깨끗이 씻은 다음 볕에 말린다.

구충제거 비자는 회충을 없애는 좋은 약물이며 노인, 소아에게 좋은 간식이다. 하루에 40~80g을 껍질을 벗기고 소금을 약간 넣어 잘 볶아서 씹어 먹되 5~7일간 계속한다.

소화 흡수 촉진 소화기능이 둔화되어 식욕이 없고 대변이 시원치 않으면 항상 먹어도 좋다. 평소 식사 후에 20g씩 복용하면 주독도 없애고 식욕을 증진시킨다.

비자에는 풍부한 지방유가 있어 윤폐, 지해, 윤장, 통변하므로 기침, 해수, 변비 등에 쓴다.

비자나무 종자

종자는 아몬드와 같은 타원형 또는 길쭉한 달걀꼴로 연한 갈색이며 길이는 3cm이다. 한쪽 끝은 뾰족하고 다른 한 끝은 둥글다. 표면은 갈색에서 황갈색이고 광택이 나며 매끄러우며 세로 능선이 있다.

껍질은 굳고 딱딱하며 그 속에 속씨 한 개가 들어 있는데 주름져 있다. 표면에는 회갈색의 얇은 막이 덮여 있다. 속씨의 횡절면 바깥쪽에 파도무늬의 고리가 있다.

● 비자주

비자 열매(250~300g)를 깨끗이 씻어 물기를 완전히 제거한다.

용기에 재료를 넣고 소주(1ℓ)와 설탕(5~10g)을 넣는다.

밀봉하여 시원한 곳에서 6개월 이상 숙성시킨다.

오래 숙성시킬수록 맛이 순해진다.

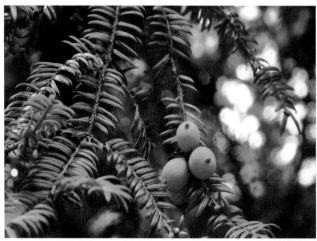

비자나무

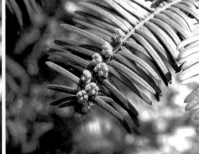

비자나무

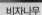

비자나무

비자나무는 개비자나무와는 분류상 패밀리(과)가 다르다.
비자나무는 오히려 주목에 더 가까운 주목과로 분류된다. 물론 이설도 있다.
비자나무속(torreya)식물은 전세계에 7,8종이 있다. 상록교목으로 수피는 세로로 갈라지고 큰가지는 윤생하고 짧은 가지는 대생한다.

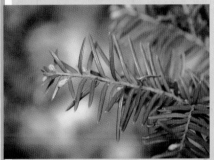

개비자나무

개비자나무 개비자나무속(cephalotaxus)식물은 동아시아와 히말라야에 2속 6종이 산다. 상록관목 또는 교목으로 잎은 가지에 밀생한다.

음지에 견디는 힘이 매우 강하며 비자나무에 비해 잎이 길고 억세지 않다.

잎이 약간 비틀린 모양으로 꼬여 좌우로 어긋나 달려 있다. 만져보면 약간 단단하며 찌르는 듯한 느낌이 든다. 기공선이 넓다.

꽃은 암수딴그루로 간혹 암수한그루도 있다. 수꽃은 잎겨드랑이에 둥근화서를 이루고 암꽃은 소지의 기부에 달린다. 열매는 이듬해 적갈색으로 익으며 가종피는 단맛이 난다.

주목 8,9월에 열매가 익지만, 개비자나무보다 열매가 크고 가종피가 녹색으로 익는다.

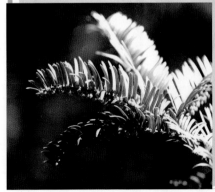

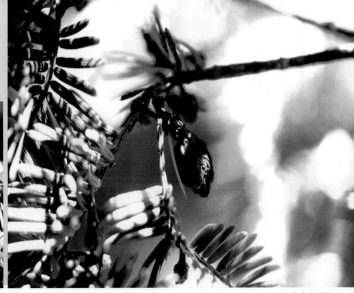

개비자나무

개비자나무

찔레나무

Rosa Polyantha Sieb et Zucc 영실

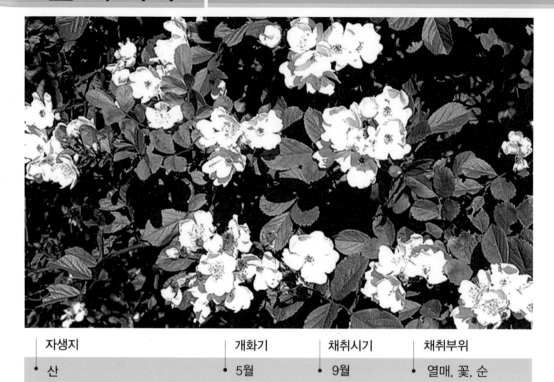

자생지	개화기	채취시기	채취부위
산	5월	9월	열매, 꽃, 순

특징

성질은 평하고 맛은 달고 시다. 건비위, 건위, 이뇨, 조경작용을 한다.

· 생 김 새 ·

찔레나무는 한방에서는 '들장미' 또는 '야장미' 라고 하며,
가지와 줄기에 가시가 많아 '가시나무' 라고도 부른다.

찔레나무 열매는 잔가지 끝에 작게 뭉쳐나며 다 익은 열매를 영실이라 한다. 중국 양나라 도홍경은
이를 장미자 라 했고 명나라 이시진은 본초강목에서 열매가 뭉쳐나는 모습이 영성과 흡사해
영실이라 했다. 일설에 영성은 화성과 통한다 하여 열매가 그 별을 닮아 그리 붙였다 한다.

우리나라 각처의 산기슭과 하천 유역에 흔히 나는 낙엽지는 관목이다.

양지에서 덤불을 이루며 자란다. 가시가 많고 잎은 호생이다.

잎 가장자리에 톱니가 있고 잎 뒷면에는 잔털이 있으며 흰빛을 띤 연두색이다. 턱잎은 빗살 같은
톱니가 있고 밑 부분은 잎자루와 합해진다.

꽃은 이른 여름에 흰색 또는 연분홍색으로 피며 새로 나온 자기 끝에 원추화서로 달린다.

꽃잎은 도란형이고 끝이 퍼지며 향기가 있다. 꽃받침 5갈래로 뒤로 젖혀지며 피침형이다.

열매는 9~10월에 붉게 익으며 둥글다.

· 효 능 ·

약리 기능은 비장을 튼튼히 하며 기순환을 돕는다. 그리고 피를 걸러주며 월경을 순조롭게
한다. 소화불량, 해독제로도 사용하며 이뇨, 변비, 신장염, 부종, 류머티즘에 좋다.

찔레순 나무에 한참 물이 오르는 봄이 오면 찔레 덩굴에서 나오기도 하고 바로 땅 속 뿌리에서
돋아나기도 하는데 이것을 '땅찔레' 라고 한다.

붉은 색이 있고 줄기가 굵으면 맛도 좋다. 새순을 작설차처럼 덖어서 산야초차로 우려 먹는다.

찔레꽃 부침을 하는데 넣어서도 먹는다. 향기가 좋아 향수나 화장품을 만들 때 이용된다. 말려서
달여 먹으면 설사, 갈증에 좋다.

열매 비타민 C가 많아 신맛이 나고 날 것으로도 먹는다. 이뇨, 사하, 부종 및 변비에 좋다.

열매에 막걸리를 축여 찌고 말리기를 수차례 하면 부드러운 약성을 유지되므로 장기 복용한다.

뿌리 관절염 산후 등에 좋다 하여 달여 먹기도 한다. 뿌리는 굵고 길며 갈색을 띤다.

외용시 열매를 진하게 삶아 그 물로 환부에 찜질한다.

● 찔레꽃차
찔레꽃을 따서 깨끗이 손질한 후에 용기에 넣고 설탕으로 재운 후 한 달 뒤에 찻잔에 넣고 끓
는 물을 부어 우려내어 마신다. 당뇨에 좋으며 이뇨작용을 돕는다.

● 찔레꽃주
반쯤 익은 찔레 열매에 3배의 소주를 부어 담근다. 6개월 이상 걸러야 완전히 숙성된다.
찔레꽃으로도 술을 빚는데 5월에 꽃을 채취하여 꽃양의 3배의 술을 붓고 3개월간 숙성한다.

● 찔레꽃 발효액 담그기
찔레 열매나 뿌리를 가을에 채취해 잘 씻어 말려 생강, 대추, 감초를 진하게 달인액에 흑설탕
과 함께 열매를 용기에 넣고 8~10개월간 발효시켜 음용한다.

찔레나무

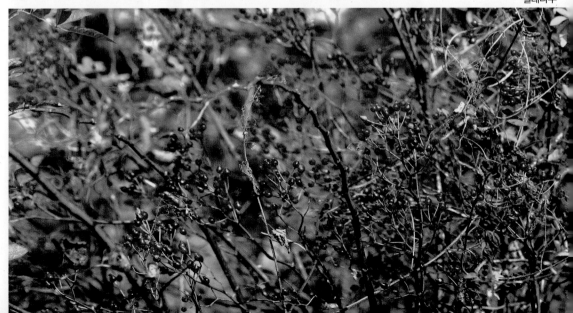

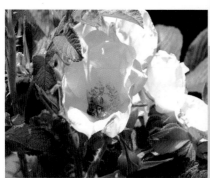
찔레나무

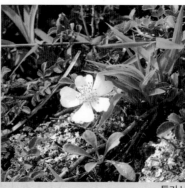
돌가시

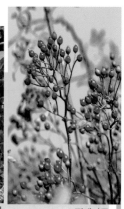
찔레나무

찔레나무는 장미과 장미속(rosa) 식물이다. 이는 북반구의 온대와 한대지방에 약 100여종이 산다. 우리나라에도 10여종이 넘는다.

신농본초경 상품에 영실이 기재되어 있다. 최근 중국 동북지방에서 수입되는 大粒영실은 종명이 davurica로 한자어로 山玫瑰라 하는데 이는 자생하는 생열귀나무와 같다.

생열귀나무 종명은 wichuaiana이며, 찔레나무, 해당화, 인가목과 매우 유사하다. 중부 이남 바닷가 인근 산지의 풀밭에서 자생하는 포복성의 반상록성 소관목이다. 높이는 2m 정도이며 뿌리는 굵고 길며 짙은 갈색이다. 잎이 두꺼운 가죽질이며 표면에 광택이 난다. 줄기는 매끈한 녹색이며 갈고리처럼 굽은 가시가 있다.

꽃은 단생 혹은 두세개로 짙은 홍색을 띠며 지름이 4센티이다. 꽃이 향수 원료로도 이용되고 잎과 열매에 비타민 c가 풍부하다. 열매는 구형, 타원형으로 8,9월에 맺는다. 야생 생열귀는 일본 중국 시베리아 및 해발 200에서 1200m 지역에 자생한다. 현재 강원 지역에서 대량 재배하고 있다.

돌가시

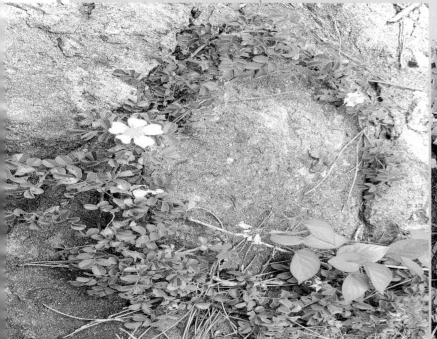
돌가시

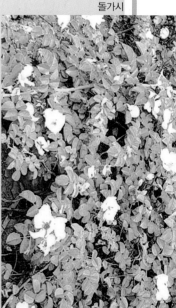

산초나무

Zanthoxylum Schinifolium S. et Z.　산초, 화초(花椒)
Zanthoxylum popetitum A. P. DC.　초피

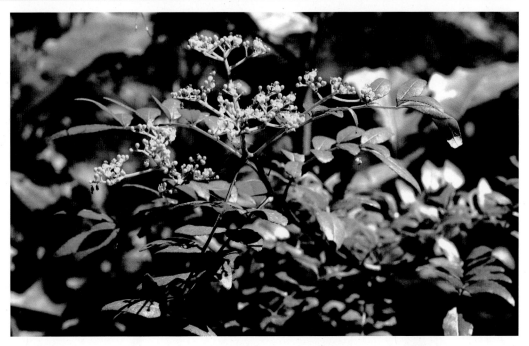

자생지	개화기	채취시기	채취부위
• 산지	• 5~6월	• 9월	• 열매

특징

• 종자의 성질은 차고 맛은 쓰다. 껍질의 성질은 따뜻하고 맛은 맵다. 건위, 지사작용을 한다.

• 생 김 새 •

산초나무는 운향과에 속하는 낙엽성 나무이다. 함경도를 제외한 한반도 전역에서 그리 높지 않은 곳에서 자란다.

황해도에선 산초나무를 '분지나무' 라 부르고, 남부지방에선 초피나무를 '제피', '젠피나무' 로 부른다. 일본 사람들은 초피를 '산초' 라 통용해서 쓰고 있다.

옛날에는 '초' 라 불렸으며 촉나라에서 많이 난다하여 '촉초(蜀椒)' 라 하고 사천성에서 나는 것을 '천초' 라 하였다. 중국에서는 여러 종류가 혼용되고 있으며 열매껍질을 '화초', '청초' 로 부르고 종자를 초목으로 나누어 사용하지만 현재 우리나라 시장에선 종자가 붙은 그대로 사용한다.

산초나무는 작은 잎이 13개 이상 되며 길쭉하고 잎 끝이 뾰족하다.

꽃은 늦여름에 작은 꽃을 피우며 열매는 9월에 갈색으로 익으며 겉에 기름점이 많다.

둥근 달걀꼴이다. 가시가 어긋나 달린다.

· 효 능 ·

일반적으로 산초보다 초피가 향이 진하고 강해 약용으로 주로 쓴다.

산초를 살짝 볶아서 쓰면 기름 성분을 낮춰 자극성을 완화시킨다. 초피를 약으로 쓸 때는
종자는 추려내고 껍질만 쓴다.

산초는 중초를 따뜻하게 하며 한(寒)을 물리치고 살충, 진통의 효능이 있어 일반적으로 흉복
한통, 회충을 없애는 데 쓴다. 식욕을 돋구며 위액 분비를 촉진한다.

· 질병에 따라 먹는 방법 ·

식용 방법 이른 봄 새싹이 돋아날 때 나물로 무쳐먹고 생선을 조릴 때 넣으면 비린내를
없앤다. 열매나 잎에는 방부효과가 있으므로 청국장에 넣어 두면 장이 오래간다.

위장병에 위가 약하거나 위산과다로 인해 신물을 토하고 식욕이 감퇴하여 체력이 허약해지면
당삼, 백출, 부자, 황기, 사인, 계지 등과 같이 쓴다.

위축성 위염, 위하수, 위 절제 수술 후에 때때로 토하면 산초를 술에 볶아 따뜻하게 먹는다.
산초를 볶아 밀가루로 알약을 만들어 식후에 10개씩 먹는다.

만성 장염에 설사가 오랫동안 멈추지 않으면 육두구, 부자, 건강, 백출과 같이 쓴다.

트리코모나스 질염으로 질입구가 가렵고 소변이 자주 나오면 산초, 사상자, 백반을 끓여 씻는다..

치아 신경통에 산초와 세신을 같은 양으로 곱게 갈아 아픈 부위에 밀어 넣으면 좋다.

●**산초나무주**

싱싱한 산초 100g을 골라 열매와 줄기째 용기에 담고 소주 1.8ℓ 를 부어 두면 3개월 후에 숙
성된다. 숙성된 술은 담황색으로 산초향이 강하게 풍긴다. 그대로 마시면 맛이 시기 때문에
설탕이나 벌꿀로 감미를 한다.

●**산초꽃차**

꽃이 핀 봉오리째 따서 그늘에 말리고 밀폐용기에 넣어둔다. 꽃을 잔에
넣고 끓는 물을 설탕, 꿀과 함께 부어 1~2분간 우려내어 마신다.

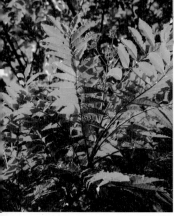

산초나무

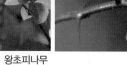

왕초피나무

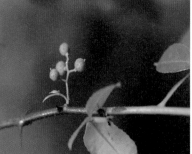

개산초나무

산초나무 속 식물들은 암수딴그루다. 산초나무의 개화말기엔 수꽃의 화서에도 암꽃이 핀다. 개산초의 대부분은 암꽃이고 수꽃은 안보인다.

산초를 중국에서 신농본초경 하품에 촉초(蜀椒)라는 이름으로 수록되었으며, 촉은 현재 중국의 사천성을 의미한다. 중국산은 한국의 초피, 제피와는 다르며 현재 수입되고 있는 것은 화초(花椒)이며 종명이 bungeanum의 열매다.

비슷한 종류의 식물로 초피나무, 개산초, 왕초피 등이 있으며 지역에 따라 여러 이름으로 불린다.

초피나무 남쪽 지방에서 주로 자라고 해안을 따라서 중부지방까지 올라온다. 봄에 꽃을 피우며 잎 모양과 가장자리의 톱니가 좀 둥글고 작은 잎의 숫자가 10개 정도 된다. 줄기에 가시가 마주본다. 소엽의 잎맥이나 가장자리에 노란 반점이 있다. 열매껍질이 붉은색이다.

왕초피나무 가장 크게 자라고 초피나무와 같이 해발 300m 이하에서 자라고 가시가 크다. 가시의 밑 부분이 매우 넓고 굳세다.

개산초 해발 600m 이하에서 자생하는 개산초는 늘푸른 나무이다. 잎줄기에 날개가 있고 소엽이 비교적 큰 편이다. 잎은 약간 광택을 띠며 조금 두껍다. 남부지방에서 자라고 가시가 마주 난다.

왕초피나무

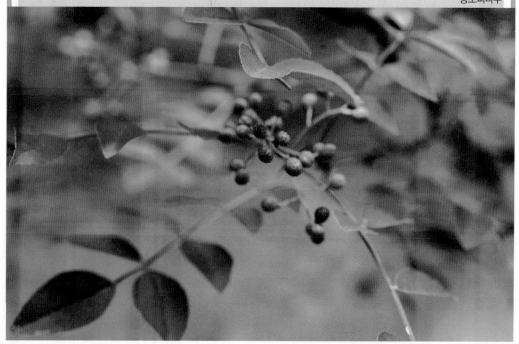

노간주나무

Juniperus rigida S. et Z. 두송목(杜松木)

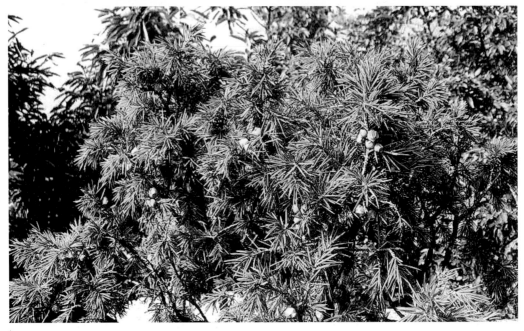

자생지	개화기	채취시기	채취부위
산	5월	10월	열매

특징
성질은 평하고 맛은 쓰다. 건위, 지사, 강장, 이뇨작용을 한다.

· 생 김 새 ·

노간주나무는 측백나무과에 딸린 큰키 나무로 '두송목(杜松木)' 또는 '노송나무' 라고도 부른다. 속명은 켈트어의 '조밀하다' 라는 뜻으로 잎이 조밀하게 나온 데서 비롯되었다.

북한에서는 노가지나무 라 부르며 한자어로 老柯子木 으로 표현한다. 종명 리기다는 재질이 단단하다는 것을 뜻하며 목재가 단단하고 무늬가 곱기에 농기구나 가구 조각 등에 이용된다.

서양에선 노간주나무는 남성의 힘과 삶의 기쁨을 상징한다. 장과는 3년 동안 매달려 있어 생식성과 생명력의 상징으로 간주된다.

척박한 땅에 특히 석회암 지대에서 잘 자라며 키는 10m, 직경은 20cm 까지 자라는데 빗자루처럼 곧게 자라는 것이 많다.(나무 껍질이 세로로 얕게 갈라진다.) 잎은 3개씩 돌려나며 3개의 능선이 있다. 잎은 가시처럼 날카로워 찔리면 아프고, 암수딴그루로 5월에 꽃이 피어 이듬해 10월에 지름이 7~8mm쯤 되는 열매가 검붉게 익는다. 이 열매를 '두송실' 이라고 한다. 서양에서는 양주의 원료로 쓴다.

· 효 능 ·

열매 열매에는 0.5~2%의 정유 성분이 들어 있고, 당분 40%, 송진 0.9%, 이 밖에 기름·
색소·사과산·개미산·초산 등이 들어 있다. 정유 성분은 위장 점막을 자극하여 위 운동을
세게 하고 소화액을 촉진한다. 가래를 삭이고 염증을 치료하며, 강장, 이뇨, 정혈작용을 한다.
서양에서는 소화되기 어려운 요리의 조미료로 부엌에서 자주 사용되었다. 노송나무 열매로
술을 담그면 두송주(杜松酒)가 된다.

열매 기름 두송유(杜松油)는 통풍, 류머티즘 관절염, 근육통, 견비통, 신경통에 특효약이다.
중풍으로 인한 마비에는 마비된 부위에 두송유를 바르고 나서 마사지를 하면 효과가 있다.
온몸이 나른하고 피곤할 때도 두송유를 온몸에 바르고 마사지를 하면 몸이 개운해진다.
두송유를 창호지에 먹여 아픈 부위에 붙이면 통증이 멎고 점차 나아진다.
이때 창호지를 붙인 다음 드라이어로 뜨거운 바람을 쐬어 주면 치료 효과가 더욱 빠르다.

●두송주
소주를 열매 양의 3~4배쯤 붓고 밀봉하여 6개월쯤 두었다가 열매는 건져 버리고 술만 따로
따라 두었다가 소주잔으로 한 잔씩 아침저녁으로 마신다.
이 두송주는 코막힘·소변불통·변비를 치료하고 혈액순환을 좋게 하는 작용이 있다.

●노간주나무 발효액 담그기
노간주 열매와 설탕을 같은 양으로 하여 항아리 속에 담고 잘 봉하여 땅속에 1년 동안 묻어
두면 향기가 뛰어난 발효액이 된다.
이것을 양껏 마시면 신경통, 관절염, 중풍으로 인한 사지마비 등을 치료한다.
노간주나무 열매의 독성이 없어지고 약성만 남게 하는 가장 좋은 방법이다.

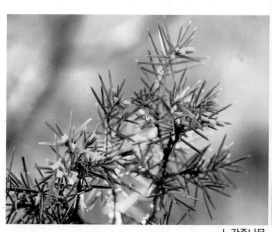
노간주나무

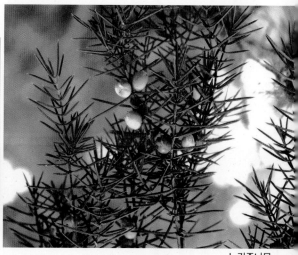
노간주나무

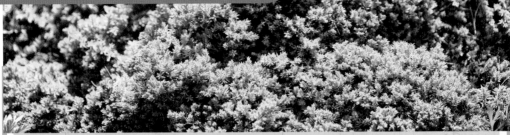

뚝향나무

노간주나무는 향나무속(juniperus) 식물이다. 이 속은 북반구와 열대의 고산지대에 분포하는 종류로 전 세계에 약 50여 종이 산다.

서양의 노간주나무의 종명은 recurva, sabina, excelsa 등이다.

노간주나무는 상록침엽 아교목으로 숲바닥까지 햇빛이 많이 들어오는 따뜻한 장소를 좋아한다.

히말라야 지역에선 성스러운 나무로 여겨지며 종교적 의식, 악령퇴치 치료행위를 위해 열매를 태운 냄새를 이용하며 최면상태를 이끌어 낸다. 나무줄기가 몹시 질기고 탄력이 있으므로 소의 코뚜레 재료로 널리 썼고 대나무가 자라지 않는 지역에서는 잔가지를 다듬어 버리고 껍질을 깎아 내어 장대를 만들기도 했다.

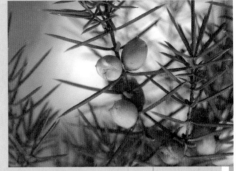

노간주나무

해변노간주 노간주나무의 변종으로 전북, 인천, 황해도 모래땅이나 암석지에서 자라며 정원수나 지피식물로 이용한다. 품종으로 blue pacific, sun splash가 있다.

뚝향나무

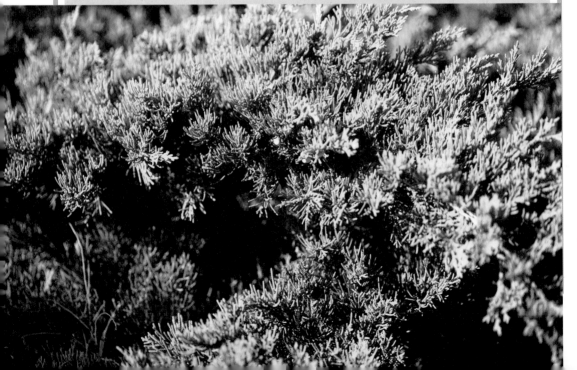

옻나무

Rhus verniciflua Stokes 칠(漆), 건칠(乾漆)

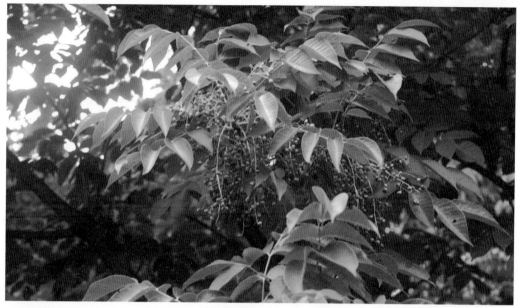

자생지	개화기	채취시기	채취부위
산(재배)	5~6월	9~10월	진액

특징

• 성질은 따뜻하고 무독하며 맛은 맵다. 건위, 지사작용을 한다.

· 생 김 새 ·

옻나무는 옻나무과의 우리나라 각처의 산에 야생하고 재배하는 낙엽 교목이다.

옻나무는 바람이 적고 땅이 깊고 비옥한 양지쪽에서 잘 자란다. 이른 봄 새순을 나물로 무쳐서 먹는다. 노루, 사슴, 염소 같은 동물은 옻나무 새순을 먹기에 약효가 뛰어나다.

키는 20m에 이르며, 곧게 올라가 많은 가지를 층층이 수평으로 뻗는다.

껍질은 회백색을 띠며 잎과 줄기는 전반적으로 붉은 색을 띤다.

옻나무의 잎 끝은 뾰족하고 양면에 털이 퍼져 나고 가장 자리는 밋밋하다.

한 개의 잎 대롱에 소엽이 서로 마주 달리며 끝 쪽에 한 개의 소엽이 달리니 소엽의 수는 홀수가 된다.
꽃은 암수딴그루로 황록색이고,
밑으로 처지는 원추화서로 달린다.
열매는 핵과이며 납작 둥글고 털이 없고 광택이 나며 연한 황색이다.

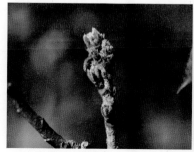

옻나무

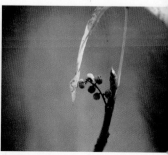

옻나무

· 효 능 ·

채취 방법 옻나무에는 많은 옻진(津)이 나오는데 옻나무의 줄기에 상처를 입혀서 흘러나온 수액이 자연 건조된 덩어리를 '건칠'이라 하는데 진한 갈색으로 광택이 나는 것이 좋다. 건칠은 능히 회충을 죽이며, 피를 잘 통하게 하며, 장과 위의 모든 적체를 제거한다. 또한 어혈을 제거하는데도 사용한다. 5월 중순~ 6월 하순에 채집한 것을 '초칠'이라고 하며 채집량이 가장 많고 품질이 좋다. 그 뒤부터 9월 하순 사이에 채집한 것을 '말칠'이라 한다. **우수한 방부제, 살충제, 살균제** 어혈과 염증을 풀어 주며 피를 맑게 하고 균을 죽인다. **이뇨작용** 소변을 잘 나오게 하고 소음인은 몸을 따뜻하게 하고 늑막염, 신경통, 관절염에 좋다. **주의** 몸이 약하거나 임산부는 쓰지 않는다. 환이나 산제로 쓰는 것이 좋다.

『신농본초경』 "건칠은 끊어진 손상을 치료하고 중초를 보하며 근골을 잇고 오장을 안정하고 다섯 가지 늘어진 증상과 여섯 가지 급한 증상을 치료한다.(五緩六急)"고 했다. 『명의 별록』에는 "건칠은 해수를 치료하고 어혈을 없앤다. 막히고 응결한 상태를 치료하고 요통, 여성 생식기 종양을 치료한다."고 한다. 『본초삼가합주』에서 장은암이 말하기를 "건칠은 기미가 맵고 따뜻하며 처음에는 백색이나 뒤에는 적색이 되며 생건은 흑색이며 양명의 금정(金鉦)한 질을 받아 심장에 상봉(上奉)하고 경맥을 자(資)해서 아래로 신장과 만나며 정골수(精骨髓)를 응집하는 약이다. 생용하면 절상을 치료하고 경맥을 자하고 보중한다."라고 하였다.

●건칠탄 만드는 법

건칠을 솥 용량의 1/3 가량을 넣고 위에는 약간 작은 솥으로 덮고 두 솥의 결합처를 진흙으로 봉해 위를 무거운 물건으로 누른 다음 센 불로 5~6시간 굽고 불을 끈 뒤 불문을 막는다. 다음날 솥이 완전히 식은 후에 꺼내 작은 덩어리로 잘라 쓴다. 출혈과 응혈시간을 단축한다.

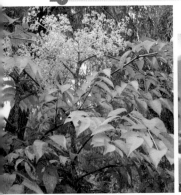
옻나무

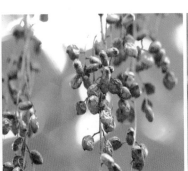
옻나무

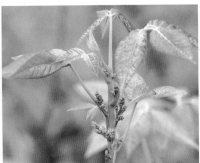
덩굴옻나무

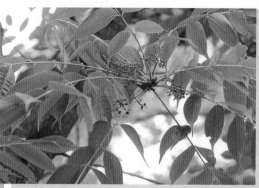

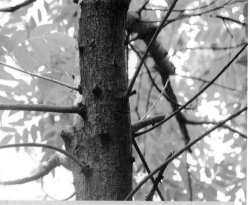

검양옻나무   검양옻나무

옻나무과의 옻나무속(rhus)엔 열대와 아열대에 약 150여종 있다. 한국엔 5종이 산다. 옻나무는 신농본초경의 상품에 건칠(乾漆)이란 이름으로 수재되어 있다.

옻나무 발효는 옻나무의 옻순, 나무 껍질, 열매을 사용하나, 껍질 사용이 좋다. 옻나무 껍질을 맥아, 신곡, 사인, 산사자, 백출을 넣고 약한 불로 오래 달여 식히고, 엿기름을 달인 물에 넣어 발효시켜 쓴다. 이 발효액은 몸이 차서 생긴 냉증이나 체증에 두루 쓴다. 비슷한 종류로는 붉나무, 덩굴옻나무, 검양옻나무, 산검양옻나무, 개옻나무가 있다.

덩굴옻나무 일본원산으로 산지의 숲속에서 자라는 낙엽성 덩굴나무다. 꽃은 5, 6월에 연한 노란색으로 잎겨드랑이에 잎보다 짧은 원추화서로 달리는 암수딴그루이다.

검양옻나무 남부지역 낮은 지대에서 자라는 낙엽성 소교목이다. 꽃은 잡성화로 6, 7월에 개화하는데 황록색이다. 잎 양면에 털이 없다.

산검양옻나무 옻나무에 비해 소엽이 소형이고 양면에 털이 있으며 검양옻나무에 비해선 잎이 훨씬 얇고 겨울눈에 인편이 없다. 야칠수野漆樹라 하며 지혈 소종의 효능이 있다.

개옻나무 모칠수(毛漆樹)라 한다. 산검양나무와 유사하지만 수피가 회백색이고, 외과피 표면에 가시 모양 털이 밀생하는 것이 다르다.

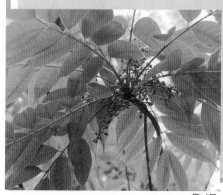

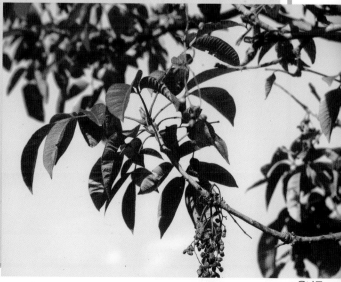

옻나무   옻나무

산사나무

Grataegus pinnatifida Bunge
Crataegus pinnatifida Bunge 산사(山楂)

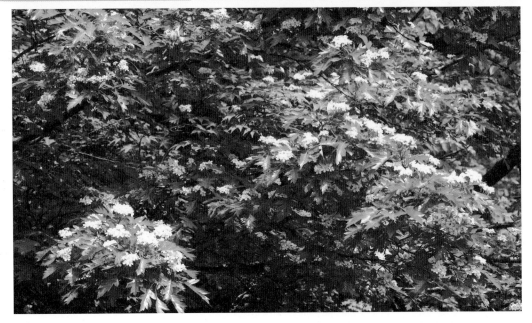

자생지	개화기	채취시기	채취부위
중부이북 산지	4~5월	9~10월	잎, 꽃, 열매

특징

성질은 약간 따뜻하고 맛은 시고 달다. 건위, 활혈작용, 원기보강작용을 한다.

· 생 김 새 ·

산사나무는 장미과에 속하는 낙엽 지는 작은 교목으로 키가 5~6m 자라고 껍질은 회갈색이다. 산사나무는 '산리홍(山裏紅)'이라고도 한다. 산리홍이란 산속 호젓한 곳에서 붉은 열매를 단다는 뜻이다. 중국의 산사수에서 이름을 얻은 산사나무는 '사(査)'라는 이름 속에서 산(山) 중의 해가 떠오르는 아침의 나무(木)로 풀이할 수도 있다.

우리나라에서는 지방에 따라 아가위나무, 야광나무, 동배이광나무, 뚱광나무 등 여러 가지 이름으로 부른다

산사나무는 귀신으로부터 집을 지킨다는 주술의 의미도 담겨 있어 동서양에 걸쳐 집 울타리에 심기도 하였다. 또 벼락을 막아 준다고 생각하여 그리스 로마 시대에는 결혼식에도 쓰였으며, 기독교 신앙에 있어도 거룩한 가시나무로서 중요한 의미가 담겨있다.

잎모양은 호생하고 넓은 감각진 난형이면서 각꼴로 얕게 갈라져 있다. 단풍나무잎을 닮았다. 작은 가지에 길이 1~2cm의 가지가 있다. 4~5월에 하얀 꽃이 피고 꽃잎과 꽃받침은 5장이다. 9~10월에 지름이 1.5cm 정도 되는 백색 반점이 있는 붉은색의 열매가 많이 달린다.

· 효 능 ·

채취 방법 약용으로 쓸 때는 서리가 내리면 열매를 따서 살짝 찐 후 씨를 빼고 말려 약간 볶아
쓰거나 태워서 쓴다. 알이 크고 껍질이 붉고 단단하고 살이 많은 것이 좋다.

삶아서 즙을 마시면 설사를 멎게 하고 삶은 물로 머리를 감고 몸을 씻으면 종기나 염증을 치료한다.

뛰어난 소화 작용 산사는 건위약이어서 소화 흡수기능을 증진시키고 특히 육류의 과식으로
인한 증상을 잘 제거한다.

혈압강하, 어혈제거 산사는 혈관을 확장시키고 혈류의 저항을 줄이는 작용이 있어 혈압을
서서히 내려준다. 꾸준히 복용하면 어혈을 없애고 활혈화어(活血化瘀) 작용이 있어 어혈이 막혀
생기는 여러 증상을 제거한다. 출산 후에 어혈로 말미암아 복통이 있는 경우에 효과적이다.

구충제 회충을 없앤다. 장염의 치료에도 쓰며, 약간 볶은 것이 좋고 신곡과 같이 쓴다.

『약초의 성분과 이용』에 "열매, 잎, 꽃은 신경계통의 흥분을 낮추고 심근 기능을 높이면서
신장 부위의 아픔을 멈추고 핏줄의 긴장도를 조절하는 작용을 한다.

강심약, 동맥경화, 심장쇠약, 혈관 시경증, 고혈압의 예방 및 치료약으로 쓴다."고 하였다.

『항암본초』에 의하면 "산사에는 레몬산, 사과산, 산사산, 탄닌, 사포닌, 과당, 비타민 C등이
들어 있다. 산사의 종자에는 아미그달린이 있다.

산사는 항박테리오파아제의 작용이 있어, 산사 수전액(水煎液)은 종양을 이식한 동물의 생명을
연장시켰다. 이는 산사가 항종양(亢腫瘍) 활성작용이 있음을 보여주는 것이다.

산사는 좀흰생쥐의 엘릿히 복수암세포를 억제하는 뚜렷한 효과가 있다. 산사종자의 수전액은
JTC-26(체외실험) 억제율이 50~70%에 이른다."고 하였다.

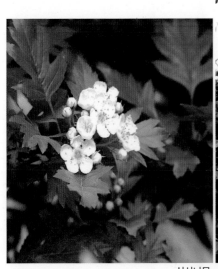

산사나무

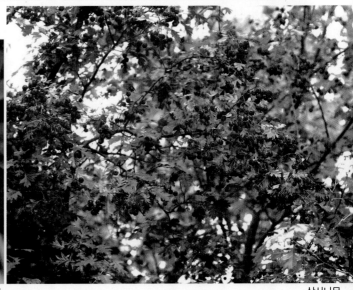

산사나무

• 질병에 따라 먹는 방법 •

소아의 소화불량, 복통, 설사에 산사에 맥아, 신곡, 감초를 더해 사용한다.

식욕부진, 변비에 소화흡수 기능이 떨어져 식욕이 없고 신체가 야위고 변비가 있는 증상을 말하는데 산사, 맥아를 동량 쓰고 빈랑을 전량의 1/10 정도 넣고 가루나 알약을 만들어 1일 2회씩 매회 12g을 2개월 동안 계속 복용한다.

수술 후 원기보강에 수술 후에 체력이 떨어져 식욕이 없고 배가 쉬 꺼지지 않을 때 산사, 맥아, 계내금, 진피를 끓여 복용한다.

산사를 상시 복용하면 협심증, 관상동맥경화로 인한 심장병의 발생을 방지한다. 산사자 12g, 금은화 12g을 800cc로 달여 절반이 되도록 끓여 하루치씩 마신다.

●산사주 담그기
산사로 담근 술은 마시기도 좋고 육식 소화를 잘 시키므로 식후 반주에 같이 마시기 좋다.
산사 150g, 소주 1.8ℓ 를 용기에 넣고 2개월 숙성시키면 건더기를 건져내 반주로 마신다.

●감비차(減肥茶)
여린 연잎(60g)을 씻어 말린 후 산사자(10g), 율무(10g), 진피(5g)을 함께 갈아 섞는다.
차관에 재료를 넣고 끓는 물(600㎖)을 부어 우려 마시고, 재탕해 마셔도 좋다.
감비차는 중국 고대부터 내려오는 살을 빼거나 고지혈증을 해소하는 약차(藥茶)이다.

●산사차
열매는 씨를 빼고 잘게 잘라 말린 다음 12g을 500cc의 물을 넣고 센 불로 끓여 몇 회 나눠 마신다. 너무 오래 담가두면 떫은 맛이 살짝 난다. 시큼한 맛이 나면 적당하다.

●산사 발효액 담그기(열매, 잎)
잎을 봄에 산사꽃이 피고 떨어지면 깨끗이 씻어 잘 말려 잘게 잘라 생강, 대추, 감초를 진하게 달인 물과 함께 용기에 담아 동량의 흑설탕을 넣고 6~8개월간 발효시킨다.
열매를 씻어 말려 흑설탕과 용기에 넣어 6개월 간 발효한 후 향긋한 냄새가 나면 끓는 물에 한 두 스푼 넣어 우려내 마신다.

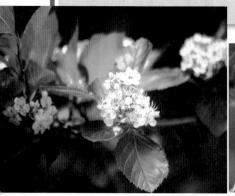
서양산사나무

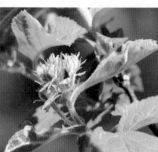
아광나무

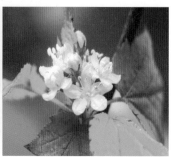
이노리

산사나무의 속명은 crataegus로 단단한 목재라는 그리스어에서 유래되며 종명은 잎이 날개처럼 찢어진 모양을 말한다.

우리 말 아가위는 19세기 자료인 物名考에 열매를 묘사한 것이다. 열매가 아기처럼 작다는 뜻이다. 북한에선 찔광나무라고도 하는데 줄기에 가시가 있고 잎에 광택이 난다해서 붙여진 것이다.

영명으로 호손(hawthorn)은 고대 앵글로색슨어에서 유래되었는데 가시가 빽빽한 울타리를 말한다. 신수본초에선 산사나무 열매를 赤瓜木의 열매라 기재하였다.

산사나무속 식물은 전세계에 천여종이 있고 우리나라에 3종1변종이 있다.

산사나무는 그리스 의학자 디오스코리데스가 심장 질환에 처방한 것 처럼 아주 오래전부터 서양과 동양 전통의학에서 높은 가치를 인정받아 왔다.

조상들은 산사의 열매로 술과 음식을 만들어 먹었다. 산사육에 찹쌀과 계피가루, 꿀을 넣고 만드는 신사죽 외에 산사탕, 산사떡이 있다. 또한 열매로 산사주를 담가 먹었다. 산사주는 위장염이나 소화불량에 좋고, 차나 잼으로 만들어 먹기도 했다.

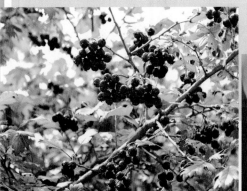
이노리

서양산사나무 모노기나종은 씨가 하나 밖에 없으며 잎조각에는 톱니가 없고, 라에비가타종은 영국 등에서 관상용으로 재배한다.

이노리 햇볕을 좋아하는 낙엽 활엽 소교목이다. 높이는 5m까지 자라고, 꽃은 5~6월에 백색 산방화서로 달리고, 꽃받침은 뒤로 젖혀진다. 열매는 9~10월에 이과로 구형에 적색으로 익는다.

아광나무 높이는 6m까지 자라고, 잎은 길이 7cm의 타원형으로 어긋나기하며, 표면에 윤기가 있다. 꽃은 4~6월에 피고 꽃 지름은 3cm정도에 백색이다. 열매는 9~10월에 이과(梨果)로 둥글고 지름 1cm정도로 붉은색으로 익는다.

산사나무   서양산사나무   이노리

매화나무

Prunus mume S. et Z 매실(梅實), 오매(烏梅)

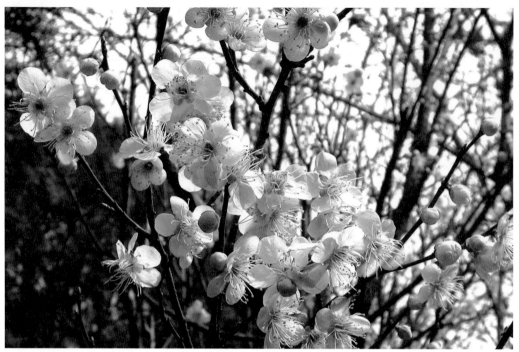

자생지	개화기	채취시기	채취부위
• 중부이남	• 1~4월	• 6월	• 꽃, 열매

특징
• 성질은 따뜻하며 맛은 시다. 건위, 진해, 지사작용을 한다.

• 생 김 새 •

매화나무는 우리나라 중부 이남의 마을 부근에서 재배하는 장미과 벗나무속의 낙엽이지는 작은키 나무이다.

매화의 열매인 매실(梅實)은 식·약용하는데 덜 익은 열매는 '청매(靑梅)'라 하며, 열매의 껍질과 씨를 발라내고 볏짚을 태운 연기에 그을려 만든 것은 '오매(烏梅)'라고 한다.

높이는 5m에 달하고 작은 가지는 녹색이며 털이 없거나 잔털이 있다.

잎은 서로 어긋나 피고 달걀꼴이다. 끝은 길게 뾰족하고 길이는 4~10mm이다. 양면에는 잔털이 있으며 뒷면 맥에도 털이 있고 잎 가장자리에는 예리한 잔 톱니가 있다.

꽃은 연한 녹색으로 중부지방에선 4월에 잎보다 먼저 핀다. 1~2송이씩 달리는데 꽃자루가 거의 없다. 수술은 많고 씨방에는 털이 빽빽하다. 꽃잎은 도란형이며 모두 털이 없다.

열매는 6~7월에 익는데 핵과로서 둥글고 지름이 2~3cm되고 융모로 덮여 있다.

· 효 능 ·

청량, 수렴의 약물 맛이 시고 떫기에 폐, 장, 위를 도우며 회충을 죽인다. 오매는 수렴작용이 있어 만성 해수로 가래가 적거나 입속이 건조한 증상에 사삼, 현삼, 반하, 행인을 넣어 쓴다.

지사 작용 오랜 설사로 식욕이 없을 때 당삼, 백출, 육두구, 가자를 넣어 쓰면 좋다. 급성 설사로 인한 탈수를 방지하려면 석류피, 갈근을 넣어 쓰면 좋다.

지혈의 보조약 대량 출혈이나 자궁 출혈이 일어났을 때 쓰면 지혈약의 효과를 강화 할수 있다. 허열로 인한 진액이 모자라 입속이 건조하면 현삼, 맥문동, 석곡을 넣고 달여 천천히 삼킨다.

오매(烏梅) 가공법

6월에 매실이 황록색을 띠면서 익어가기 시작할 때에 딴다. 깨끗이 씻어 물이 스며들어 육질이 부드러워 지면 잠시 그늘에 말린 후에 두드려 씨를 빼고 약한 불에 쬐어 말리거나, 짚불에 검게 그을리도록 굽는다.

이때의 온도는 약 40 ˚C를 유지하도록 하며 보통 2~3일 주야로 말리되 그 후 다시 2~3일 밀폐시켜 검게 변하게 한다. 과육이 두껍고 약간 건조하며 강한 산미가 있는 것이 좋다.

●매실주

덜 익은 파란 청매 1kg을 깨끗이 씻어 물기를 뺀 후 용기에 넣고 소주 3ℓ 를 붓는다. 6개월 되면 숙성된다. 매실을 재탕할 때는 소주를 매실의 2배만 넣는다. 보통 3배의 소주를 넣어 3개월 지나면 5도 내려가기에, 장기 보관에는 40도 이상의 소주로 담가야 한다.

●매화주

손을 씻고 깨끗한 천으로 꽃잎이 망가지지 않도록 살짝 눌러 먼지를 닦아 낸다. 꽃잎(200~300g)을 용기에 넣고 30도 짜리 소주(1ℓ)를 붓고 난 후 설탕(10g)을 넣는다. 밀봉하여 시원한 곳에 6개월 이상 숙성시켜 마신다. 향긋한 황갈색의 약술이 완성된다.

●매실 조청

매실을 칼로 삼등분하여 씨를 발라내고 분쇄기에 곱게 갈아야 한다. 갈은 매실 즙에 흑설탕을 넣고 졸여 뭉근한 불에 달인다. 과일 즙액을 달일 때는 양은냄비 보다는 법랑 냄비에 달여야 빛깔이 곱다. 즙액이 졸아 다갈색이면 불을 끈다. 겨울에 따끈하게 마시면 감기에도 좋다.

●매화차

반쯤 핀 매화를 꿀에 재워 보름 동안 밀봉 후 우려내어 마신다. 또는 소금물에 절인 후 식초 몇 방울을 떨어뜨려 보관 후 녹차에 꽃봉오리를 띄워 마신다.

●매실 발효액 차

약간 익은 향기가 나는 매실을 씻어 그늘에서 말린 다음 설탕과 같은 비율로 용기에 재운다. 서늘한 곳에 3개월 이상 숙성시키면 즙이 나온후 끓인 물을 부으면 매실차가 된다.

홍매

매화나무는 prunus속으로 이 속엔 주로 북반구 온대 지방에서 자라고 약 200종이 있고 중국엔 140여종 한국엔 15종이 있다. 매화나무 열매를 매실이라하고 이를 법제한 오매가 약명으로 신농본초경 중품에 처음 기재되었다.

매화나무에 가까운 품종일수록 살구성 품종에 비해 개화가 빠르고 과실이 작다.

매화나무는 생태나 색상에 따라 야매계, 홍매계, 풍후계로 나눈다.

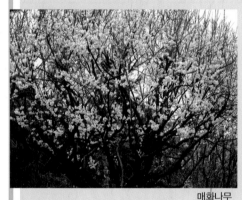

야매계는 흔하며 새 가지는 햇볕이 닿는 쪽이 적갈색으로 되는 야매성이 있다.

홍매계는 나무의 수세가 약하고 가지는 가늘고 빽빽하게 난다. 홍매성은 야매계에 가깝고 옅은 붉은 색 꽃을 피우는 걸 홍매라 한다.

풍후계는 풍후성, 행성이 있으며, 수세가 강건하고 가지가 적고 굵다.

꽃은 크고 여러 색이고 꽃받침은 적갈색이고 꽃잎밑에서 뒤로 벌어진다.

매화나무

녹악매 매화중에 향이 제일 좋으며 흰꽃에 꽃받침이 순녹색의 청자색이다.

홍매 장미과 벚나무속으로 낙엽활엽교목이고 높이는 2m내외이다. 잎은 어긋나기하며 길이 3-9cm, 폭 1-2cm로서 가장자리에 물결모양의 잔톱니가 있다. 꽃은 5월에 잎과 같이 피며 적색으로 만첩이고 꽃자루는 길이 1cm정도로서 잔털이 있다.

열매는 6-8월에 지름 1cm로 둥글고 적색 핵과로 성숙한다.

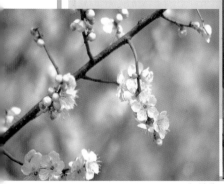

녹악매

홍매

생강나무

Lindera obtusiloba Blume 황매목(黃梅木)

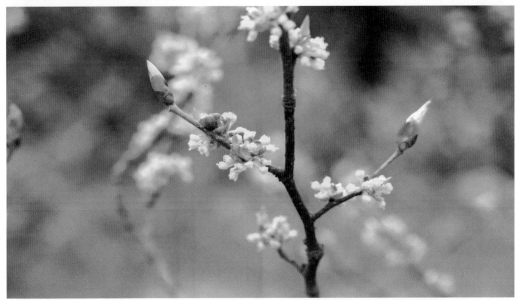

자생지	개화기	채취시기	채취부위
산	3~4월	9~10월	가지, 열매

특징

성질은 따뜻하고 맛은 맵다. 건위, 해열작용을 한다.

· 생 김 새 ·

생강나무는 녹나무과에 속하며 전국의 산지에서 3m 정도까지 자라며 수피는 검은 회색이다.

잎, 가지를 비비면 생강 냄새가 난다 해서 '생강나무' '생나무' '새앙나무' 라고 부른다. 한방에서 생강나무를 '황매목' 이라고 부른다. 매화처럼 꽃이 일찍 피기 때문이다. 다른 나무보다 이른 봄에 앞서 피기에 '매화목', '매화나무' 라고 부르기도 한다.

형태 특징으로 암수딴그루인데 산형화서로 꽃이 많이 달리고 꽃망울에 금이 나 있는데 나무에 물이 오르면 그 금을 따라 꽃이 벌어진다.

작은 꽃들은 잎도 없이 마른 가지에 바싹 붙어서 동그랗게 피어난다. 꽃덮개는 여섯 갈래로 깊이 갈라져 있고 그 속에 암술 한 개와 수술 아홉 개가 둘러싸고 있다.

잎은 어긋나서 달리며 난원형이다. 길이는 5~15cm, 폭은 3~10cm 정도이다. 잎의 앞면은 녹색이 나고 뒷면은 맥에 털이 있으며 잎자루 길이가 1~2cm로 털이 나있다.

열매는 장과로 둥글고 직경이 7~8mm 정도되며 푸른색에서 점차 붉은색으로 변하여 9~10월이 되면 검은색으로 익는다. 이 씨로 기름을 짜서 동백기름처럼 머릿기름으로 이용하기 때문에 '개동백' '산동백나무' 로도 불린다. 전기가 없던 시절에는 등불용 기름으로도 사용되었다.

· 효 능 ·

생강나무 가지 '황매피' 라 하여 볕에 말린 뒤 잘게 썰어 쓴다.
건위제로 쓰이며 복통, 해열에도 효과가 있고 간을 정화시킨다.
생강나무의 어린 잎 말려서 작설차처럼 마시면 위장에 좋다.

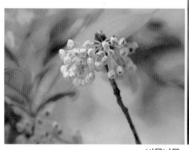
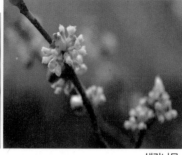
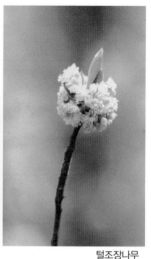

비목나무   생강나무   털조장나무

· 질병에 따라 먹는 방법 ·

식용 방법 봄에 새순이나 어린 잎을 채취하여 나물로 무쳐 먹기도 하고 찹쌀가루를 묻혀 튀겨
먹기도 한다. 생강나무로 이쑤시개를 만들면 향기가 좋다.

미국사람들은 독립전쟁 때 열매를 갈아서 음식의 향료로도 사용하였다 한다.

산후풍에 온몸에 찬바람이 들어오는 듯하고 몸의 뼈마디가 부서지듯 할 때는 가지를 잘게 썰어
100g을 물 800g에 넣고 2~3시간 진하게 달여 식후에 3번 나누어 먹으면 효과가 있다.

타박상이나 어혈에 생강나무의 잔가지를 썰어 진하게 달여 마시고 땀을 내면 통증이 가신다.
또 짓이겨서 상처 부위에 붙여 쓰기도 한다.

●생강나무 꽃차

생강나무 봉오리를 따서 그늘에서 며칠 말린 뒤 하루 동안 햇볕에 말려 밀폐된 용기에 넣어
보관한다. 끓는 물에 꽃봉오리를 넣어 1~2분간 우려 마신다. 설탕이나 꿀에 재기도 한다.

●생강주

잘 익은 씨앗 100g과 소주 300cc와 함께 밀봉된 용기에 넣고 3개월 그늘에서 숙성한다.
1년 정도 두면 좋다. 하루에 2번씩 소주잔으로 한 잔씩 마신다. 근육통, 산후통에 좋다.

●생강나무 발효액 담그기

생강나무 발효액은 열매, 꽃, 뿌리, 가지, 잎 등을 모두 활용할 수 있다. 새봄에 꽃이 피면
100g 정도를 따서 항아리나 병에 넣는다. 물 800g에 대추 20g, 감초 10g을 넣고 전체 용량
이 200~300g 정도 되도록 달인 후에 식혀서 용기에 붓는다. 여기에 흑설탕 200g 정도를
넣은 다음 밀봉해서 응달에 놓고 발효시킨다. 잎이 자라나기 시작해 5cm 정도 되면 채취해
서 잘게 잘라 꽃처럼 발효시키기도 한다. 소음인의 비, 위, 간기능 강화에 도움이 된다.

감태나무

생강나무속(lindera) 식물은 북반구의 난대와 열대에 약 100여종이 살고 우리나라엔 생강나무외에 비슷한 나무로 비목나무, 감태나무, 털조장나무, 둥근잎생강나무, 털생강나무, 고로쇠생강나무가 있다.

비목나무 자생지가 중부이남이며 낙엽교목이다. 추위에 남도 식물에 비해 비교적 강한 편이다. 암수딴그루로 4,5월에 새가지밑 잎겨드랑이에 연한 황색 꽃이 산형화서로 모여 달린다. 열매는 9,10월에 적색으로 익는다.홍과산호초라 한다.

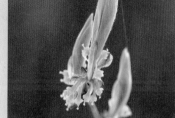

감태나무

감태나무 낙엽관목 또는 소교목이다. 산호초라고도 부르며, 충북이남 산지와 해안선을 따라 강릉지역에도 분포한다. 암수딴그루이지만 수그루는 안보인다. 열매는 10,11월에 흑색으로 익는다..

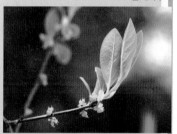

벤자민생강나무

털조장나무 전남 전북 산지 계곡가에서 드물게 자라는 난대성 낙엽 활엽 관목이다. 높이는 3m로 암수딴그루이다. 잎은 어긋나기로 긴 타원형 또는 난상 타원형이며 길이 10cm, 나비 4cm내외로서 양면에 잔털이 있다. 꽃은 암수딴그루로서 4월에 피며 황색이다. 열매는 10월에 흑갈색으로 지름 8㎜정도의 핵과로서 둥글고 흑갈색으로 익는다.

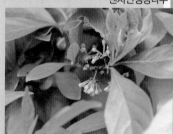

비목나무

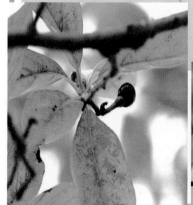

비목나무

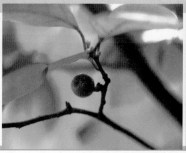

벤자민생강나무

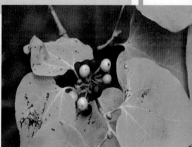

생강나무

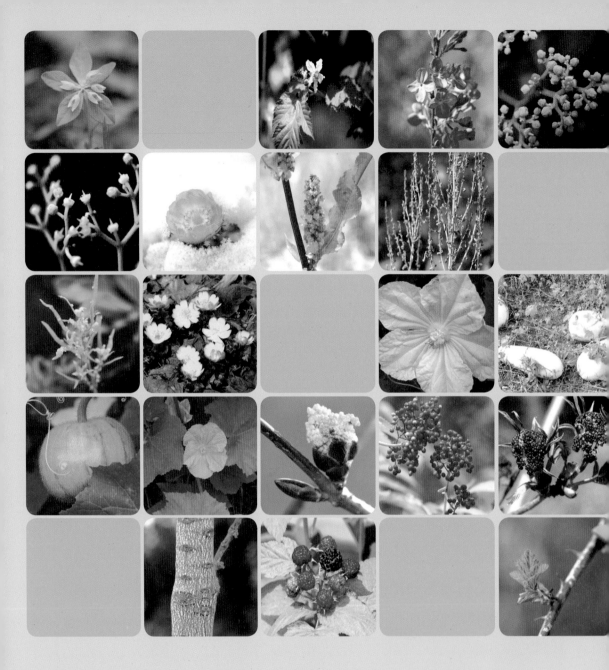

제7장

대.소변을 잘 나가게
하는 산야초

● ○ ○ ■ ■ □

댑싸리는 중국이 원산으로 각처에서 재배하거나,
야생하는 명아주과의 한해살이 풀이다.
종명이 라틴어 'scopa(비)' 에서 나왔고, '
빗자루 모양' 이란 뜻으로 대싸리라고도 한다.
열매를 일본 동북지방에선 '일본캐비어', '밭의 청어알' 이라 부르며 식용한다.
맛은 도루묵 알과 흡사하여 치아에 닿았을 때 느낌이 독특하다.

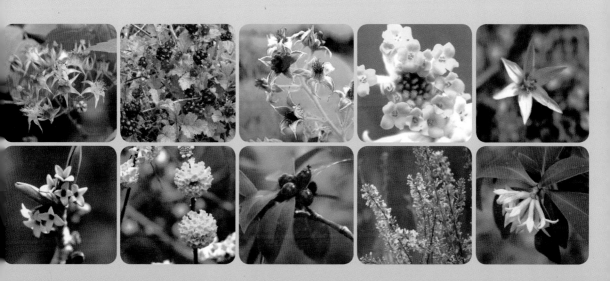

대 마

Cannabis sativa L. 삼, 마자인(麻子仁), 화마인

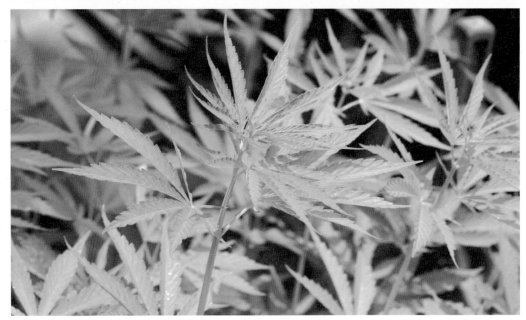

자생지	개화기	채취시기	채취부위
재배	7~8월	8~9월	열매

특징
성질은 평하고 맛은 달다. 윤장, 진통, 활혈작용을 한다

• 생 김 새 •

대마(大麻)는 각처에서 재배하고 있는 뽕나무과의 한해살이풀이다. 중앙아시아가 원산지로 '삼' 이라고도 하며, 키가 2.5m 정도 되고 줄기는 뭉뚝한 사각형으로 곧게 서고 잔털이 있다. 중국에서는 '화마인(火麻仁)' 이라고도 하며, 옛부터 암그루를 '저마', 숫그루를 '시마' 라 하였다.

인도에서 재배되는 인도 대마는 잎에 마취성분을 함유하여 마약으로 취급되고 있다.

대마는 암수딴그루로 수나무는 암나무에 비해 가늘고 키가 작으며 잎도 덜 무성하며, 늦게 씨를 맺는 암나무에서 진이 더 많이 나온다.

잎은 밑에서 마주나고 위에선 어긋난다. 잎자루는 길고 손바닥 모양의 겹잎이 5~9갈래 난다. 소엽은 피침형으로 표면은 거칠고 뒷면에 잔털이 많이 난다. 잎 가장자리의 톱니는 규칙적이다. 꽃은 7~8월에 연한 녹색으로 핀다. 열매는 8~9월에 달리고 '마자인' 이라 한다.

옛날부터 열대 온대 각지에서 섬유 자원 식물로서 재배되고 있으며, 우리나라에선 줄기의 껍질을 삼베의 원료로 사용하고 있다.

· 효 능 ·

채취 방법 대마의 열매인 마자인은 가을철 열매 성숙기에 전초 그대로 사용하거나 볕에 말린 후 열매를 털어 채취하면 가루 내어 사용한다. 살짝 볶은 후 빻아서 사용해야 효과가 좋다.

변비 치료 오랫동안 만성 질환을 앓고 있으면 신체가 허약해서 소화불량이나 변비에 걸리기 쉽다. 이런 경우에 사용하는데 약성이 부드럽고 지방, 단백질을 풍부하게 함유하고 있어 장을 매끄럽게 하고 변비를 치료하는데 이상적이다.

혈압 강하제 특히 관상동맥경화성 심장 질환에 의해 일어난 고혈압에 효과가 뚜렷이 나타난다.

『상한론』에서 장중경(張仲景)은 마자인환(麻子仁丸)에서 "행인, 작약, 지실, 대황, 후박을 배합하여 비장이 운동이 원활치 못해 생기는 변비를 치료하는데 사용하였다.

약성은 호마(胡麻)와 비슷하지만 호마는 양혈, 익신의 효능이 있으며 마자인에는 윤조, 활장의 작용이 강하다. 민간에선 타박상, 발목 등이 삐어서 통증이 심할 때에 뿌리와 잎을 찧어서 즙을 내어 마시거나 달여서 먹으면 통증이 없어진다.

꽃를 달여 마시는데 건망증, 강정에 좋다. 무좀에 잎을 찧어서 즙을 바른다. 불이나 뜨거운 기름에 의한 상처에는 마자인을 찧은 분말에 지유(地楡, 느릅나무 뿌리 껍질), 황백가루를 넣고 참기름으로 섞어 환부에 바르면 좋다.

살짝 볶은 후 반드시 빻아서 사용해야 효과가 나타난다."고 하였다.

· 질병에 따라 먹는 방법 ·

산후 변비에 당귀, 하수오, 숙지황을 넣어 보익효과를 얻는다.

중풍 후유증으로 인한 변비에 상엽을 같이 써서 혈압을 안정시킬 수 있다. 또한 해수가 오래가고 끈적끈적한 담이 많고 변비 증상이 있을 때 쓰는데 천화분, 전호, 행인 등을 배합한다.

높은 열이 내려간 후에 생기는 변비에 이럴 때 강하게 내려 보내는 약은 사용할 수가 없어, 이때 대마씨 10g을 복용시킨다. 발병 후 진액이 소모되어 일어난 변비에는 여기에 천화분, 현삼, 맥문동, 진피, 생지황을 배합해 사용하면 진액을 늘리고 체력을 튼튼하게 한다.

고혈압 환자는 환제로 만들어 자기 전에 매일 6g을 복용하고 복방의 경우엔 상엽, 갈근, 택사를 배합한다. 이 방제는 관상동맥을 넓혀 혈류량을 증가시켜 말초혈관을 활성화시켜 강압작용을 일으킨다. 장기간 복용해도 해가 없다. 하루에 10g 이내 복용이면 몸을 보하고 신진대사를 증진시킨다.

주의 단지 만성 설사 증세 있는 자는 신중히 사용한다.

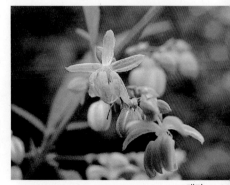

대마

대마(삼)는 삼과의 유일한 속으로 유일한 종이다. 중앙아시아와 서아시아 원산의 식물로 삼베를 짜기 위해 섬유용으로 재배하며 또한 약용으로 특별하게 쓰이고 있다.

대마는 화마인 이란 약명으로 신농본초경 상품에 처음 기재되었다.

대마의 원산지는 중앙아시아로 카스피 해와 시베리아에 이르기까지 확산되었다.

인도 동부 지역을 거쳐 중국으로 전파되었고, 기원전 15세기 부터는 류머티즘과 통증을 완화하는 진정제로 활용했다. 서기 2세기에 들어와 화타가 수술할 때 진통제로 사용했다.

산스크리트 문서에 따르면 대마로 만든 음료수 방(bhang)을 인드라카라나, 즉 신의 음식이라 불렀다.

헤로도토스가 묘사한 설명엔 스키타이인들은 대마의 씨를 태워 의식에 쓰는데 죽은 자들과의 교감을 가능하게 하는 영적인 세계와의 교감을 하는 매체로 생각하였다고 한다.

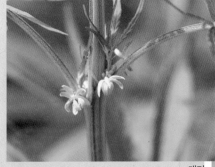

미국에선 의학적인 용도인 녹내장으로 인한 실명을 막는 치료제임이 판명되었다고 한다.

범선 시절에는 대마로 밧줄을 만들었고, 유사한 용도로 저마, 아마, 황마를 사용했다.

저마 쐐기풀과에 속하는 아시아 원산의 여러해살이 풀로 모시풀이라고도 한다.

대마

아마 아마과 식물로 린넨이라 하며 중앙아시아 원산이다. 우리나라 밭에서 재배한다.

황마 중앙아시아 원산으로 줄기를 이용해 섬유용으로 쓰는데 쥬트라고 한다. 같은 속의 장삭황마는 모르헤이야 라는 이름으로 식용한다.

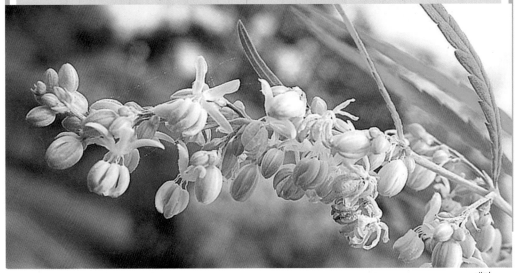

대마

마편초

Verbena officinalis L.

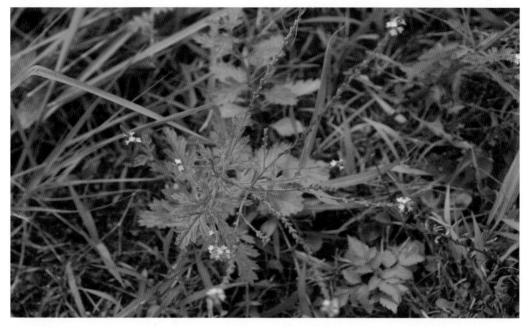

자생지	개화기	채취시기	채취부위
남무	7~8월	9~10월	전초

특징

성질은 서늘하고 맛은 쓰다. 활혈, 해열, 이뇨, 소종작용을 한다.

· 생 김 새 ·

마편초(馬鞭草)는 남쪽 해안과 섬에서 자라는 마편초과의 여러해살이 풀이다.

학명인 verbena는 라틴어로 '신성한 올리브 가지' '신성한 월계수나무'를 뜻한다.

마디에 자색 꽃이 피어서 말채찍처럼 보여 '마편초"란 이름이 붙었다.

중세시대의 모든 사랑의 미약에는 마편초가 들어갔다.

또한 어린 아이들이 마편초 줄기를 몸에 지니면 행실이 좋고 활발해지며 지식욕구가 많아진다고 생각했다. 이렇듯 마편초는 신성한 약초로서 병이나 불행을 막아주는 식물로 유명했다.

높이가 30~60cm이고 원줄기는 사각형이며 전체에 잔털이 있고 곧추 자란다.

잎은 서로 마주보고 계란꼴이고 보통 3개로 갈라지며 갈래는 다시 깃털 모양으로 갈라지고 표면은 엽맥을 따라 주름살이 지며 뒷면은 맥이 튀어나온다.

꽃은 7~8월에 피고 자주색이며 이삭 모양의 꽃차례는 원줄기 끝과 가지 끝에서 생긴다.

열매는 9~10월에 열린다. 열매는 4개의 소견과로 뒷면이 줄이 지고 긴 타원형이다.

· 효 능 ·

채취 방법 전초를 7~9월 개화시기에 채취하여 햇볕에 말려 쓴다.

『중약대사전』에 의하면, 마편초 성분으로는 베르베날린, 타닌, 휘발유가 함유된다.

뿌리와 줄기에는 스타키오세(stachyose)가 있으며,

잎에는 아데노신(adenosine)과 베타 카로틴이 함유된다.

우수한 이뇨작용 오줌의 양을 매우 증가시켜 염증을 제거하므로 비뇨기계의 염증으로 결석,
요뇨 등의 증상이 있는 곳에 또 간경화로 인한 복수증의 치료에도 사용된다.

소염 · 청열 · 해독작용 예부터 말라리아 치료약으로 사용했다. 감염성 염증 및 농종, 습진을
치료한다. 『천금방』에는 마편초를 단미로 사용하여 말라리아를 치료하였다.”라고 써 있다.

급성 장염, 이질에 효과 인진과 유사한 작용이 있어 황달성 간염의 예방과 치료에도 사용된다.
또한 간장을 부드럽게 하여 간 기능을 개선한다.

경증의 간경화 치료 이뇨효과 뿐만 아니라 간장의 축소와 연화(軟化)를 촉진한다.

비장이 부어 복수가 차는 경우에 마편초를 사용하면 이뇨와 퇴종의 쌍방의 효과를 얻는다.

활혈 · 산어작용 부인과에서 혈어, 기체에 의한 병증치료에 쓴다.

항암작용 다른 항암약과 배합해 간암, 위암, 자궁암, 직장암의 치료에 사용된다.

주의 임부나 습관성 유산자, 출혈 증상이 있는 사람들은 신중히 사용해야 한다.

· 질병에 따라 먹는 방법 ·

구강의 염증에 황련, 금은화를 더해 끓인 것을 복용한다.

급성 기관지염으로 인한 인후 종통에 감초, 패모, 길경 등을 쓰면 소염 · 소종의 효과가 있다.

만성 신장염에 배가 부르고 얼굴과 발에 부종이 있을 경우에 복령, 백출을 배합해 사용한다.

월경이상에 경혈이 시원하게 안 나오고 양이 적으며 자색이 비치면, 천궁, 적작약, 향부자를
가미해 쓴다.

골반내의 만성적 염증에 대부분 습열과 어혈이 얽혀 일어나므로 시호, 적작약, 행부자, 천궁
등을 배합해 사용한다.

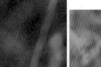
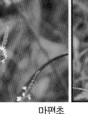
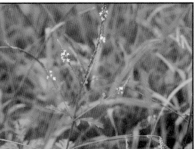

마편초   마편초   마편초

마편초과엔 대체로 온난대에 약 100속 2600종이 살며 마편초속 식물은 120여종 있다.

마편초는 명의별록의 하품에 수재되어 있다.

마디에 자색 꽃이 피어서 말채찍처럼 보여 붙인 이름이다.

원래 지중해가 원산지이지만 현재는 온난한 지역 어디서나 자라고 있다.

이집트인들은 이 식물이 이시스의 눈물에서 태어났다 한다. 그리스, 로마에선 희생제물을 바친후 제단을 정화하는데 사용하였다.

그리고 십자가에 못이 박힌 예수가 흘리던 피를 멈추기 위해 이걸 사용하였다 한다.

중세엔 마녀의 악행을 막는 신성한 식물이라 여겼다.

마편초와 유사한 식물로 버들마편초, 브라질마편초가 귀화하여 들에서 자생한다.

버들마편초　종명은 bonariensis으로 남미가 원산지이다.

아르헨티나마편초, 퍼플탑버베인 등으로 부른다. 관상용으로 많이 재식되고 있다.

브라질마편초　주로 제주에서 발견되는데 관목성 초본이다.

줄기는 높이 1,2미터로 네모지며 거친 털이 있다.

잎은 타원형으로 크기가 다른 톱니가 있으며 잎자루는 거의 없고 상단의 잎은 기부가 줄기를 싼다.

꽃은 5,6월에 피며 줄기와 가지 끝에 취산화서가 달린다. 꽃의 지름이 2,3밀리로 담자색이다. 건조한 토양의 밭이나 공터에서 자란다.

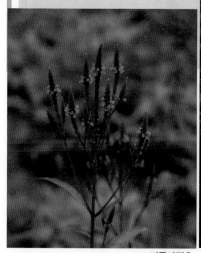

버들마편초

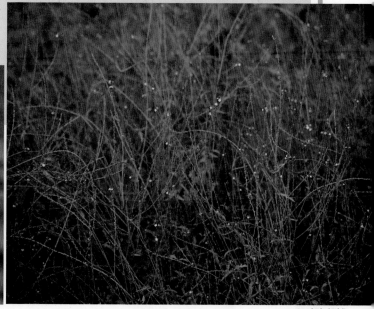

브라질마편초

댑싸리

Kochia scoparia schrader 지부자(地膚子)

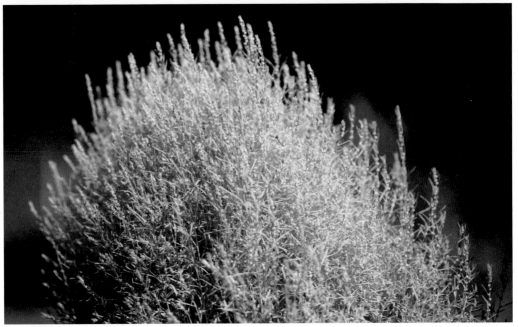

자생지	개화기	채취시기	채취부위
재배	7~8월	8~10월	전초

특징
성질은 차고 맛은 달고 쓰다. 이뇨, 청열, 살충작용을 한다.

· 생 김 새 ·

중국이 원산으로 각처에서 재배하거나, 야생하는 명아주과의 한해살이풀이다.

종명이 라틴어 'scopa(비)'에서 나왔고 '빗자루 모양' 이란 뜻으로 대싸리라고도 한다. 열매를 일본 동북지방에선 일본캐비어, 밭의 청어알 이라 부르며 식용한다. 맛은 도루묵 알과 흡사하여 치아에 닿았을 때 느낌이 독특하다.

댑싸리는 빗자루를 만들거나 가을 단풍을 감상용으로 재배하기도 한다.

높이는 보통 30~100cm이고 기부에서 많은 가지가 갈라지며 갈색털이 있다.

잎은 어긋나고 피침형으로 뚜렷한 3맥이 있고, 길이는 1~5cm이고 양면에 갈색 긴 털이 있다.

꽃은 7~8월에 피며 담녹색으로 잎겨드랑이에 몇 개씩 작게 달리며, 꽃자루는 없다.

윗부분의 잎은 흔히 포처럼 작아지기 때문에 전체가 이삭화서로 되기도 한다. 꽃받침은 5개로 갈라지고 꽃이 핀 다음 자라서 열매를 둘러싸며 뒷면에서 날개 같은 돌기가 발달한다.

수술은 5개이고 길게 꽃 밖으로 나오며 씨방은 원반형이며 끝 부분의 암술대가 2개로 갈라진다.

열매는 9월에 포과로서 납작한 구형으로 열매가 달리고 그 속에 종자가 1개 들어있다.

· 효 능 ·

채취 방법 한방에서 댑싸리 익은 열매를 '지부자, 지백, 소추' 라 하며 약으로 쓴다.
가을철 열매가 익을 시기에 베어 말린 후 열매를 털어 모아 잡질을 제거하고 그대로 사용한다.

이뇨작용 탁월 방광경에 작용하여 몸의 독성을 풀어주고 오줌을 잘 나가게 하며 열을 내린다.
신장기능이 나빠 소변을 지리는 방광염, 요도염을 치료하며, 임산부의 잦은 소변에 효험이 있다.
억균작용 피부습진, 안질환에 효과적이다. 댑싸리 우린물은 사상균, 피부진균에 억균작용 한다.

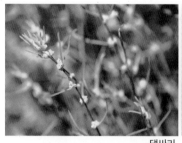 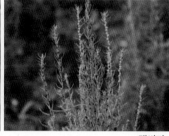 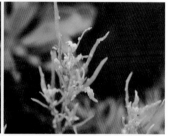

| 댑싸리 | 댑싸리 | 갯능쟁이 |

· 질병에 따라 먹는 방법 ·

식용 방법 어린 줄기와 잎은 '지부묘' 라 하여 약용한다. 늦봄에 어린 잎을 나물로 해
먹거나 국을 끓여 먹는다. 쓴맛이 거의 없어 가볍게 데쳐서 찬물로 한번 헹구기만 하면 간을
맞추어 먹을 수 있다. 명아주처럼 부드럽고 맛이 담백하다. 댑싸리 잎은 건위작용도 한다.
피부습진, 가려움에 금은화, 백선피, 목단피, 황백을 끓여 복용하면 좋다. 외용할 경우엔
사상자, 밀타승과 함께 진하게 끓여 앙금을 가라앉히고 이 농액을 피부의 습진 부위에 바른다.
안질환에 눈이 충혈되거나 시력이 밝지 못하면 결명자, 곡정주, 청상자를 끓여 복용한다.
심마진에 온몸에 발진으로 종기가 붉어지고 가려움이 심한 경우는 지부자, 금은화, 방풍, 황백,
국화, 박하를 끓여 복용한다. 하루에 1첩씩 3일간 복용하면 발진이 없어지고 가려움이 멎는다
방광염, 요도염에 소변이 붉고 깔깔하고 은근히 찌르는 통증이 있으면
지부자, 통초, 감초, 저령을 끓여 하루에 1첩씩 일주일간 복용한다.

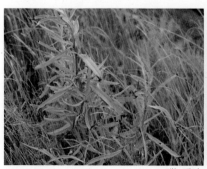 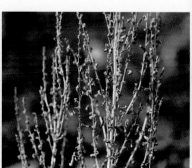 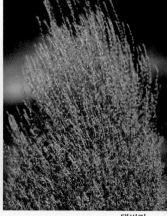

| 갯능쟁이 | 댑싸리 | 댑싸리 |

꽃댑싸리

댑싸리는 명아주과에 속한다. 속명은 kochia로 유럽 아시아 호주 아프리카에 약 80종이 산다. 우리나라엔 1변종이 살고 초본으로 밑동이 목질화 되며 대개 부드러운 털이 있다. 신농본초경 상품에 지부자로 수재되어 있다.

지부자의 열매는 편구형으로 5각의 별모양이며 날개가 있다.

댑싸리는 햇빛이 잘 비치는 비옥한 땅을 좋아하며 뿌리가 잘 자라 내한성이 크다. 건조한 곳에서도 잘 자란다. 또한 질소 함유량이 많은 곳이나 사절토양에서도 잘 자란다. 댑싸리의 경엽이 자홍색을 띠는 원예품종도 점차 많이 심어지고 있다.

갯댑싸리 댑싸리의 변종으로 댑싸리와 달리 가지가 옆으로 퍼지고 잎이 두껍다.

갯능쟁이 명주아과로 바닷가에 자라는 한해살이 풀로 '갯는쟁이'라고도 한다. 높이 50cm내외로 전체에 털이 없다. 줄기는 곧추서며 가지가 비스듬히 퍼진다.

잎은 어긋나기 하며 난상 삼각형 또는 피침형이고 끝이 뾰족하며 짧은 잎자루가 있고 가장자리에는 불규칙한 톱니가 있다.

꽃은 7-8월에 연한 녹색으로 피며, 꽃잎은 없고, 잎겨드랑이에 모여 달리며 이삭꽃차례를 이룬다. 열매는 8mm내외의 낭과이고, 씨는 갈색이다.

꽃댑싸리 댑싸리의 변종으로 곧추서서 자라며 종종 둥근 모양을 이루고 가지가 많다. 노란색·붉은색·녹색을 띠는 잎은 가을에 자줏빛 나는 붉은색으로 변한다.

꽃댑싸리

거지덩굴

Cayratia japonica Gagnepain 오렴매

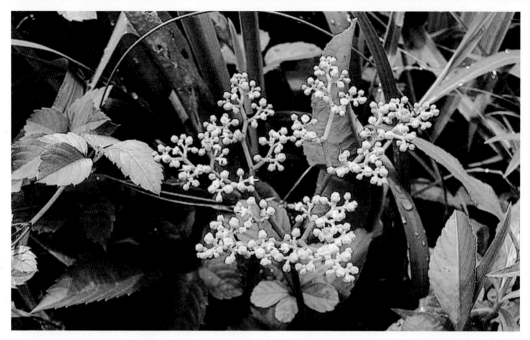

자생지	개화기	채취시기	채취부위
남부	7~8월	9월	뿌리, 지상부

특징

성질은 차고 맛은 맵고 시다. 해열, 이습, 해독, 소종작용을 한다.

• 생 김 새 •

거지덩굴은 남부의 산이나 들에서 자라는 포도과의 덩굴성으로 남방계의 여러해살이 풀로 '풀머루덩굴' 이라고도 한다.

벌레들이 좋아해서, 잎이 항상 뜯겨져 있고 그것이 거지들의 누더기처럼 보인다거나, 황무지에 거칠게 자란다고 하여 거지덩굴이라는 이름이 붙여졌다고 한다.

뿌리가 옆으로 길게 뻗고 새싹이 여러 군데에서 나오며 원줄기는 녹색이 띠는 자색으로 능선이 있고 마디에 긴 털이 있고 다른 식물을 덮거나 감아서 말라 죽일 정도로 생활력이 왕성하다.

잎은 어긋나며 긴자루에 5개의 소엽이 있다. 덩굴손의 잎과 마주나며 산방상 취산화서로 달린다. 꽃은 7~8월에 피며 꽃잎은 4개이다. 처음에는 연한 녹색으로 나온다. 꽃받침은 없고 수술 4개, 암술이 1개이나 꽃잎이 일찍 떨어지므로 적색의 화반만이 뚜렷하게 보인다.

열매는 장과로서 둥근 모양이고 9월 검게 익는다. 지름이 6~8㎜로서 상반부에 옆으로 달린 1개의 줄이 있고 종자는 길이가 4㎜ 정도이다.

·효 능·

채취 방법 여름에서 가을철 사이에 전초를 채취하여 햇볕에 말린 후 그대로 썰어서 사용한다.

뿌리는 진통제, 이뇨제 거지덩굴 뿌리는 '오렴묘'라고도 하며, 진통제로 귀하게 쓰인다.

거지덩굴 달인 물은 해독작용, 항균작용 거지덩굴은 해독작용을 하는 성분이 있어 여드름을 없앤다. 특히 거지덩굴 달인 물을 마시면 효과를 볼 수 있다.

거지덩굴은 그냥 단순한 잡초가 아니다. 그늘에서 말린 거지덩굴 잎 두 줌 정도를 3컵의 물에 넣고 그 양이 반으로 줄 때까지 달여서 하루에 3회 나누어 마신다.

우수한 항균작용 화농성 감염 질환에 대해 빠른 효과를 보인다.

억제작용 오렴매의 수전제는 렙토수피라에 대해 억제작용을 한다.

용혈성 포도구균, 연쇄상구균, 대장균, 이질균에 대해 억제작용을 한다.

· 질병에 따라 먹는 방법 ·

방광염, 요도염에 오줌에 피가 섞여 나오고 요도가 붓고 소변이 잘 안 나오는 경우 차전자, 석위, 활석, 감초를 끓여 5일 정도 복용하면 효과를 기대할 수 있다.

방광결석에 오렴매, 금전초, 계골초, 활석, 저령 등을 장기 복용한다.

환제로 하며 3~6개월 간 연복하면 결석이 소산된다.

이하선염에 붉게 부으면서 통증이 나면서 아직 곪지 않은 단계라면, 오렴매 40g을 진하게 끓여 내복한다. 또한 오렴매 가루와 청대 가루를 기름에 섞어 바르면 소염·소종효과가 있다.

인후 종통에 오렴매에 차전초, 마란을 배합해 짓찧어 짜서 천천히 먹으면 유익하다.

세균성 이질에 상당한 효과가 있어 발병 초기에 서둘러 할미꽃 뿌리와 함께 진하게 끓여 12시간마다 1첩씩 3일간 복용한다. 경과를 봐서 호전되지 않으면 2일간을 더 복용한다.

황달성 간염에 얼굴과 눈이 노랗다면 인진, 황금, 차전초를 끓여 상시 복용하면 이담, 소황에 효과가 있다.

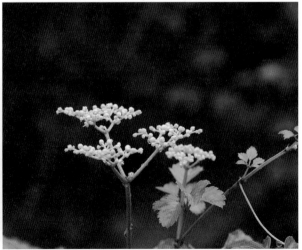

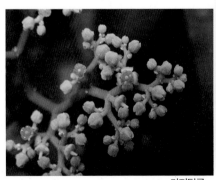

거지덩굴

거지덩굴

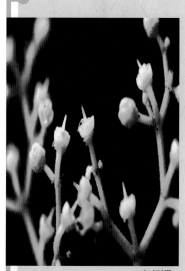

거지덩굴

거지덩굴은 포도과의 **cayratia**속에 들어간다.

동남아시아에 10여종이 살고 우리나라엔 1종이 사는 덩굴성 여러해살이 풀이다.

다른 이름으로 풀덩굴, 울타리덩굴, 풀머루덩굴, 새발덩굴, 새받침덩굴이 있다.

주로 남부에서 살지만 서울지역에서도 번식하고 있다. 마을 부근 및 밭둑, 숲 가장자리에 자란다.

털이 거의 없으며 원줄기는 녹자색으로서 능선이 있고 마디가 긴 털이 있으며 다른 식물체로 뻗어가서 왕성하게 퍼진다.

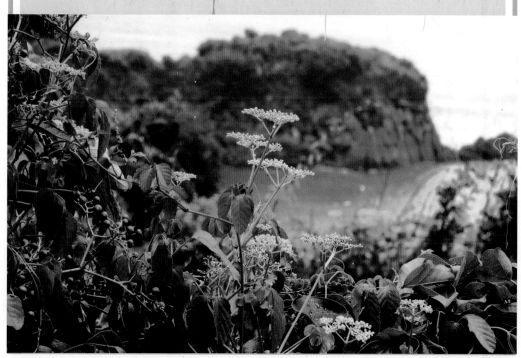

거지덩굴

실고사리

Lygodium japonicum Sw. 해금사(海金沙)

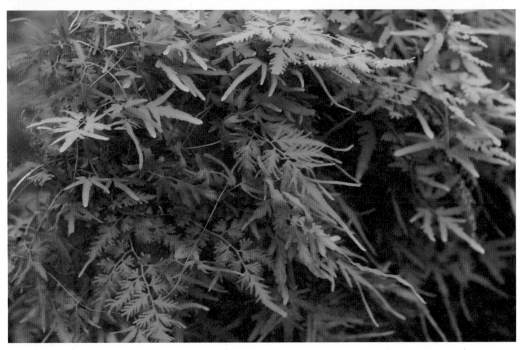

자생지	개화기	채취시기	채취부위
• 남부	• 8~9월	• 가을	• 전초

특징
• 성질은 차고 맛은 달다. 해열, 이수, 해독작용을 한다.

· 생 김 새 ·

실고사리는 전라, 경상도 이남의 산지에서 자라는 실고사리과의 덩굴식물이다.

포자는 환약의 포의(包衣)로 사용되었으며, 이것을 '해금사'라 한다.

뿌리줄기는 지하에서 옆으로 뻗으며 2~3m 정도 자라고 줄기는 가늘고 약하다.

잎자루가 원줄기처럼 되어 다른 물체를 감아 올라간다. 잎은 1~2회 깃털겹잎이지만 소엽은 피침형으로 깊게 갈라지고 갈래의 가장자리엔 톱니가 있다. 전초를 약용한다.

8~9월에 포자가 성숙한 때에 황갈색의 포자를 털어 모은다. 불순물을 제거하고 그대로 사용한다.

동인도제도에서도 이 실고사리를 독뱀이나 독벌레에게 물렸을 때, 독을 없애는데 이용한다.,

필리핀이나 비스마르크제도에서는 실고사리 잎줄기로 바구니나 모자를 짠다. 또한 아프리카에서는 어망을 짜기도 하고 올가미의 재료로도 이용한다.

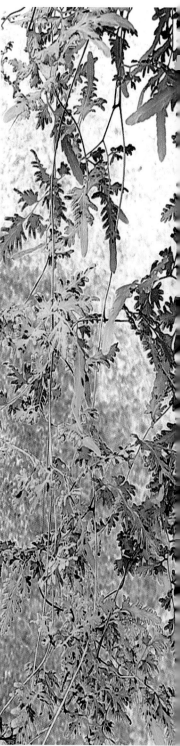

· 효 능 ·

실고사리 포자를 '해금사' 라 하며 주로 열을 내리고 독을 풀며
오줌을 잘 누게하고 염증을 낫게한다.

비뇨기계 질환에 효과적 해금사는 방광염, 요도염 등의 비뇨기계
질환에 대해 이뇨, 청열, 소종작용이 있어 여러 비뇨계의 급·만성
염증, 결석, 결핵, 전립선염 등의 치료에 사용된다.

이뇨·소염작용 우수 요도가 매우 아플 때 사용한다. 쇠약한 노인이
요도감염증에 걸리면 사용한다. 해금사는 결석용해의 효능도 있다.

· 질병에 따라 먹는 방법 ·

결석증 환자에 금전초, 계골초를 가미 사용하고 석위, 택사, 저령,
차전자를 가미하면 결석을 삭임과 동시에 소염효과도 얻을 수 있다.

감염에 의한 발열, 해수, 담이 많으면서 인후종통에 해금사잎을
금은화, 연교, 전호, 사간, 패모, 길경 등의 약과 함께 사용한다.

방광, 요도 염증에 의한 출혈에 대계, 소계, 우절, 모근을 더하고,
신우염의 요도 출혈에는 차전자, 익모초와 함께 사용한다.

만성 혈뇨에 결핵 혹은 종양으로 혈괴가 섞여 잇을때, 해금사 20g,
저령 40g을 끓여 호박가루 2g을 가미해 12시간 간격으로 복용한다.

오줌에 핏덩어리가 발견될 경우에 포황, 우절, 생지황, 백모근 등을
더하고 호박가, 편축을 적당량 첨가 복용한다.

급성 신염의 초기에 오줌이 안나오고, 얼굴과 발에 부종이 생길때
이뇨·소종의 작용을 하고 '오피음'과 함께 사용하면 효과가 좋다

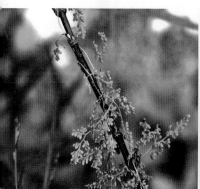

실고사리

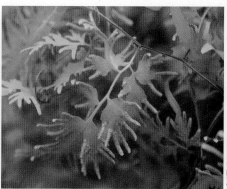

실고사리

실고사리

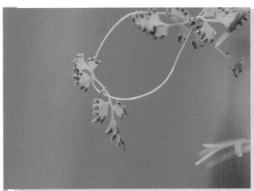

실고사리

해금사는 실고사리과 실고사리속 (lygodium)식물로 전 세계에 약 45 종중 하나로 열대와 아열대 지역에 주로 분포하고, 우리나라엔 실고사리 1종이 자생한다.
속명은 그리스어 버드나무와 같다는 의미로 이 속 식물의 잎자루가 유연하고 신축성이 있어 이를 비유하여 붙여진 이름이다.

해금사란 명칭은 가우본초에 처음 기재되었으며 중국약전에는 이 종을 법정기원식물 내원종으로 수록하였다.

실고사리잎에는 쿠마린산 및 카페인산 등의 이담성분이 함유되어 있으며 동속 식물인 소엽해금사(microphyllium), 곡축해금사(flexuo sum)의 포자도 약용으로 사용되는데 화학적 실험을 통해 해금사와 거의 유사한 성분을 함유하고 있다.

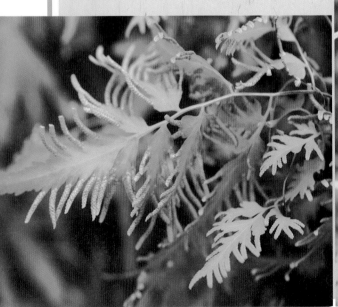

실고사리

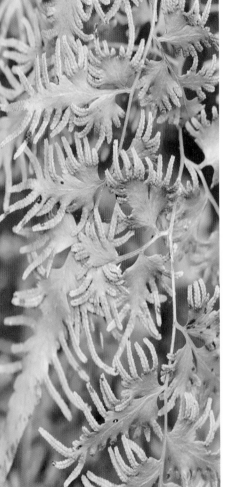

실고사리

개감수

Euphorbia kansui Liou

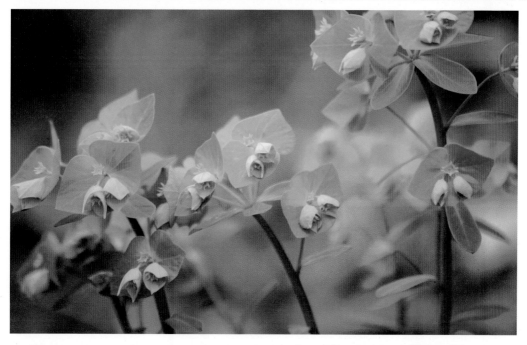

자생지	개화기	채취시기	채취부위
산, 들	6~7월	9월	뿌리

특징
성질은 차고 맛은 쓰다. 이뇨, 이수, 소종작용을 한다

· 생김새 ·

감수(甘遂) 는 각처의 산이나 들에서 자라는 대극과의 여러해살이풀이다.

높이는 20~40㎝이며 털이 없고 녹색이지만 홍자색이 돌며 자르면 흰 유액이 나온다.

가늘고 긴 원기둥 모양이다. 뿌리는 수염뿌리로 옆으로 뻗는다.

잎은 서로 어긋나고 잎자루가 없고 좁고 긴 타원형으로 길이가 3~6㎝이며 가장자리가 밋밋하다.

염주 모양을 한 방추형 또는 긴 타원형으로 길이가 3~9㎝이다. 간혹 가늘고 길며 구부러진

것도 있다. 바깥면은 백색 또는 엷은 황색이다. 코르크 층을 벗겨 쓴다. 원줄기 끝에서는 5개의

피침형의 잎이 돌아나며 그 윗부분에서 5개의 가지가 갈라지고 총포엽은 녹색이다.

꽃은 녹황색으로 여러 송이의 수꽃과 한 송이의 암꽃이 있으며 암꽃엔 암술이 1개, 수꽃엔 수술이

1개 있으며 암술대는 길고 끝이 2갈래진다.

열매는 9월에 익는다. 삭과로 둥근 모양이며 광택이 나고 3갈래진다.

· 효 능 ·

채취방법 가을에 뿌리를 채취하여 햇볕에 말린다. 그대로 썰어 사용하거나 식초에 담근 후 볶거나 감초 끓인 물에 담근 후 사용한다.

뚜렷한 이뇨효과 감수는 극렬한 약성의 약물로서 유독성이 있다. 감수에 함유된 유효 성분은 물에 녹지 않으므로 사용 시에는 미세한 분말로 하여 캡슐에 넣거나 환제, 산제로 사용한다. 아주 소량만 사용하여도 확실한 이뇨효과를 나타낸다.

주의 다량으로 사용하면 오히려 배뇨에 해를 준다.

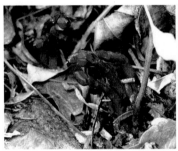
붉은대극

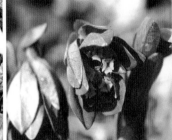
붉은대극

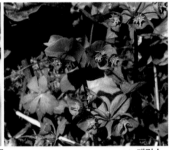
개감수

· 질병에 따라 먹는 방법 ·

간경변, 만성 신염의 복수에 감수 분말 1g을 사용하면 복수 완화에 좋은 효과를 거둔다.

중풍 환자는 담이 많아 뱉기가 어렵고 변비가 생기는 증상이 흔히 나타난다. 특히 뇌혈전에 의한 경우엔 대부분 정도의 차이는 있으나 담이 많은 증상이 일어나 병상을 약화시킨다. 이때 감수가루를 1~2g을 우유에 잘 혼합하여 복용하면 화담과 통변의 효과를 얻을 수 있다.

신경성 피부염에 가려움증이 멎지 않으면 감수가루를 바른다. 음낭 습진에도 사용한다. 감수에 함유된 성분은 Triterpenol로서 물에 안 녹는 지방 모양의 물질이다. 가루로 사용하면 치료효과가 좋다.

주의 신체 허약자, 심장 질환자, 과민성 장염 및 소화기에 궤양이 있는 사람, 임부로서 특히 유산 경험이 있는 사람에겐 사용하지 말아야 하고, 생용하지 말고 구워서 사용한다.

● 법제하는 법

솥에 약재(감수10, 식초3, 물 4)를 넣고 식초와 맑은 물을 부어 2~4시간 담가 둔다.

시간이 지난후 약한 불로 가열하되 식초가 다 흡수되고 표면이 약간 노랗게 되도록 계속 저으면서 졸인 다음 꺼내어 햇볕에 말린다.

독성이 감소되고 사하작용도 완화된다.

개감수는 속명이 유포비아euphorbia로 모리타니왕의 내과의사 이름에서 기원한 것이다.
종명 sieboldiana는 동아시아지역 식물을 연구한 독일인 지볼트를 말한다.
중국명은 구선대극이며, 개감수와 대극(大戟)의 열매 형태는하고 비슷하나 줄기가 짧고,
배상화서 둘레의 4개의 선체(腺體 : 꿀샘덩이)의 경우 대극은 타원상이고 자갈색이나
개감수는 초생달 모양이고 짙은 적갈색이며 매끄럽다.

대극, 원화, 감수는 세 가지 모두 사수와 제담작용을 하는 열성 약물로 가슴에 물이

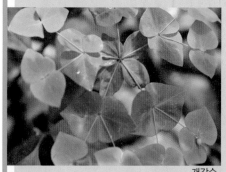
개감수

고이는 증상에도 동일한 치료효과가 있다. 기능을
비교해보면 감수와 대극의 사하작용은 매우 세고
원화는 약간 약하다. 적응증 면에서 말하면 대극은
비교적 광범위하다. 그러나 감수, 원화는 오직
가슴이나 배에 고인 물을 없애는데 사용한다.
정신병의 치료에도 감수나 대극은 같은 정도의
치료효과를 발휘한다.

유사식물로 낭독과 등대풀이 있다.

낭독 종명이 pallasii로 심산에서 자란다. 줄기는 곧게 서고 털이 없다. 줄기 아래쪽 잎은
어긋나게 달리고 위쪽에선 5개씩 돌려 난다. 꿀샘덩이는 4개이고 녹색의 콩팥모양이다.

등대풀 종명이 helioscopia로 澤漆이라 한다. 경기 이남의 들에서 자란다. 잎은 어긋나게
달리고 주걱모양으로 가장자리 상반부에 잔톱니가 있다. 줄기 끝에선 5개의 잎이 돌려난다.
꿀샘덩이는 노란색이다.

붉은대극 산지 숲속에서 자라며
종명이 ebracteolata로 민대극이라
하고 풍도대극과도 같은 종으로
보기도 한다. 잎이 넓고 열매는
매끈하다.

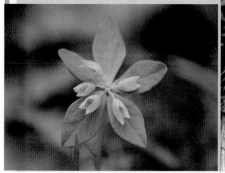
개감수

붉은대극

동과자

Benincasa hispida Cogh. 동아

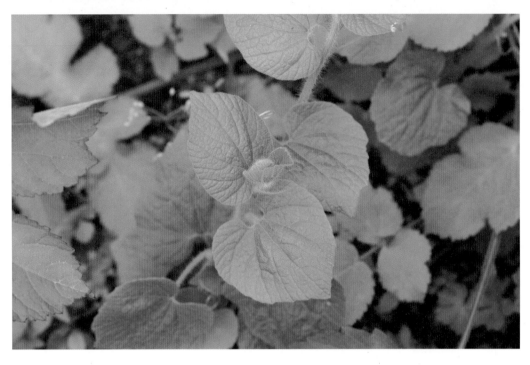

자생지	개화기	채취시기	채취부위
재배	6~9월	7~10월	열매

특징
성질은 차고 맛은 달다. 이뇨, 거담, 윤폐, 소종작용을 한다.

· 생김새 ·

동과자(冬瓜子)는 열대원산으로 우리나라에서는 재배하는 박과의 한해살이덩굴 식물이다.

동과자는 동아의 씨로서 『신농본초경』에 '백과자(白瓜子)'의 이름으로 올라있다.

씨로 번식하며 중, 남부지방에서 심는다.

줄기는 길게 뻗어 나가며 가시 털이 있다. 잎은 서로 어긋나 달리고 잎자루가 길며 넓은 달걀꼴로 밑은 심장형이고 가장자리에 둔한 톱니가 있다.

잎은 5개로 얕게 갈라진 심장 모양이다.

꽃은 6~9월에 황색으로 피며 열매는 7~10월에 달린다.

열매는 크고 고르며, 백색인 것이어야 한다. 직경이 30~50㎝인 타원형이다. 늦은 여름부터 이른 가을 사이에 여문 씨를 받아 햇볕에 말린다. 종자는 부수거나 살짝 볶아서 사용한다.

· 효 능 ·

채취 방법 동과피(冬瓜皮) 는 익은 열매를 따서 껍질을 벗겨 햇볕에서 말린 것이다.

동과피는 이뇨 · 화습의 작용 약성이 차며 맛이 달고 약간 쓰다. 이뇨와 소종작용은 동과자보다 뛰어나다. 주요 효능은 서열(暑熱)을 없애주고 이뇨 · 화습 작용을 한다.

동과자는 이뇨 · 화담작용 동과자는 폐경, 간경에 작용해 열을 내리고 담을 삭이며 고름을 빨아내고 오줌을 잘 누게 한다. 사포닌 성분은 기침을 멈추고 가래를 삭인다.

소종작용 동과자는 기관지의 염증을 제거하는 작용을 한다.

· 질병에 따라 먹는 방법 ·

여름철 발열에 해안 지대에서처럼 습 때문에 생기는 경우라면 동과피 2g에 곽향, 패란, 활석 등을 가미해 사용하면 해서, 이습의 효과를 얻을 수 있다.

하지의 부종, 열통, 각기, 하퇴부 단독에 동과피는 우리 몸의 아랫부분에 습열이 생겨 일어나는 질병 치료에 사용된다. 이 경우에 동과자 2g에 방기, 목과, 의이인, 우슬 등을 가미해 복용한다.

만성적인 해수와 담에 해수가 안 낫고 완해기에 담이 많아 목구멍에서 그렁그렁 소리가 날 경우에 패모, 반하(강)를 가미해 끓여 복용하면 끈적한 담을 없앨 수 있다.

또한 중풍의 후유증으로 반신불수가 되면 담이 많아 뱉기가 어려운데 역시 이 방제를 쓰면 화담을 촉진할 뿐 아니라 담이 많아 생긴 다른 질환을 예방하는데도 효과가 있다.

급성 신염에 핍뇨, 부종이 생기면 복령피, 택사, 저령 등을 배합하여 사용한다. 만성기에 부종이 반복하여 발생할 경우에도 배합하여 응용하면 좋다.

해수와 인후종통에 해수가 심하고 인후가 가렵고 아프면서 담이 황색을 띠며 담을 뱉기가 어렵고 호흡이 촉박하면 박하, 우방자, 행인, 전호를 가미해 복용한다.

배뇨 곤란증에 방광 및 요도의 가벼운 염증으로 인해 배뇨가 잘 안되어 황색이 되거나 여름철의 열성병이 발열하여 오줌의 양이 적어지면 차전자, 활석, 저령 등에 배합하여 보조적인 이뇨약으로 사용하면 좋다.

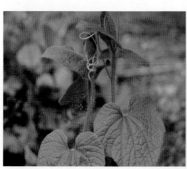

동과자

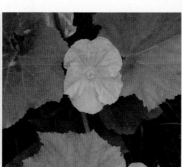

동과자

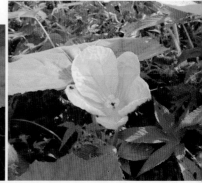

동과자

백동과란 이름으로 신농본초경 상품에 수재되었다.

동과의 열매 껍질을 동과피라 하고 종자를 동과자라 한다.

본초경에 나오는 동과피의 쓰임으로서 환을 만들어 복용하면 얼굴에 살이 붙고,

나귀와 말의 땀으로 인해 부스럼이 나고 부어서 아플 때 그늘에 말린 동과피 가루를

바르면 낫는다. 그리고 골절통증에도 효력이 있다고 한다.

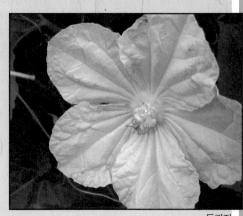

동과자

동과는 추어탕을 만들 때 많이 이용하고, 과육은 주로 여름에 더위를 식혀주는 요리로 활용한다.

동과자나 동과피는 이뇨 거담의 효능이 있지만 차전자나 저령 편축에 비하면 좀 약하다. 방광및 요도의 가벼운 염증으로 배뇨가 불리하고 황색의

소변이 나오면서 요량이 줄어들면 차전자나 저령을 추가해 살짝 볶아 이뇨약으로 쓰면 좋다.

동과자

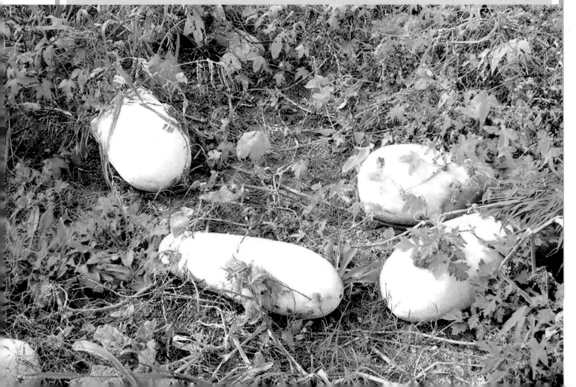

석 류

Punica granatum L.

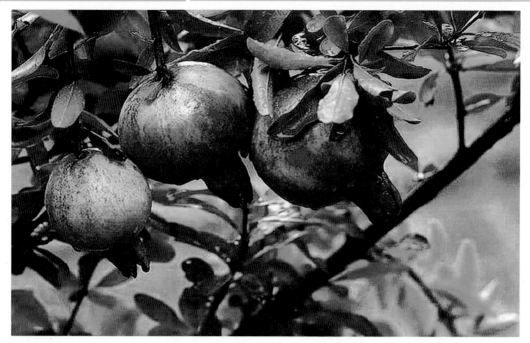

자생지	개화기	채취시기	채취부위
남부지방	5~6월	9~10월	열매

특징

성질은 따뜻고 맛은 시고 떫다. 지사, 수삽효과를 낸다.

· 생 김 새 ·

석류의 원산지는 페르시아로 추정되며 이 지역에서 서쪽으로 시리아, 이집트, 그리스, 로마로 동쪽으로는 중국 등지로 전파되었다. 현재 남부지방에서 정원수와 과수로 재배한다.

석류는 석류목, 석류수, 안석류, 해류(海榴) 등으로 불리어 왔다.

석류가 상징하는 의미는 '왕성한 번식력'으로 붉게 벌어지는 열매에 많은 씨앗을 잉태한 듯한 모습에서 유래했다. 기원전 3세기쯤에 카스피해 남쪽에 있던 페르시아계의 파르티아 왕국의 안식(安息)〉에서 가져온 류(榴, 혹처럼 생긴 열매를 의미하는 뜻에서 '안석류' 또는 '약류(若榴)'라 한다. 예로부터 열매 속의 수많은 붉은 씨로 인하여 다산의 상징으로 여겼다.

높이는 10m까지 자라며 어린 가지는 네모이다. 잎은 광택이 있는 긴 타원형으로 마주난다. 꽃은 암수한 꽃으로 5~7월에 붉은 색으로 피고, 꽃받침도 붉은 통 모양으로 끝이 6개로 갈라진다. 열매는 9~10월에 황색으로 익으며, 둥글고 겉껍질이 불규칙하게 터진다.

열매껍질, 수피, 뿌리 껍질은 약으로 쓴다.

· 효 능 ·

석류의 주요 성분은 당질이 약 40%를 차지하며 유기산으로는 새콤한 맛을 내는 시트르산이 약 1.5% 정도 들어있다.

수삽 효과 석류피에는 수삽효과가 있어 설사를 멈추게 하며, 만성 설사, 급성 장염으로 인한 설사에 좋다. 또한 배변시 나오는 출혈을 억제한다.

· 질병에 따라 먹는 방법 ·

대변 이상에 음식을 조금만 부주의 하면 대변 횟수가 많아지고 늘 점액섞인 대변과 심해지면 물같은 설사가 나며 복창, 복명이 있으면 석류피 40g을 끓여 설탕을 약간 넣어 복용하거나 가루 내어 12g씩 복용한다. 과민성 장염에는 시호와 승마를 넣어 쓴다.

급성 장염으로 인한 설사에 여름에 심한 설사로 탈수를 보이면 40~80g을 달이거나 황금, 갈근을 넣고 달여서 복용하면 좋다.

소화불량성 설사에 나복자, 신곡을 넣어 쓴다.

더위를 먹어 토사가 심할 때 향유, 백편두, 갈근을 넣어 쓰면 좋다.

장출혈에 대황, 지유를 넣어 쓴다.

치질이 원인이 아닌 탈항에 석류피 40g, 오배자 20g을 아주 미세하게 가루 내어 나온 직장을 씻은 후 약을 발라 안으로 밀어 넣고 황기, 승마, 시호, 백출을 넣고 달여서 복용하면 좋다

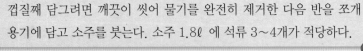

● **석류주**

껍질을 벗긴 알맹이(200~300g)을 용기에 담고 2~3배의 소주(1ℓ)를 붓는다. 설탕(5~15g)을 넣고 밀봉한다.

껍질째 담그려면 깨끗이 씻어 물기를 완전히 제거한 다음 반을 쪼개 용기에 담고 소주를 붓는다. 소주 1.8ℓ 에 석류 3~4개가 적당하다.

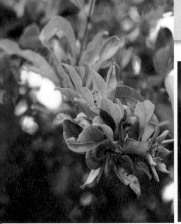

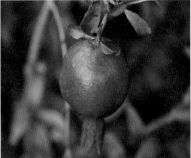

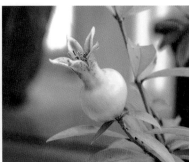

석류   석류   석류

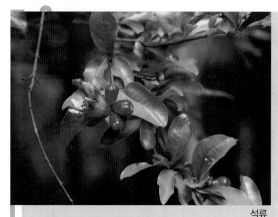

석류

석류는 이라크 북부와 이란 북서부를 포함한 카스피해 산간지역이 원산지이다. 석류는 푸니카속에 속한다. 한때는 독자적인 과로 분류되었지만 분자생물학적 연구 결과 부처꽃과에 가깝다 한다. 종명 granatum은 씨가 있다는 라틴어에서 유래되었다. 수메르의 기록에는 기원전 3000년경부터 중동에서 재배된 것으로 나타난다. 그리스 신화에선 여신 테메테르의 딸인 페르세포네가 지하세계에서 석류 씨앗을 먹는 실수를 저질러 매년 일정기간을 지하세계에서 지내야 했다고 전해진다.

중국에선 명의별록에 처음 기록되어 1500년 전에 도입되었고 말레지아에선 2000년 전에 도입되어 재배되었다 한다. 영국에선 1596년에 재배하기 시작했고 미국 캘리포냐 주에는 그로부터 200년후에 도입되었다.

석류는 오래전부터 약용으로 사용되어 왔다. 그리스인과 로마인들은 석류를 과일로 먹었을 뿐만 아니라 씨앗이나 껍질을 구강 피임약 및 질좌제로 사용했다. 석류는 일반 과일 쥬스와 비교하면 항산화 작용이 제일 크고 그 효과는 적포도주와 녹차의 3배나 된다. 동물실험에선 석류쥬스와 석류꽃 추출물이 죽상동맥경화증 예방에 효과가 큰데 인체를 대상으로 한 연구에 혈압이나 염증감소에 효과가 있다 한다.

석류쥬스, 껍질, 오일 모두가 전립선암 및 종양의 확산을 억제하는 것으로 나타났다.

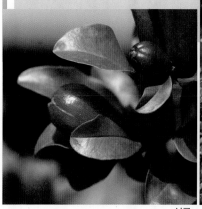

석류

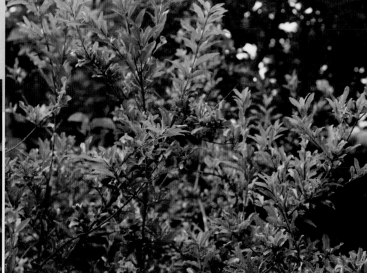

석류

이스라지

Prusnus japonica Thumb. var. nakaii Rehder
Prusnus ishidoyana Nakai 욱리인(郁李仁)

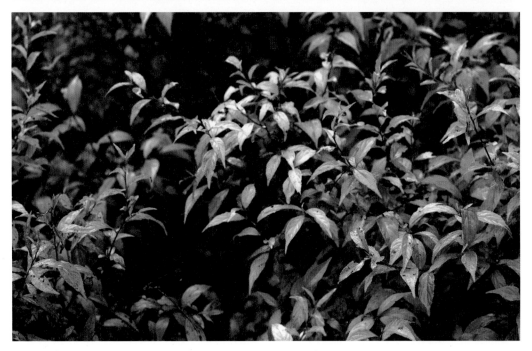

자생지	개화기	채취시기	채취부위
산	4~5월	6~7월	열매, 뿌리

특징

성질은 평하고 맛은 시다. 이뇨, 윤장, 통변작용을 한다.

· 생 김 새 ·

우리나라 어디서나 볼 수 있으며 산 숲 속에서 자라나는 장미과의 낙엽이 지는 떨기나무이다.
욱리는 성질이 깔끔하여 부드러운 바람과 따뜻한 햇볕을 좋아하고, 바람이 스치는 듯한 곳에서
잘 볼 수 있으며 전체의 모습이 아담하고 부드러운 느낌을 주는 나무이다.
줄기는 높이 1m쯤 자라며 잎은 서로 어긋나서 나온다.
잎의 모양은 대체로 달걀꼴이고 끝이 뾰족하게 올라온다. 잎은 가운데 부분이 가장 넓고
가장자리에 날카로운 겹톱니가 있으며 길이가 4~8cm된다. 잎자루는 짧으며 짧은 털이 있다.
잎의 앞면은 털이 없고 뒷면에는 맥 위에 잔털이 있다.
꽃은 4~5월에 잎보다 먼저 피며 지난해 나온 가지에서 한 개부터 여러 송이가 피며 주로 연한
분홍색을 띤다. 꽃의 지름이 2cm 정도 되며 꽃자루의 길이는 1~2cm이다. 꽃자루 겉에 연한
털이 난다. 꽃받침잎은 꽃이 진 다음에 뒤로 젖혀진다.

· 효 능 ·

채취 방법 약용으로는 열매와 뿌리를 쓴다. 꽃이 진 뒤 6월에 뿌리와 열매를 채취해서 쓴다.
기가 평하므로 상부는 돌면서 적시고 하부에선 소통하여 보낸다. 뿌리에는 깨끗하고 서늘하게
식히는 기가 흙 속에 편안하게 깃들어 있다. 잇몸 부종과 충치를 치료하여 이빨을 강화한다.
열매는 강한 윤장효과 허약하거나 산후, 수술후 변비가 있는 경우에 윤장제로 적합하다.
이뇨작용 눈, 배, 사지에 나는 부종이나 소변이 잘 안나오는 증상에 넣어 쓴다.
뿌리는 치아건강에 효과 잇몸 부종과 충치를 치료하며 치아를 튼튼하게 한다.

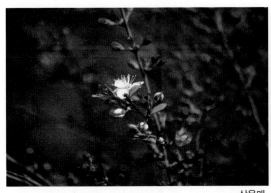

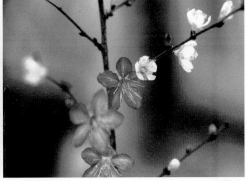

산옥매   산옥매

· 질병에 따라 먹는 방법 ·

통변을 위해서 윤장, 통변의 효과를 얻으려면 씨앗을 잘 찧어 꿀에 섞어 먹는데 한번에
5~10g을 따뜻한 물에 타서 마시면 장을 부드럽게 풀어주어 통변이 가능해진다.
출산 후 만성 변비에 산후 변비로 인해 생각이 번거롭고 마음이 불안하면서 음식 냄새를 맡기
싫을 정도로 식욕이 떨어지면 욱리인 4g과 함께 당귀 12g, 진피 8g을 달여서 쓴다.
어린이 급성 전염병으로 고열과 변비가 생기면 욱리인 4g에 금은화, 현삼 12g을 넣고 달여
복용한다. 욱리인은 기가 평이한 바
위에서는 돌면서 적셔주고 아래에선
소통시켜 내보낸다.

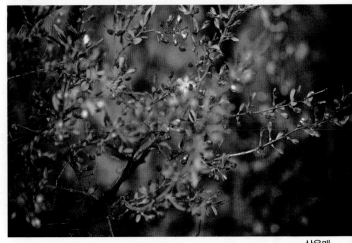

위장 수술 후 가스가 잘 안나오면
목향, 지실을 넣고 달여 복용하면
좋다.
만성 기관지염에 해수가 있고 진한
담이 나오면서 변비가 수반 될 때 담,
변을 모두 부드럽게 한다. 혈압도
내리므로 주로 속발성 고혈압에 쓴다.

산옥매

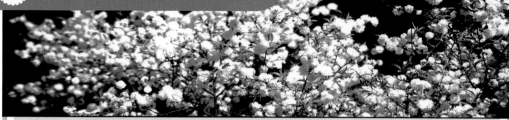

옥매

이스라지는 욱리인(郁李仁)이란 이름으로 신농본초경 하품에 수재되어 있다. 현재 중국에선 小李仁, 大李仁이 있으며 이들은 서로 다른 식물로 정품은 小李仁이다.

이스라지나무는 참옥매, 산앵두나무 라고도 부르며, 한반도 전역에 자생하는 특산종으로 석회암이나 사문암처럼 척박한 산지 영양분이 빈약한 극단적인 토지 환경에서 잘 사는 유일한 벗나무 종류다. 유사한 식물로 산옥매, 복사앵도나무가 있다.

산옥매 중국 원산으로 전국에 관상용으로 판매하며, 이스라지에 비해 잎이 보다 길다. 흰색 겹꽃으로 피는 품종으로 옥매와 서로 다른 종이다.

옥매 장미과의 낙엽 넓은 잎 떨기나무로서 '백매(白梅)' 라고도 한다. 매화처럼 생긴 흰꽃이 피는데다 가지에 다닥다닥 달린 꽃봉오리가 마치 옥구슬을 꿰어 놓은 듯 하여 옥매라는 이름이 붙었다. 울타리 안에 심으면 뱀이 접근하지 않는다 하여 예로부터 담장 안에 많이 심는다. 높이는 1미터쯤 되고, 줄기는 여러 대가 모여 잔가지는 적갈색이다. 잎은 어긋나며 길이 6cm내외이다. 꽃은 4~5월에 가지마다 여러겹으로 촘촘하게 붙고, 열매는 6~7월에 지름 1cm내외의 핵과가 달려 붉게 익는다.

홍매 꽃이 붉고 여러 겹으로 핀다. 정원수·식용·약용으로 이용된다. 열매는 먹을 수 있다. 약으로 쓸 때는 탕으로 하거나 환제 또는 산제로 하여 사용하며, 술을 담가서도 쓴다

복사앵도나무 한반도 고유종으로 나무와 앵도나무의 교잡종으로 3,4월에 개화하고 열매가 5,6월에 적색 으로 익는데 열매가 이스라지 보다 훨씬 커 지름이 2센티나 된다.

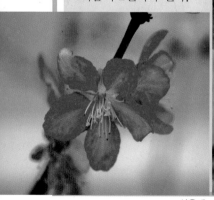

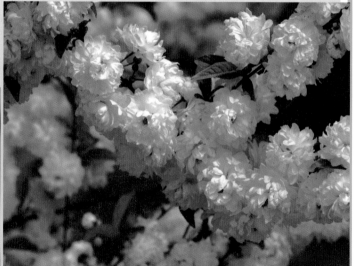

산옥매

옥매

주엽나무

Gleditsia japonica Miq. var. Koraiensis Nakai
조협, 조각자, 저아조

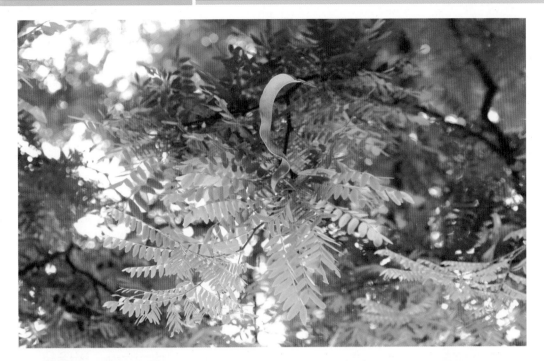

자생지	개화기	채취시기	채취부위
산	5~6월	10월	열매, 가지

특징
성질은 따뜻하고 맛은 맵거나 짜다. 통변, 거담, 해독, 소종작용을 한다.

· 생 김 새 ·

주엽나무는 실거리나무과의 잎이 지는 넓은 잎의 큰키 나무이다. 높이는 15~20m 이르며 지름은 60cm 정도 된다.

잎은 어긋나서 달리고 가장자리에 물결 모양의 톱니가 있다.

한 두 차례로 깃털겹잎으로 잎이 달리고 잎의 숫자가 짝수이다.

꽃은 5~6월에 피는데 총상화서에 달리며 황록색을 핀다.

열매는 평평한 칼 모양의 과실이며 굽어 있으며 전체적으로 틀어져 있다.

평평한 타원형으로 황색을 띤 과육부는 단맛이 있지만 백색부는 맛이 없으며 특이한 냄새가 있다. 열매가 협과로 뒤틀려 있으며 열매를 '저아조'라 한다.

약용으로는 나무의 가시, 열매껍질을 쓴다. 열매껍질은 '조협'이라 하며, 가시는 '조각자'라 한다.

· 효 능 ·

열매인 저아조는 용혈 · 거담 작용 저아조는 주로 습담과 천식에 사용한다. 만성기관지
천식으로 발작이 자주 일어날 때 쓴다.

열매껍질인 조협은 해독 · 소종작용 신경성 피부염과 개선(疥癬)에는 저아조에 다른 해독약을
섞어 사용하면 효과가 있다.

주엽나무 가시인 조각자는 거담, 통변작용 담을 제거하며 변을 잘 나오게 하며 창독(瘡毒)에 쓴다.

· 질병에 따라 먹는 방법 ·

중풍에 의식불명이 되어 입이 열리지 않거나, 입안에 담이 있고 경련이 멎지 않을 때도 쓴다.
저아조 가루 2g을 콧속으로 불어 넣어 재채기를 하면 깨어난다.

각종 종기에 아프면서 벌겋고 터지지 않았을 때 저아조의 분말을 식초로 개어서 바르면 된다.
종기가 아주 터지지 않았을 때 황기, 유황, 감초를 넣어 쓰면 종기를 빨리 터지게 하는 효과가 있다.

기관지천식 발작에 담이 많고 끈적거려 뱉기가 어렵고, 가슴이 답답할 때, 조협을 사용해서 담을
없애고 숨을 편히 쉬게 해야 한다. 볶아서 분말로 만든 다음 꿀물에 타서 먹는다. 성인은 4g, 소아는
2g 정도 쓴다. 백반과 같이 끓인 물에 천남성이나 반하를
법제하면 담을 없애는데 효과가 훨씬 강력하다.

마풍(麻風)에 조각자에 대풍자 기름과 대황 등을 넣어
쓰면 좋고, 피선(皮?)에는 식초와 함께 진하게 달여 환부에
바른다.

주의 임부는 복용하지 않는다. 신체가 약하거나, 토혈,
객혈이 있는 자에게는 자극작용이 있어 주의가 필요하다.
저아조에 함유된 트리테르페노이드 사포닌은 용량이
과도하면 중독을 일으킬 때가 있다. 그러므로 용량이 적은
편이 좋은데 어린 아이의 경우엔 2g 이하, 어른의 경우는
4g 이하를 1회 사용량으로 한다.

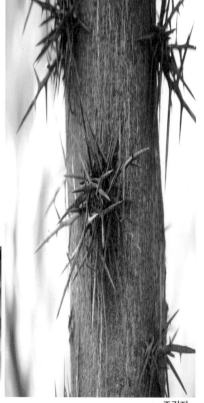

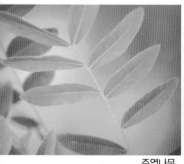

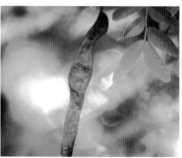

주엽나무   조각자   조각자

주엽나무속 식물은 아시아와 북미에 나고 한국엔 자생종 2 변종과 도입종 1종이 있다.

주엽나무는 종명이 japonica로 열매는 납작하고 불규칙하게 비틀린 모양이다. 가시는 납작하고 종자는 흑갈색이다.

조각자나무 중국이 원산지로 중국주엽나무 라고도 하며, 콩과 주엽나무속에 속하는 낙엽 활엽 교목이다.

가시는 조각자(皂角刺)라고 하여 뿔처럼 달려 있는 모양을 의미하며 조협은 열매가 나무에 콩깍지처럼 주렁주렁 열리기 때문에 생긴 별칭이다. 씨는 조협자(皂莢子), 뿌리껍질을 조협근피(皂莢根皮)라 한다.

조각자나무와 주엽나무는 서로 매우 유사하나, 주엽나무는 전국에서 자라는 토종나무이고, 조각자나무는 약재로 쓸 목적으로 중국에서 들여와 지방에서 심었던 나무이다.

또한 조각자나무는 가시가 굵고 단면이 둥글다.

조각자나무는 키가 30m까지 자라고. 잎은 어긋나기한다.

꽃은 6월에 황백색 꽃이 총상차례로 달린다. 큰 가시는 길이 10cm에 달한다

『동의보감』과 『산림경제』에서 조협을 장조협(長皂莢)과 저아조협(猪牙皂莢)으로 구분하였다. 장조협은 풍기를 없앨 때 쓰고, 저아조협은 이빨의 병을 낫게 한다고 했다.

열매는 10월에 협과로 길이 20cm, 나비 3cm로 익는다.

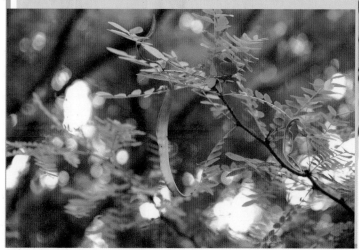

조각자 주엽나무

대 황

Rheum coreanum nakai   장군풀
Rheum palmatum L.   금문대황

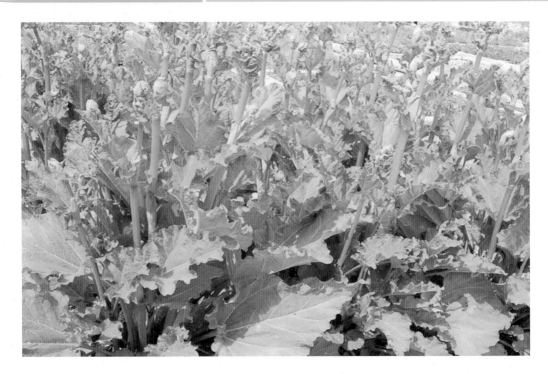

자생지	개화기	채취시기	채취부위
산(재배)	6월	8월	뿌리

특징

성질은 아주 차고 특이한 냄새가 나고 맛은 떫고 쓰다. 통변, 항균, 이담, 지혈작용을 한다.

· 생 김 새 ·

대황은 중국의 북서부가 원산지인 마디과의 여러해살이풀로 뿌리줄기가 씨앗으로 번식한다.

다른 약초들에 비해 포기가 크고 튼튼하며 '장군'이란 별명이 있다.

뿌리가 굵고 황색이므로 '대황'이란 이름이 붙었다.

원줄기는 높이가 약 2m로 곧게 자라고 속이 비어 있다.

잎은 큰 달걀 모양이며 가장자리가 물결 모양으로 넘실거린다. 초여름에 원줄기 끝에 옅은 황녹색의 작은 꽃이 모여 핀다.

뿌리는 달걀꼴 또는 긴 원주형이며 직경이 4~10cm, 길이가 5~15cm이며 껍질은 거의 벗겨져 있다. 질은 치밀하고 단단하다. 입에 넣고 씹으면 가는 모래를 씹는 느낌이 있다.

· 효 능 ·

채취 방법 가을에 뿌리줄기를 파내서 흙을 제거하고 건조시킨 것을 약용으로 사용한다.
중국의 전국시대에 펴낸 『산해경』을 통해 이미 옛날부터 약용으로 사용해왔음을 알 수 있고
서양에서는 Discorides의 『그리스 본초』에 기재되어 있다.

항균, 이담, 지혈작용 열성 변비를 치료하는 요약 대변을 통하게 할 뿐 아니라 항균, 이담,
지혈, 항종양 등의 작용이 있다.

생대황은 사하작용 사하작용이 강하므로 공하에 좋고 탕제에 응용할 때는 나중에 넣어
달이고 따뜻한 물로 거품을 내어 먹는다.

술로 법제한 대황은 열 내림 상부의 화열을 끄는데 쓰며 태운 것은 화어지혈 한다.

주의 임산부, 월경기, 수유기에 신중하게 쓰며, 성질이 아주 차서 만성 장염에 쓰면 안 된다

· 질병에 따라 먹는 방법 ·

열성 질병에 이럴 때는 체액의 소모가 심해 변비가 계속되며 복부가 창만해지고 심하면
고열이 나며 헛소리를 하게 된다. 이때 대황 12g에 지실, 망초, 후박을 넣어 쓴다.

중년 이상의 상습성 변비에 대황 4~8g에 나복자(蘿蔔子) 8g을 넣고 달여 꿀을 첨가해
복용한다.

노인이나 만성 변비가 있다면 대황 8g을 쓰는데, 만약 몸이 차서 생긴 변비라면 부자나 당귀,
건강을 넣어 써야 몸이 상하지 않는다.

급성 장염으로 고열과 복통이 계속시 갈근, 황금, 황련, 황어, 대황 8g을 넣어 쓴다.

각혈, 비혈, 변혈, 위궤양의 출혈이 급성으로 발생되면 소량의 대황과 지혈약은 같이 쓴다.

피부습진, 피부화상에 대황을 가루 내어 물에 녹여 바른다.

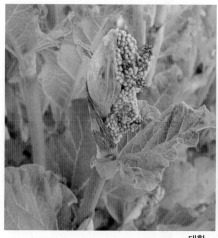
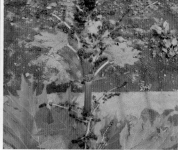
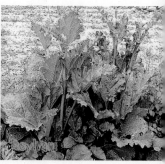

대황　　　　　　　　　　대황　　　　　　　　　　대황

대황은 마디풀과 식물이다. 마디풀과 대황속(rheum)식물은 전 세계에 약 60여종이 있다. 대황의 속명 Rheum의 어원인 Rha는 볼가강의 옛이름으로 이곳에서 대황이 선적되어 유럽으로 전해졌기 때문에 붙여진 것이다.

대황종류중 약으로 중요하게 사용하는 것은 금문(錦文)이 있는 것이며 중질계와 경질계가 있다. 종명이 coreanum이며 금문 중질계로 알려진 대황 1종이 함경도 고산 암석지에 자생하는데 조선대황, 장군풀로 부르며 북한의 천연기념물이다.

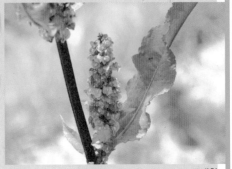
토대황

대황은 현재 수퍼푸드로 호평을 받고 있는데 본격적으로 식용한것은 불과 200년 전이다. 미국에선 항암, 항염증 이외에도 생물활성 폴리페놀이 풍부하다는 사실이 밝혀졌다.

금문계대황 예부터 대황은 최상품으로 錦紋重質系의 것을 쳤다. 장군풀도 금문계의 일종이다. 일반적으로 금문계 대황은 2500~3000m 이상의 고산지대에서 자생한다. 뿌리에 횡당면에 여러 개의 별 모양이 띠 형태로 배열되는데 이를 '금문' 이라 한다.

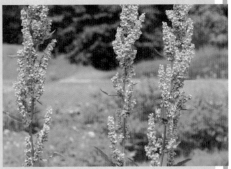
토대황

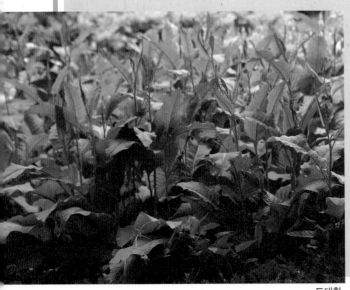

토대황 마디풀과의 다년생 초본이며, 묵개대황이라고도 한다. 높이 1m 내외로 자줏빛이 돈다. 꽃은 7~8월에 녹색으로 피는데 잔꽃이 줄기 끝의 꽃이삭에 층층이 달려 전체가 원추형이 된다. 열매는 메밀처럼 세모진 형태로 9월에 갈색으로 익는다. 연한 잎은 삶아 나물로 먹거나 된장국을 끓여 먹기도 한다.

토대황

복수초

Adonis amurensis R. et R.

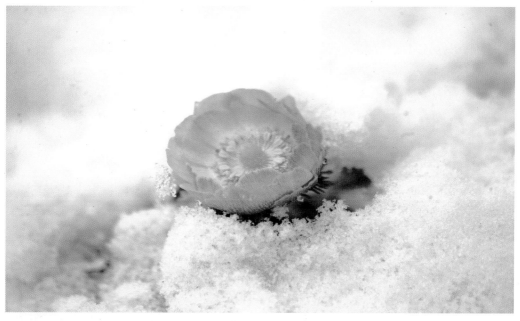

자생지	개화기	채취시기	채취부위
산	3월	5월	전초

특징

성질은 평하고 맛은 쓰다. 이뇨, 강심작용, 풍습제거작용을 한다.

· 생 김 새 ·

복수초의 속명 Adonis는 그리스 신화에 나오는 아도니스의 피에 비유하여 붙여졌다.

중북부지방 산이나 음습한 곳에서 자라는 미나리아재비과의 여러해살이풀로 유독성 식물이다.

수명이 긴 풀이라 '복수초', 이른 봄 맨 먼저 꽃이 핀다 하여 '원일초'라고 했으며,

얼음과 눈을 뚫고 나와 핀다해서 '얼음새꽃, 눈꽃, 얼음꽃, 빙량화, 설연화' 등으로 불렀으며,

황금색 아름다운 큰 꽃이 피어 '설연(雪蓮)'이라는 이름, 꽃 주변의 눈이 둥글게 녹은 모양이

옆에서 보면 금빛 찬란한 술잔 같다고 하여 '측금잔화'라고도 불렀다.

원줄기 높이는 20cm 내외에, 뿌리줄기가 짧고 굵으며 흑갈색 잔뿌리가 많이 나온다.

잎은 줄기 위에서 서로 어긋나게 나며 두 번 반복해서 깃털 모양으로 깊게 갈라지고 있다.

그 갈라진 조각은 줄꼴에 가까운 피침꼴이고 끝이 뾰족하다.

꽃은 줄기와 가지 끝에 한 송이씩 핀다. 길쭉한 타원꼴의 꽃잎이 많으며 꽃잎의 끝은 톱니

모양으로 갈라져 있다. 꽃잎의 표면은 황금빛을 띠고 있으며 뒷면은 푸르다. 꽃의 지름은 3~4cm

이다. 꽃이 지고난 뒤에는 작은 씨가 둥글게 뭉치는데 표면에는 약간의 잔털이 있다.

· 효 능 ·

채취 방법 봄뿌리를 포함한 모든 부분을 약재로 쓴다. 꽃이 필 때 전초를 채취해서 그늘에서 잘 말린다. 사용하기 전에 잘게 썬다.

식물체 속에 아도닌(Adonin)이라는 강심성배당체(强心性配糖體)를 함유 강심배당체 함량은 전초와 뿌리에서 0.15~0.3%인데 자라는 시기에 따라 변한다. 식물을 채취하여 빨리 말리면 함량이 높다. 얇게 펴서 널어 놓아야 되며 곰팡이가 끼거나 노란색을 띠면 안 된다.

강한 이뇨작용 복수초는 디기탈리스보다 이뇨작용이 강하고 몸 안에 독성이 축적되지 않는 장점이 있다. 소변이 잘 안 나오거나 몸이 붓고 복수가 차는 데에도 효과가 있다.

강심작용 탁월 심장대상 기능부전증, 가슴 두근거림, 숨 가쁨, 심장쇠약, 신경쇠약 등을 치료하는 데 좋은 효능이 있다.

복수초는 심장대상 기능부전증을 치료 효과가 디기탈리스보다 훨씬 높다.

또한 중추신경을 억제 작용이 있어 작은 일에도 잘 놀라고 가슴이 두근거리며 숨이 가빠지는 증상에 잘 듣는다.

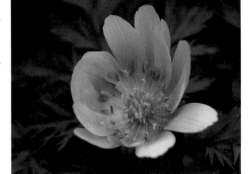

세복수초

· 질병에 따라 먹는 방법 ·

음용 방법 전초 말린 것을 하루 한번에 0.6~1.5g을 은은한 불로 오래 달여서 그 물만 마신다.

꽃이 필 무렵에 뿌리를 캐어 그늘에서 말려 두었다가 소주에 2개월 이상 담가 우려내어 마시는 방법도 있다. 소주잔으로 반잔씩 하루 한두 차례 마신다.

풍습성 관절염이나 신경통에 효험

주의 복수초에는 독이 있으므로 조심스럽게 써야 한다.

너무 많이 마시면 혼수상태에 빠지고 목숨을 잃을 수도 있으므로 주의한다.

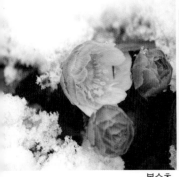

복수초

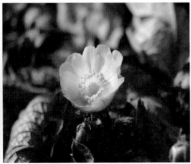

개복수초

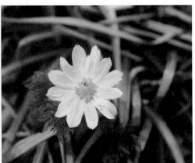

세복수초

복수초속(adonis)식물은 북반구에 여러 종이 사는데 일년초 또는 다년초로 꽃은 가지 끝에 붙고 노란색 붉은색으로 핀다.

자생하는 것으로 복수초외에 개복수초,세복수초가 있다.

개복수초 미나리아재비과에 속하는 여러해살이 풀이다. 학명은 Adonis ramosa Franch 로 러시아, 일본, 중국에 분포하며, 우리나라 전역 산지에서 자생한다.

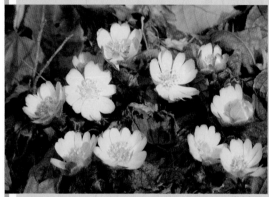

높이는 20cm내외이며, 줄기는 곧추서고 가지를 많다. 꽃은 4월에 줄기나 가지 끝에 1개씩 달린다. 복수초에 비해 꽃이 대형이고 잎이 꽃과 함께 나며 꽃받침이 5,6개로 적고 꽃잎보다 길이가 짧은 점이 다르다.

열매는 수과이고 넓은 도란형으로 겉에 짧은 털이 있다.

개복수초

세복수초 남부지역 숲속에서 자라는 다년초다. 개복수초에 비해 갈라져 나간 줄기에도 비늘잎이 달리고 가늘게 갈라지는 점이 다르다.

디기탈리스 '심장초'로 불리며 약용되어 왔다. 현삼과의 여러해풀로서 높이가 1m 안팎이고 줄기는 곧게 자란다.

심장병의 특효제로서 널리 알려져 있는 식물로 독성이 있다.

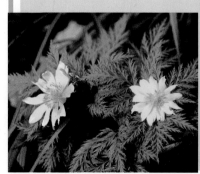

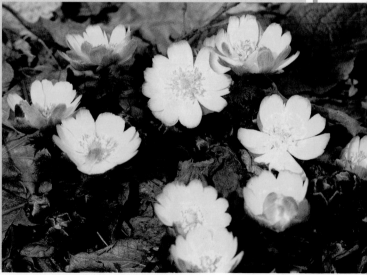

세복수초

복수초

팥꽃나무

Daphne genkwa S. et. Z. 원화(芫花)

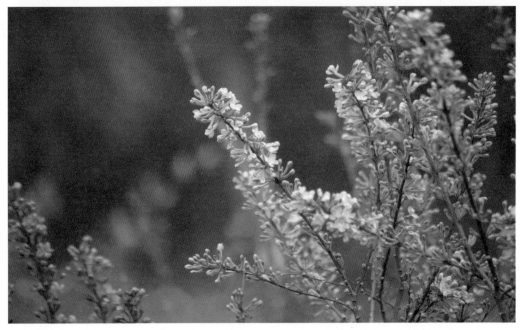

자생지	개화기	채취시기	채취부위
남중부 해안	3~5월	6~7월	꽃, 뿌리

특징

성질은 따뜻하고 독성이 있으며 맛은 맵고 쓰다. 이뇨, 사수거담, 살충, 해독작용을 한다.

· 생 김 새 ·

팥꽃나무는 전라도와 충청도 해안을 따라 넓게 자생하였으나 지금은 귀한 식물이 되었다.

팥꽃나무는 『신농본초경』의 하표에 등재되어 있으며 '거수(去水)' '독어(毒魚)' 등의 별명이 있고 뿌리는 껍질이 주로 뽕나무 뿌리처럼 노랗기 때문에 '황대극(黃大戟)' 이라고 하며 그 냄새가 나쁘기 때문에 '두통화(頭痛花)' 라고도 한다.

팥꽃나무의 꽃은 '원화', 뿌리는 '원화근' 이라하며 모두 약으로 쓴다.

나무 전체에 독성이 있으며 뿌리와 꽃에 특히 독성이 많다.

꽃에는 겐크와닌, 아피게닌, 시토스케롤, 쿠마린 등 자극성 정유 물질이 들어 있다.

봄에 보라색 꽃을 피우며 가지를 덮을 정도로 꽃이 많이 핀다. 연한 분홍색을 띤 보라색으로 매우 화려하다. 짧은 꽃대에 3~7개의 봉오리가 달리며 꽃봉오리의 길이는 1~3cm이다. 꽃의 지름은 10~12mm이다. 꽃받침은 통처럼 생기고 끝에 잔털이 있으며 끝이 4개로 갈라져서 꽃잎같이 된다. 열매는 장과로서 둥글고 투명하며 연한 자줏빛을 띤 홍색이다.

· 효 능 ·

채취 방법 꽃은 봄철 꽃봉오리일 때 '원화' 라 하여 채취하여 햇볕에 말려 쓰고,
뿌리는 '원화근' 이라 하며 그대로 썰어서 쓴다.

원화의 효능은 현음증 치료에 뛰어남 꽃의 성질이 가벼워 신체 상부의 물을 잘 없앤다.

현음증(縣飮症)을 치료하기 위한 원화의 효능은 뛰어나다.

꽃은 뚜렷한 이뇨효과 꽃은 주로 이뇨제로 쓴다.

사수거담의 효능 주로 흉강(胸腔)내의 쌓인 물을 없앤다.

가래를 식히고 기관지염, 기침을 다스린다.

살충 · 해독작용 부작용을 피할 수 있다.

주의 뿌리와 꽃에 특히 독성이 많아 취급에 주의한다.

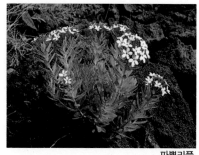
파뿌리풀

· 질병에 따라 먹는 방법 ·

노인의 만성 기관지염에 가래는 많으나 잘 뱉지 못하고 호흡이 곤란하고 가슴, 옆구리가
아플 때 다른 기침, 해수약이 들지 않으면 1g 정도를 2~3일 사용한다.

산후 급성 유선염에 종기가 곪지 않았다면 원화가루 20g, 대황가루 12g을 참기름에 섞어 바른다.

수종, 임파선염, 인후염에 뿌리를 끓여서 복용하거나 알약 또는 가루로 복용한다.

외용시 가루 내어 다친 곳에 개어 붙이거나 고약에 넣어 바른다.

주의 감초과 같이 사용하면 이뇨와 사하작용이 억제되고 독성이 증가하므로 같이 쓰지 않는다.
만성적인 설사 환자나 과민성 장염자, 체질허약자, 위궤양 경험자는 조심해서 써야한다.
독성이 강해 임산부는 유산을 하기 쉬워서 습관성 유산 경험자는 사용해서는 안 된다.

●식초에 법제하는 법

원화를 솥에 넣고 식초 물에 부어 약한 불로 식초 액이 다 흡수될 때까지 졸인 후 약간 촉촉하
게 볶아 그늘에서 말려 쓴다. 독성이 낮아진다.

식초로 법제한 원화의 알코올 추출액은 세균 억제 작용을 한다. 흉강 염증을 제거하기 위해
원화 꽃봉오리는 가루 내어 3g을 쓴다. 증상이 완화되면 선복화, 소자, 울금을 쓴다.

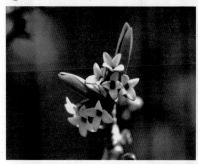
두메닥나무

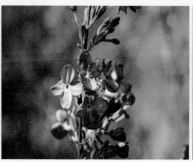
팥꽃나무

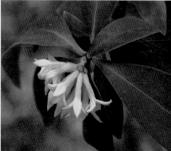
백서향

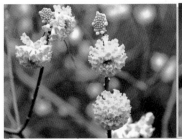
삼지닥나무

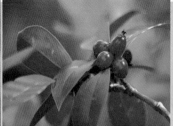
백서향

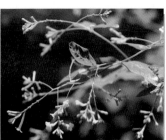
산닥나무

팥꽃나무과엔 전세계에 약 50속 800종이 산다.
팥꽃나무속(daphne) 식물은 유럽과 아시아,
북아프리카에 약 90종이 있다.,
우리나라엔 팥꽃나무와 유사식물로 두메닥나무,
백서향이 자생하며 도입종으로 서향나무가 있다.

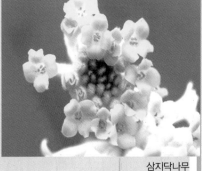
삼지닥나무

백서향 남해안 섬이나 제주도 숲속에서 자란다.
상록 관목으로 꽃은 양성화로 3월쯤에 가지 끝에
흰색이 모여 핀다. 열매는 6월에 붉은 색으로 익는다.

두메닥나무 낙엽 관목으로 지리산 이북의 산에서 자란다.

꽃은 양성화로 4,5월에 가지 끝의 잎 겨드랑이에 2~10개의 흰색꽃이 잎과 함께 피며,

열매는 7,8월에 붉은 색갈로 익는다.

서향나무 중국원산으로 남부지방에 재식하는 상록관목

이다. 꽃은 암수딴그루로 향기가 강하고 4~5월에 전년도 가지에 꽃이 두상으로 달린다.

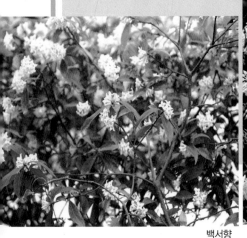
백서향

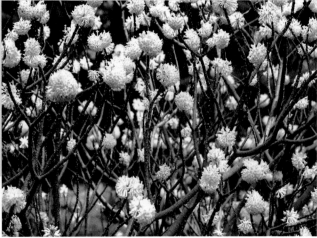
삼지닥나무

복분자

Rubus coreanus Miquel

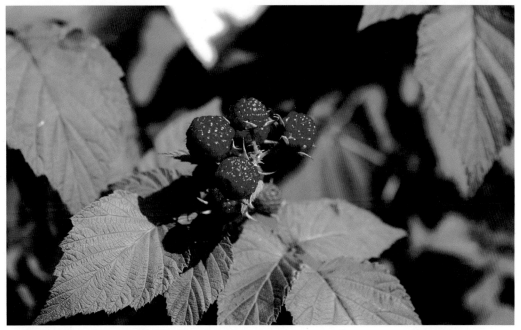

자생지	개화기	채취시기	채취부위
중부 이남	5~6월	7~8월	열매

특징

성질은 약간 따뜻하고 맛은 달고 시다. 이뇨, 거담, 윤폐, 소종작용을 한다.

· 생 김 새 ·

복분자는 장미과로 중부 이남 산기슭의 양지 바른 곳에서 자라는 낙엽이 지는 관목이다.

복분자(覆盆子)라는 명칭의 유래는 과실과 꽃받침이 가지에 매달려 있는 모양이 물건을 받치고 있는 접시를 뒤집어 놓은 모양과 흡사한데서 나왔다.

다른 하나는 복분자라는 말은 '동이를 뒤엎어 버리는 열매'라는 뜻이다. 복분자 열매를 먹고 오줌발이 강해져 요강이 뒤집어질 정도로 정력의 화신이다.

키는 3m 정도 자란다. 줄기는 붉은 빛이 있는 갈색이며 흰 가루로 덮여 있어 줄기 전체가 하얗게 보인다. 갈고리 모양의 가시가 있다.

잎은 서로 어긋나 피며 깃꼴겹잎이다. 소엽은 매끈하며 가장자리에 불규칙한 톱니가 있다.

꽃은 산방화서로 5~6월에 피며 꽃잎 5장으로 연분홍색이다. 꽃잎이 꽃받침 갈래보다 짧다.

열매는 7~8월에 모여서 달리며 검붉은 색이다. 여름에 익지 않은 열매를 따서 끓는 물에 잠시 삶은 후 꺼내어 볕에 말린다. 열매는 황록색이며 신맛이 나고 부스러지지 않는 것이 좋다.

· 효 능 ·

채취 방법 5월경 반쯤 익은 것을 따서 뜨거운 햇볕에 말린다.

껍질과 꼭지를 없애버리고 술을 담가 먹으면 신장의 정기를 보호하고 소변이 잘 나오게 한다.

복분자는 정액을 고삽하는 작용, 배뇨를 억제하는 작용, 건뇌안신 작용 등이 있다.

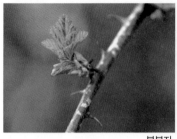
복분자

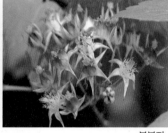
복분자

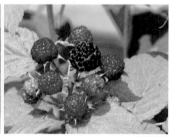
복분자

· 질병에 따라 먹는 방법 ·

고열 후 진액 소실로 붙면, 번조증상이 나타날 때 석곡, 현삼, 맥문동, 산조인을 넣어 쓴다.

본태성 고혈압에 여정자, 현삼, 한련초를 넣어 쓴다.

각종 안질환 예방에 시신경 및 각막의 퇴화성 병변을 치료하고 야맹증을 예방하려면 복분자에 석곡, 육종용, 토사자, 당귀 등을 넣어 쓴다.

고령자의 시력감퇴에 석곡, 구기자, 지황, 여정자, 하수오를 넣고 환으로 만들어 복용한다.

방광무력증, 요실금, 신경성 빈뇨, 야뇨증에 육계, 부자, 육종용, 보골지를 넣어 쓰면 척추신경의 반사기능이 강화되어 배뇨가 촉진된다.

●복분자주

복분자(250~300g)를 용기에 1/3 가량 넣은 후 소주(100㎖)를 붓고 흔든다.

한참 흔들면 털이 빠져 떠오르는데 거즈를 놓고 부어 털을 걸러 낸다.(5~6회 정도 반복)

깨끗해진 딸기에 다시 소주와 설탕(10g)을 넣고 밀봉하여 시원한 곳에서 1년 숙성한다.

●복분자차 익은 복분자를 씻어 설탕에 재워 밀봉하여 보름후 즙을 짜서 보관한다.

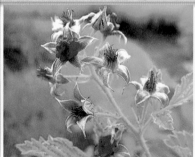
멍석딸기

멍석딸기

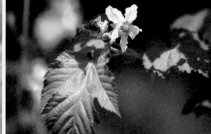
섬나무딸기

산딸기속(rubus)식물은 전세계에 약 700여종이 산다.

복분자는 신농본초경에 봉류라 이름했고 명의별록 상품에 복분자라 처음 기재되었다.

중국에선 화동복분자(chingii)의 익지 않은 열매를 건조한 것이다.

한국에선 산딸기나무(crataegifolius) 복분자딸기(coreanus)를 말한다.

우리나라엔 약 16종이 있으며, 고창 복분자나무와 포항 나무딸기를 대량 재배하여 공급한다.

곰딸기 장미과 여러해살이 로 한국전역에 분포한다.

나무 밑이나 그늘진 습지 잎은 호생하고 우상복엽이며 소엽은 4개 내외이고 넓은 난형이다.

줄기 길이가 3m 정도이며, 꽃은 새가지 끝의 총상화서에 달린다.

열매는 7월경에 핵과로 둥글게 지름 15mm정도의 적색으로 익는다.

섬나무딸기 장미과의 산딸기속으로 낙엽활엽 아관목으로 울릉도 바닷가 산기슭에서 자란다. 키는 4m 정도이고, 잎은 장상이고 3-5개 이며 갈퀴같은 가시가 없다.

꽃은 5~6월에 지름 2cm로 백색으로 피며 가지 끝의 산방상화서에 달린다.

열매는 둥글고 7-8월에 지름 1㎝내외 둥글게 황홍색으로 익는다.

멍석딸기 동의보감엔 봉류를 멍석딸기라고 구분하였으며, 뿌리를 쓰지만 자원식물로 이용될만큼 흔치 않다.

지면을 덮어 멍석처럼 빈틈없이 우거지고 줄기가 땅에 닿으면 뿌리를 내려 왕성하게 자란다. 줄기에 가시가 거꾸로 붙어 있으며 마디에서 잎이 나온다.

화동복분자 접지성이 강하여 뿌리가 지면 30cm내에서 망상을 형성하는 토양보호 수종이다.

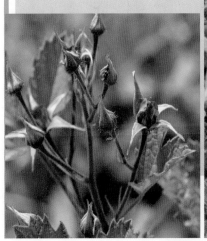

멍석딸기

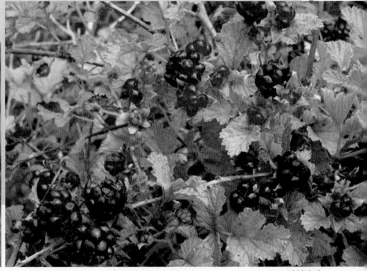

멍석딸기

딱총나무

Sambucus williansii Hance var. coreana
접골목(接骨木)

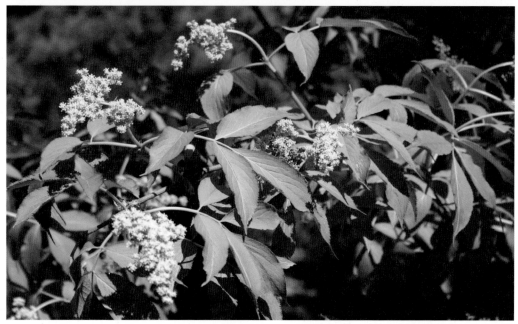

자생지	개화기	채취시기	채취부위
산	5～7월	9월	열매, 줄기

특징

성질은 평하고 맛은 달고 쓰다. 이뇨, 활혈, 지통작용을 한다

• 생김새 •

딱총나무는 인동과에 속하며, 낙엽이 지는 작은키 나무이다.

한방명으로는 부러진 뼈를 붙이는 효능이 있다고 해서 '접골목'이라 부른다.

이 속의 식물은 세계에서 옛날부터 약용으로 이용되어 왔으며, 속명의 이름은 '텅 빈'이라는 뜻으로 '피리'를 나타내며 식물의 줄기를 보고 붙인 말이라 한다.

키는 2～3m 정도 자라며 줄기는 연갈색을 띠고 골속엔 굵고 부드러운 갈색의 심이 들어 있다. 어린 가지는 녹색이면서 털이 없고 성장이 빠르며, 겨울눈은 뭉툭하다.

잎은 서로 마주보고 나고 2～3쌍의 소엽으로 된 홀수 깃꼴겹잎이다. 소엽은 대체로 긴 타원형에 끝이 뾰족하다. 잎의 길이는 5～14cm로 양면에 털이 없고 가장자리에 날카로운 톱니가 있다.

꽃은 5월에 연한 노란색을 띠며 피어나고 가지 끝에 원추화서로 모여난다. 열매는 7～9월에 빨갛게 익으며 둥근 모양이다.

딱총나무는 '숲 속의 잡초'라 불릴 정도로 잘 자라며 가을에 달리는 빨간 열매는 관상용으로 많이 이용될 뿐만 아니라 식용으로도 사용된다.

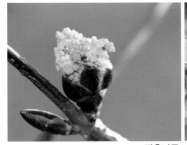
딱총나무

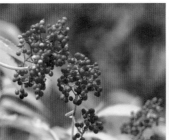
딱총나무

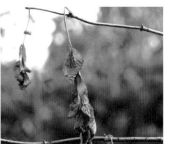
딱총나무

· 효 능 ·

채취 방법 꽃이 반쯤 피어났을 때 따서 말린 후 약용으로 쓰는데 정유 이외에 글리코시드와 플라보노이드, 그리고 불분명한 점액질이 주요 성분이다.

강한 이뇨작용 이 꽃의 삶은 물을 마시면 땀을 내게 하고 오줌을 잘 내게 한다. 각종 소변불리에 응용된다. 열매로 술을 담가 마시면 피로회복, 감기의 해열, 이뇨, 신경통, 류머티즘의 증상을 낫게 한다. 잼으로도 만들어 먹으며 발효식품으로도 아주 유용하다. 한방에서는 주로 줄기와 가지를 약용으로 쓴다.

활혈 · 지통작용 각종 통증, 타박상, 급 · 만성 신염, 수종에 응용된다.

풍습 제거 풍습으로 인한 불통 경락, 통증, 관절을 부드럽게 한다.

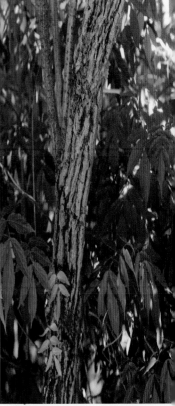

신경통에 좋은 목욕재료

딱총나무의 가지나 잎, 꽃을 말려 목욕재로 쓰면 신경통, 류머티즘을 치료할 수 있다.

꽃은 4월경 개화 전에, 가지와 잎은 7~8월경에 되도록 가는 가지를 2cm 정도로 잘라 그늘에 말린 후 달인 물로 목욕을 한다.

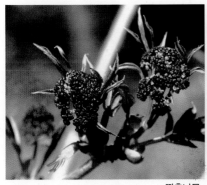
딱총나무

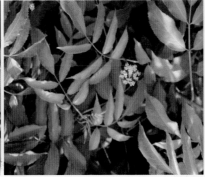
덧나무

덧나무

· 질병에 따라 먹는 방법 ·

식용 방법 딱총나무의 새순은 이른 봄에 나오는데 작은 가지의 끝이나 마디마디에 둥글게 부풀어 오른 것을 쓴다. 튀김, 조림, 무침으로 먹는다.

튀김용으로는 새순을 살짝 뜯어 보통 정도의 가벼운 반죽에 묻혀 튀김을 만들어 먹는다.

무침과 조림용으로는 소금을 한줌 넣고 뜨거운 물에 삶아내고 찬물에 충분히 헹구어 떫은맛을 빼고 쓴다.

타박상, 골절에 생잎 또는 건조된 잎, 가지를 가늘게 썰어 진하게 달인 즙으로 상처 부위에 더운 찜질을 한다. 하루에 5~6번 한다.

신경통, 류머티즘, 요통에 마른 잎, 가지 20g에 감초 5g을 더해 400g의 물에 넣고 약한 불로 약물이 반이 될 때까지 천천히 달여 하루에 두 번 나눠 마신다.

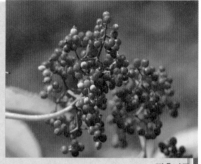
딱총나무

● **산딱총주**

딱총나무의 꽃이나 열매(150~250g)을 씻어 물기를 완전히 제거한다.

용기에 재료를 넣고 소주(1ℓ), 설탕(5~10g)을 넣어 밀봉후 시원하게 6개월 이상 보관한다.

레몬꿀이나 벌꿀을 넣으면 맛이 좋아진다. 재료는 건져 낼 필요가 없다.

● **딱총나무 발효액 담그기**

열매를 용기에 넣고 같은 양의 설탕을 뿌려둔다.

한달 지나 골고루 잘 섞어 준다.

서너 달 발효시켜 즙액을 희석해서 마시면 좋다.

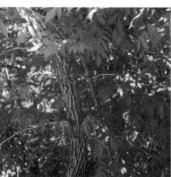
닷나무

미국딱총나무

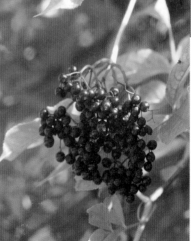
미국딱총나무

딱총나무속 식물은 전세계에 약 20종 사는데 한국엔 2종과 여러 변종이 있다. 속명은 sambucus이며 접골목은 약명으로 신수본초의 목부 하품에 수재되어 있다.

sambucus속은 잎의 모양, 털의 유무와 밀도, 꽃차례의 크기와 달리는 모양에서 큰 폭의 변이를 보인다.

말오줌나무 딱총나무와 같은 속으로 한국특산식물로 울릉도의 산지에서 자란다. 딱총나무에 비해 꽃차례가 길고 폭이 넓으며 꽃줄기가 아래로 늘어져 달린다. 암술머리는 적색 또는 황색이고 열매는 7,9월에 보통 적색이지만 황색으로 익기도 한다.

덧나무 제주에서 자생하는데 딱총나무에 비해 꽃차례의 털이 짧고 둥근 돌기 모양이며 암술머리가 적색이고 열매가 6,7월에 적색으로 익는다.

미국딱총나무 인동과 낙엽관목으로 북아메리카 원산지이다. 엘더베리, 캐나다딱총나무 라고도 불린다. 삼부쿠스는 전통적으로 엘더를 부르는 학명으로 엘더 나무로 만든 하프를 말한다.

열매는 엘더베리라하여 잼, 젤리, 와인을 만드는데 재료로 쓴다.

중세유럽에선 예수가 엘더나무로 만든 십자가에 못 박혔다고 전해지며 예수를 배신한 유다도 엘더 나무에 목을 맸을 것이라 추정한다.

잎은 마주나고 깃꼴겹잎이다.

꽃은 취산꽃차례에 흰색으로 6월에 작은꽃이 피며 꽃잎은 5개로 갈라진다.

열매는 검은 자주색으로 익는데 즙이 많다.

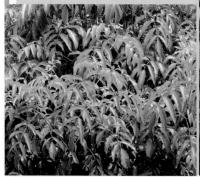

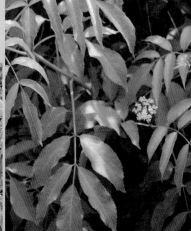

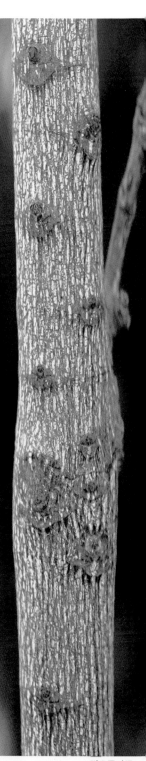

말오줌나무 　　　　　　　　　　 말오줌나무 　　　　　　 말오줌나무

으름

Akebia Quinata Decaisne 목통

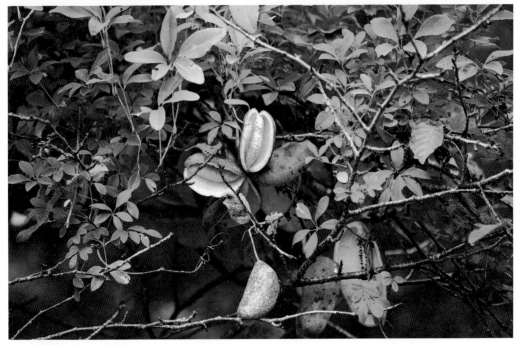

자생지	개화기	채취시기	채취부위
중부이남 계곡	5월	10월	열매, 잎, 줄기, 뿌리

특징

줄기 성질은 차고 맛은 쓰다. 열매 성질은 차고 맛은 달다. 뿌리 성질은 평하고 맛은 쓰다. 이뇨, 강심, 소염, 혈압높임작용을 한다.

· 생 김 새 ·

으름은 으름덩굴과에 속하는 낙엽성 활엽수로 다른 물체를 감고 올라가는 덩굴식물이다.

으름덩굴의 줄기를 일명 '통초'라고도 하는데, 실제 통초는 두릅나무과 통탈목의 줄기를 말한다. 근래에도 통탈목의 줄기를 통초로 혼용하나, 특히 중국산 통초는 대부분 이것이다.

산과 들에서 자라며 길이는 약 5m 정도이다. 가지는 털이 없고 갈색이다.

잎은 묵은 가지에서 무리지어 나고 새 가지에서는 어긋나며 손바닥 모양의 겹잎이다.

봄에 새눈과 동시에 꽃이 핀다. 으름은 암수가 모두 한 그루에 있다. 으름의 수꽃과 암꽃은 모두 봄에 피는데 수꽃은 작지만 많이 달린다. 암꽃은 적게 달리지만 크기가 아주 크고 꽃잎이 없는 대신 자갈색의 꽃받침 잎이 마치 꽃잎처럼 달려 있다.

열매는 장과로서 긴 타원형이고 10월에 자줏빛을 띤 갈색으로 익는다. 길이는 6~10cm로 복봉선(腹縫線)으로 벌어진다.

· 효 능 ·

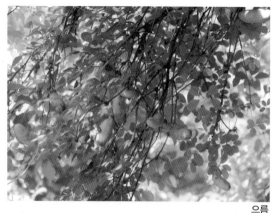

으름

채취 방법 열매, 줄기, 뿌리를 쓴다.
봄과 가을에 줄기를 잘라 겉껍질을 벗기고
적당한 크기로 잘라 말린다.
맛은 맵고 달며 성질은 평하다. 심포, 소장,
방광경에 작용한다. 약리 실험에서 이뇨,
강심, 위액분비 억제작용 등이 밝혀졌다.
우수한 통변작용, 어혈제거 으름은 위장의
열을 떨어뜨려서 속을 시원하게 하여 갈증을
없애며 대소변을 잘 소통시킨다. 오줌 누기 장애, 임증(淋症), 무월경, 부스럼 등을 다스린다.
열매(팔월찰)는 소화계 종양 치료제, 울화증 치료 보통 7∼8월 열매가 벌어지기 전에 약용한다.
열매는 주로 소화계 종양의 치료에 쓰이나 다른 항암약을 배합하면 기타 악성 종양에도 쓴다.
줄기(목통)의 껍질은 소염·이뇨·진통제 줄기의 껍질을 벗긴 것을 '통초', 뿌리의 껍질을
벗긴 것을 '목통'이라 하여 약용으로 사용한다. 민간에선 줄기와 뿌리를 말렸다가 수종(水腫)
에 달여 마시거나 임질(淋疾)도 고치고 감기나 갈증이 심할 때 이용하였다.
줄기는 뛰어난 청열·해독작용 줄기에는 이뇨작용과 함께 비뇨기계의 염증을 치료하는 작용이
뛰어나다. 이비인후과 및 안과의 급성 감염성 염증의 치료에 상용된다. 출산 후 젖이 적거나 안
나올 경우 사용한다.
씨는 오로칠상(五勞七傷)을 보하고 살충, 통변작용 씨는
'예지자'라고 부른다. 씨는 겉이 검고 속은 흰데 먹으면
단맛이 나며 성질은 차다.

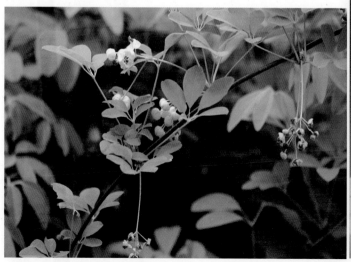

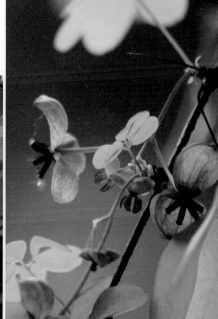

으름   으름

• 질병에 따라 먹는 방법 •

식용 방법 으름은 연한 덩굴 끝과 어린 잎을 따서 끓는 물에 삶은 뒤 헹구어 무친다.
봄에 돋아난 으름의 잎은 데쳐 나물로 먹고 쪄서 말려 볶아 산야초차로 마시기도 한다.
가을에는 자색으로 익은 과실이 터져 속에서 검은 종자가 들어 있는 바나나 같은 흰 과육이
나온다. 열매의 껍질을 끓는 물에 삶아 하룻밤 찬물에 담가둔다. 물을 빼고 난 뒤 잘게 썰어
기름으로 볶아 된장과 버무려 맛을 내고 튀김도 한다.
임산부의 사지 부종에 목통을 사용한 처방을 보면 우슬, 생지황, 천문동, 맥문동, 오미자, 황백
등을 배합해 치료한다.
부인의 경폐(經閉)와 월경부조에 우슬, 생지황, 현호색을 배합하여 치료한다. 가을과 이듬해
봄 사이에 채취하여 껍질을 제거하고 말려 쓴다.
비뇨기계 각 부분의 결석에 목통, 석위, 금전호, 계내금, 구맥을 넣어 쓴다.
치질 수술 후에 배뇨가 곤란하면 목통 20g에 차전자, 복령 각 12g을 넣어 쓴다.
인후종통의 초기에 목통, 산두근, 사간을 넣어 쓴다.
무월경, 생리통에 목통, 적작약, 도인, 단삼, 우슬을 넣어 쓴다.
관절통, 타박상에 뿌리 20g을 물500cc에 달여 그 양을 반으로 줄여 여러 차례 마신다.
속이 답답하고 더부룩할 때 뿌리 20g에 목향 20g을 함께 달여 여러 차례 마시면 좋다.

●으름주
으름 뿌리 40g에 소주 1ℓ 를 붓고 밀봉후 그늘에서 1개월 정도 숙성시켜 걸러서 마신다.
●으름 발효액 담그기
새싹, 줄기, 열매, 그리고 뿌리 껍질 등을 모두 발효액으로 만들어 쓸 수 있다.
새싹은 다른 산야초와 더불어 사용하는 것이 좋다.
줄기, 뿌리는 댕댕이덩굴처럼 진하게 달인 뒤에 발효시킨다.
열매는 두세 쪽으로 잘라 흑설탕과 함께 용기에 넣어 10~12개월 동안 발효시켜 음용한다.

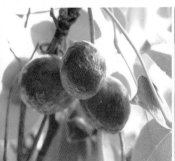
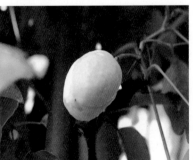
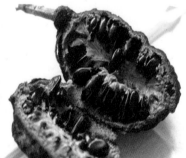

멀꿀   멀꿀   멀꿀

으름덩굴과 식물은 전 세계에 9속 20여종이 동아시아,인도,남미에 사는데 우리나라엔 2속 2종이 살며, 으름덩굴속, 멀꿀속이 있다.

으름덩굴속에 세계에 약 20종이 있고 우리나라엔 1종이 산다. 속명은 akebia 로 복종선을 따라 열매가 열리는 현상을 두고 부른 일본명 아께비아 에서 유래한다.

신농본초경 중품에 통초의 이름으로 수재되어 있다.

일본에는 으름덩굴이 두 종류가 있는데 하나는 덩굴손이 없고 또 하나는 덩굴손이 있는 세잎으름덩굴이다.

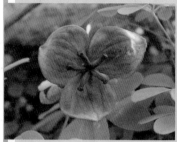 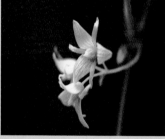 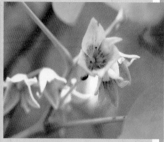

으름	멀꿀	멀꿀

멀꿀 약명은 야목과(野木瓜)로 속명은 stauntonia며 종명은 hexaphylla이다.

상록성 덩굴나무로 길이는 15m정도 뻗어 나간다.

뿌리나 줄기 전체를 약용하며 여름, 가을철에 채취하여 잘게 잘라 햇볕에 말려 쓰며 맛은 달고 성질은 따뜻하다. 열매의 속살이 꿀처럼 달다.

효능은 어혈을 없애고 통증을 멈추며 오줌을 잘 나가게 하고 종기를 없앤다.

홍화으름 홍화으름은 꽃이 붉은 자주색으로 핀다하여 홍화으름이다. 전국 산에 자라며, 특히 습한곳을 좋아하고 나무, 울타리, 담장을 감고 올라가는 덩쿨식물이다.

꽃은 진한 자주색으로 피고,
열매는 초록색 타원형으로 크고
황갈색을 띄며 익는다.

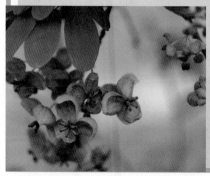 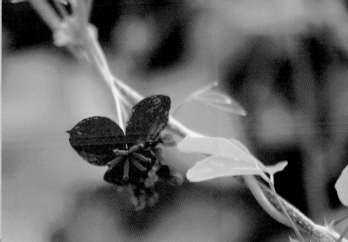

으름	홍화으름

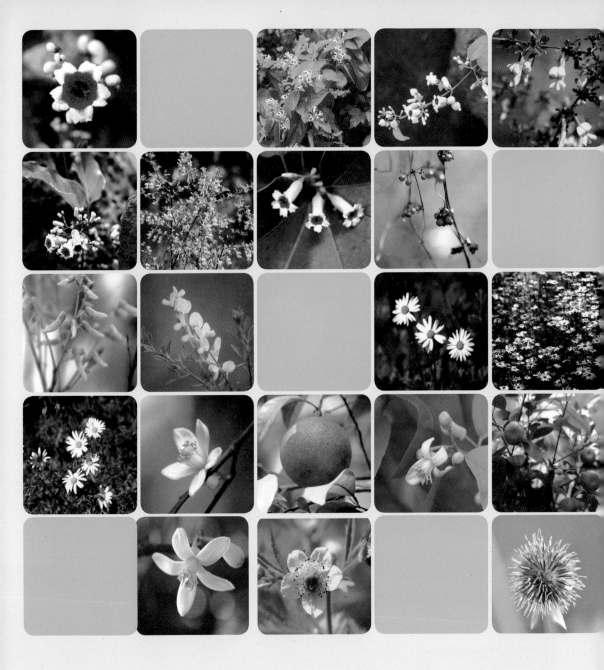

제8장
해독을 잘 시키는
산야초

● ○ ○ ■ ■ □

계뇨등(鷄尿藤)은
원래 계요등(鷄夭藤), 계뇨등(鷄尿藤), 피동(被動),
우피동(牛皮凍), 구렁내덩굴, 계요동 등으로 불렸다.
식물 전체에서 향기롭지 못한 냄새가 나서,
'구렁내덩굴' 이라고도 부른다.
계뇨등이란 이름은 열매에서 '닭오줌' 냄새가 난다하여 붙여진 이름이다.

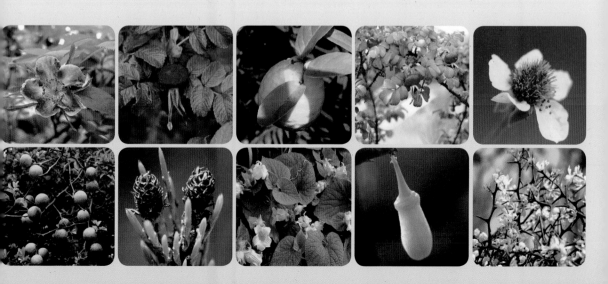

뱀 무

Geum japanica Thunb. 수양매(水楊梅)
Geum aleppicum Jacq. 큰뱀무

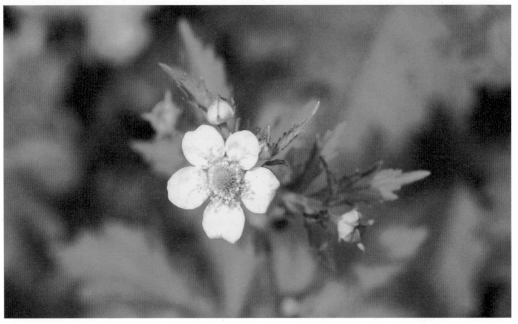

자생지	개화기	채취시기	채취부위
들	6~7월	8~9월	전초

특징
성질은 차고 맛은 쓰다. 이뇨, 청열, 해독, 소종작용을 한다.

· 생 김 새 ·

뱀무는 종명이 japonicum이며, 울릉도, 제주 숲속에서 자라는 장미과의 다년생 초본이다.

어릴 때는 무잎과 닮았으며 땅으로 퍼진다. 뱀이 많이 다니는 풀숲에서 자란다. 높이는 25~100cm까지 자라며 풀 전체에 짧고 연한 털이 많다.

근생엽은 잎자루가 길며 날개 모양으로 갈라진다. 잎은 연하고 긴 털이 많이 나며 깃꼴겹잎이다. 끝에 붙은 작은 잎은 둥근 모양이고 넓은 난형이다. 경생엽은 잎자루가 짧고 3개로 갈라진다.

꽃은 6월에 피는데 노란색으로 줄기 끝에 몇 송이가 둘러붙는다. 수술과 암술은 여럿이며 암술대 중간부에는 마디가 있으며 마디가 떨어진 끝부분은 갈고리 모양으로 굽어 있다.

꽃잎은 다섯 개로 둥글고 꽃받침과 길이가 비슷하거나 약간 짧다.

꽃이 떨어지고 꽃술 밑 부분만이 점차 커져 둥그런 머리 모양이 된다. 꽃받침은 5개로서 삼각상 피침형이며 겉에 가는 것이 밀생한다. 꽃이 핀 다음 뒤로 젖혀진다.

열매는 7월에 길이 2cm의 가늘고 긴 계란형의 방사 형태로 열린다.

· 효 능 ·

채취 방법 여름부터 가을 사이에 꽃이 필 때 채취하여 잘게 썰어(4~5cm) 그늘에서 말리고, 때로는 생풀을 쓰기도 한다.

잎과 줄기에 플라보노이드와 탄닌이 들어 있고, 뿌리에는 향기 나는 물질, 쓴맛이 나는 물질 그리고 휘발성 유류 등이 함유 되어 있다.

뿌리를 포함한 전초에 청열, 해독, 이뇨, 소종, 지통, 거풍, 제습, 활혈, 소종작용이 있어 장염, 이질, 자궁출혈, 인후염, 소변불리, 대하 등에 쓴다.

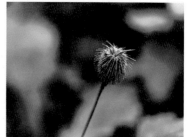
뱀무

· 질병에 따라 먹는 방법 ·

식용 방법 봄에 어린 싹을 나물로 먹는다. 쓴 맛이 거의 없어 가볍게 데쳐 찬물에 한번 헹궈 양념을 해서 먹는다. 뿌리는 생것을 그대로 된장이나 고추장에 발라 장아찌로도 해먹는다.

튀김으로 먹으려면, 잎을 잘 씻어서 물기를 빼고, 양쪽에 반죽을 묻혀 약간 낮은 정도의 온도로 천천히 튀긴다.

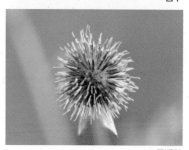
큰뱀무

신장병, 부종, 방광염에 전초를 건조시켜 자른 것 약 20g을 800cc의 물에 넣고 반이 될 때까지 약한 불에 천천히 끓여 하루에 세 번, 식전 또는 식후에 복용한다.

유아의 피부병에 뿌리째 말린 것 200g을 5ℓ 의 물에 넣고 약한 불로 달인 즙을 환부에 여러 번 바르고 씻는다.

연주창(連珠瘡)과 악성종기에 외용으로 쓰며, 신선한 전초를 짓찧어 환부에 바른다.

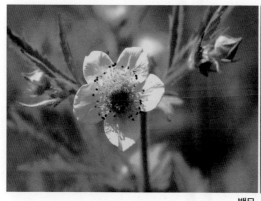
뱀무

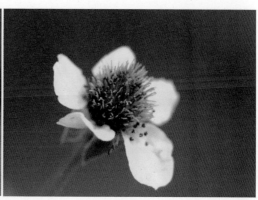
큰뱀무

뱀무속 식물은 속명이 geum이며, 북반구의 온대와 아한대에 걸쳐 수십종이 살며
우리나라엔 2종이 자생한다.
보통 뱀무라 불리우는 aleppicum종은 실제 큰뱀무다. 종명은 중동의 시리아 북부 지역의
도시 alleppo에서 비롯한다.

큰뱀무 속명의 어원은 맛이 좋다는 뜻에서 나왔다.
다른 종명으로 macrophyllum이 있으며,
이것은 그리스어 '크다'와 '잎'에서 나온 합성어로서 '큰 잎을 가진'라는 뜻이다.
잎이 크기 때문에 붙여졌다. 관상용으로 키우는 제움(Geum)도 있다.
해발고도가 높은 산지나 중북부 지역 냉온대 일수록 큰뱀무가 잘 산다. 전국의 산들에서
80~100cm 정도로 자란다
뱀무보다 크기가 훨씬 크고 작은 꽃대에 퍼진 털이 있는 것이 다르며 6~7월에 노란 꽃이
피고 8월에 수과가 열린다. 수과에도 털이 있고 암술머리가 남아 있다.

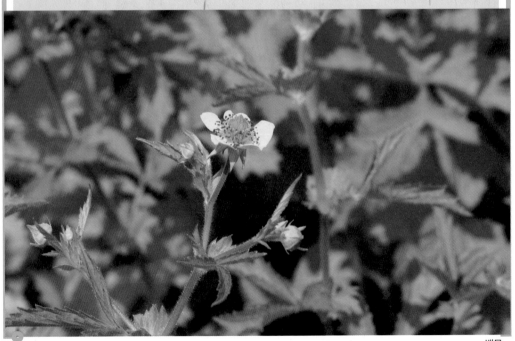

뱀무

해당화

Rosa rugosa Thunb. 매괴화

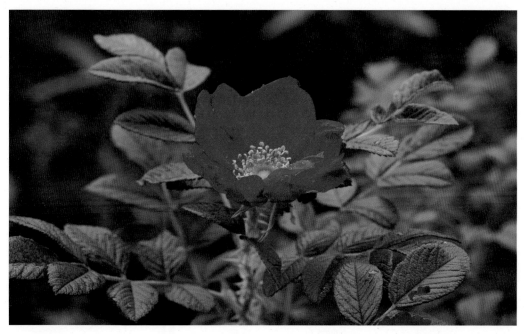

자생지	개화기	채취시기	채취부위
중북부 바닷가	5~7월	9월	열매

특징

성질은 따뜻하고 맛은 달고 쓰다. 산어, 해독, 지통작용을 한다.

· 생 김 새 ·

해당화는 바닷가 모래땅에 자라는 장미과의 떨기나무이다.

해당화의 건조한 꽃봉오리를 생약명으로 매괴화(Flos Rosae Rugosae)로 통용한다.

일부에서는 겹해당화를 매괴화로 주장하기도 한다. 중국 등지에서도 꽃봉오리를 매괴화라 한다.

줄기는 모여 나며 비늘 모양의 갈색의 가시가 있고 부드러운 융털이 많이 있다.

잎은 어긋나며 소엽 7~9장으로 된 깃꼴겹잎이다. 가장자리에 톱니가 있다.

꽃은 가지 끝에서 1~3개씩 달리며 붉은 자주색으로 간혹 흰색도 볼 수 있다. 수술과 암술의 노란색이 꽃의 색대비를 분명하게 한다. 꽃이 지고 나면 꽃받침 아랫부분이 둥글게 부풀어올라 열매를 맺는다.

열매는 황적색으로 윤기가 나고 새콤한 맛이 난다열매 안쪽에는 지름이 0.5cm 정도되는 흰색 씨가 6~8개 들어있다.

· 효 능 ·

기를 순환하고 해독작용 해당화는 향기가 감미로워 기를 잘 순환시키며 통증을 멈추게 한다.
또한 어혈을 물리치고 소화기 계통의 기창동통(氣脹疼痛)을 치료하는데 좋다.

해당화는 간, 비경에 들어가서 혈을 조화시키며, 기를 잘 통하게 하며 울체를 풀어준다.

행혈, 항염증약 간위통, 유옹종독, 월경불순, 류머티즘, 타박상에 주로 차로 많이 음용한다.

해당화에는 로즈오일이 약 0.03% 함유되어 있는데,

주성분은 시트로넬롤, 게라니올, 네롤 등이다. 시트로넬롤의 함유량은 60%에 이른다.

· 질병에 따라 먹는 방법 ·

간경화에 의한 간장의 창통에 해당화 30g, 후박 4g, 현호색 12g을 배합해 끓여 복용한다.

가슴과 옆구리가 답답하면 해당화 3g, 시호 4g, 향부자 8g, 지실 12g을 끓여 마신다.

장에 가스가 차고 장이 꼬여 아플때 해당화 3g에 금영자 12g, 현호색 12g, 빈랑 12g을 더한
후에 끓여 복용하면 기가 통하고 맺힌 것을 풀어준다.

담낭의 염증에 이때 매괴화 4g, 백작약 8g, 향부자 12g, 육두구 20g을 끓여 마시면 좋다.

월경이상에 기분이 개운치 못해 월경이 고르지 못하고, 배변이 시원치 못하거나, 월경시 하복부
창통에는 해당화 4g에 사인, 두구, 오약, 현호색, 금영자, 천궁을 가미해 끓여 복용한다.

토혈, 객혈에 혈색이 검붉고 가슴이 답답하고 아프면 해당화, 강진향 각 4g, 천초근, 포황(탄)
12g을 끓여 복용하면 좋다.

기타 뿌리는 탄닌이 함유되어 적갈색의 염료로도 쓰였다.

●해당화차
꽃잎을 말렸다가 뜨거운 물에 띄워서 향미를 즐긴다.
● 해당화주
잘 익은 열매 400g를 이용한다. 소쿠리에 담아 물을 끼얹으면서 씻어 물기를 뺀다.
병에 설탕 50g, 소주 1.8ℓ 를 넣고 밀봉하여 냉암소에 6개월 정도 보관한다.
피로회복, 식욕증진에 좋다.

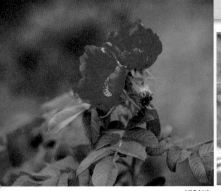
생열귀

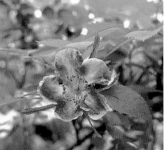
인가목

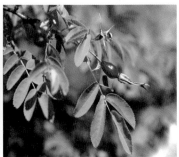
인가목

해당화는 장미속 식물로 약명 매괴화로 식물본초에 처음 기록되었다.

중국약전에는 이 종을 매괴화의 법정기원식물 내원종으로 수록하였다.

관상용 · 공업용 · 밀원 · 식용 · 약용으로 이용된다. 어린 순은 나물로 먹는다.

꽃은 향수의 원료로 쓰고 열매는 그늘에 말려 쓴다. 뿌리를 매괴근(玫瑰根)이라 한다.

약으로 쓸 때는 탕으로 하거나 고제로하여 사용한다.

유사종으로 인가목 생열귀이외에 여러 종류가 있다.

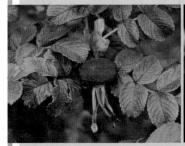
해당화

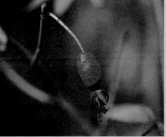
생열귀

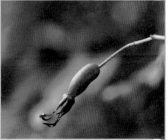
인가목

생열귀나무 인가목에 비해 중부지방 이북의 낮은 곳에 살고 6,7월에 가지 끝에 연한 홍색의 양성화가 달리고 꽃자루엔 샘털이 드물게 난다.

열매는 구형이다. 약명으론 산자민(山刺玫)이며 요즘은 자원식물로 전국에서 재배한다.

인가목 5,6월에 가지 끝에 연한 홍색의 양성화가 달린다. 꽃자루는 길이가 3센티 정도 이며 잔털과 샘털이 밀생한다. 열매는 8,9월에 장타원형 길이 1,2cm 적색으로 익는다.

흰인가목은 열매가 둥글기도 하고 길기도 한데 꽃은 흰색이지만 연한 분홍색도 피운다.

개해당화 줄기에 털이 없거나 작고 잎이 얇은데다 주름이 적으며 꽃과 열매가 작다.

민해당화 가지에 가시가 거의 없고 잎이 작으며 주름이 적다.

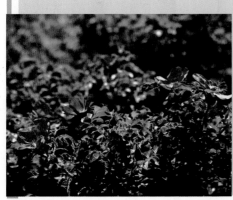
생열귀

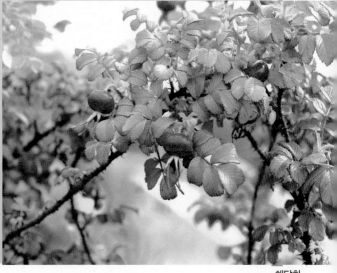
해당화

박쥐나무

Alangium chinence Harms
팔각풍(八角楓), 과목근(瓜木根)

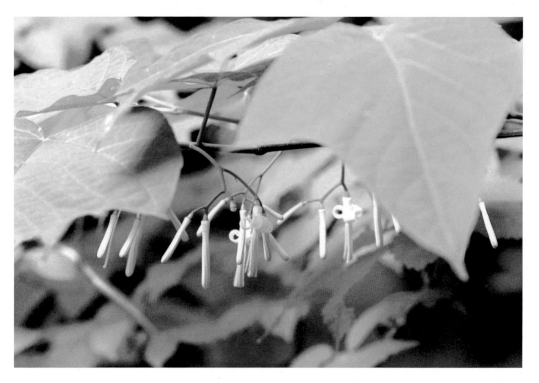

자생지	개화기	채취시기	채취부위
산	5~7월	9월	뿌리

특징
성질은 따뜻하고 맛은 맵다. 산어, 거풍, 통락, 지통작용을 한다.

· 생김새 ·

박쥐나무는 중부지방 이남의 숲 속에서 자라는 작은키 나무이다.
높이는 3~6m 정도 자란다. 잎은 어긋나며,
잎의 위쪽은 3~4 갈래로 나눠지고 끝이 꼬리처럼 뾰족하다.
꽃은 6~7월에 잎겨드랑이에서 난 꽃대에 1~4개씩 아래를 향해 핀다. 꽃잎은 6장인데 노란빛이
도는 흰색으로 끝이 말린다. 수술은 12개인데 길이가 3㎝ 정도이며 꽃밥이 노랗다.
열매는 핵과로 지름이 1센티 못되는 7,8mm의 구형, 타원형으로 끝에 꽃받침 자국이 남으며
9,10월에 검은 빛이 도는 푸른남색으로 익는다.

· 효 능 ·

채취 방법 9~10월에 열매를 채취하고, 뿌리는 약용으로 일년 내내 채집이 가능하며 햇볕에 말려서 잘게 썰어 쓴다.

박쥐나무의 뿌리 껍질에 알칼로이드, 페놀류, 아미노산, 유기산, 수지가 함유되어 있다. 수염뿌리 주로 알칼로이드, 배당체를 함유한다. 이러한 약성을 이용하여 박쥐나무 뿌리에서 알칼로이드를 추출하여 정맥주사용 근육이완제로 만들어 쓴다.

풍습제거, 산어지통 풍습관절통, 마비, 탄탄, 타박상에 치료효과가 있다.

용량은 2g부터 시작하되 독성 반응이 있을 때는 증량하면 안 되며, 독성반응이 없으면 8g까지 천천히 증량해도 좋다.

근육이완, 진통작용 수술 후 근육이완과 마취 진통 등을 가라앉힌다.

상처가 없는 풍습병에는 외용으로 사용 박쥐나무 뿌리 4g을 술 240g에 담그고 매일 한잔씩 마신다. 독성반응이 없으면 주야에 한잔씩 복용한다.

주의 환자의 심장기능이 양호하고 관절종창이 없어지지 않고 병정이 장기간일 경우에 복약하면 효과가 없다. 경증에는 쓰지 않는다.

· 질병에 따라 먹는 방법 ·

식용 방법 어린 순을 남방잎이라 부르고 나물, 장아찌로 이용한다.

침 마취, 중약 마취에 수술시 근육 이완이 충분하지 않는 경우 양금화, 천호, 현호색 등의 마취, 진통약과 배합하면 마취진통, 근육이완 작용을 강화한다.

타박상, 골절이 회복되었으나 부위에 퍼런 멍이 있고 아프면 박쥐나무 뿌리를 술에 담가 복용하던지, 팔각풍 4g, 홍화 8g, 도인 12g의 분말을 술에 타서 외용한다.

주의 외과 수술에 주로 사용하고 체력이 약한 사람에겐 적당히 용량을 줄여 쓰고 특히 폐기능이 완전치 못한 사람들에게는 조심해서 써야한다.

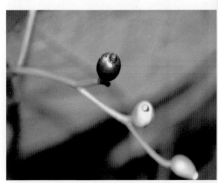

박쥐나무

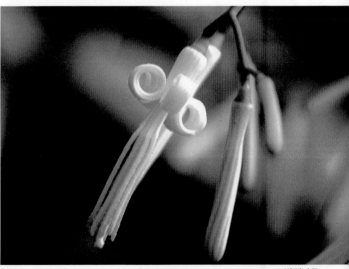

박쥐나무

박쥐나무는 과명이 박쥐나무과이며 전세계에 2속 20종 가량 자생한다.
우리나라엔 1속 1종 1변종이 있다. 속명은 alangium이다.
박쥐나무는 우리나라와 함께 중국 일본에 자생하나 흔히 관상용으로도 심는다.
전국의 산지에서 자란다. 나무껍질이 회색이고 껍질눈이 있으며 매끈한 편이다. 겨울눈은
말발굽 모양이다.

단풍박쥐나무 박쥐나무과의 낙엽 활엽 관목으로
충청도, 전라도일대에서 자란다.
높이 3~4m까지 자라며, 가지에 짧은 잔털이 있다
잎은 어긋나기하며 타원형이고 길이 10cm, 폭 8cm
로서 3~5개로 중앙까지 깊게 갈라지고, 표면은
녹색이며 뒷면은 백록색으로서 잔털이 있다.
꽃은 노란색으로 6~7월에 2-3개씩 달리고,
꽃잎은 5개이다.
열매는 길이 1cm의 핵과로 타원상 원형이며 붉은 빛이 도는 흑색으로 익는다.

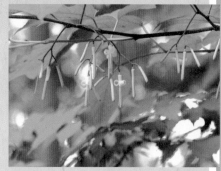

박쥐나무

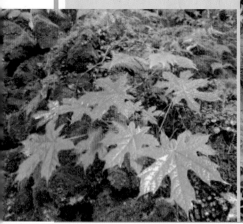

단풍박쥐나무

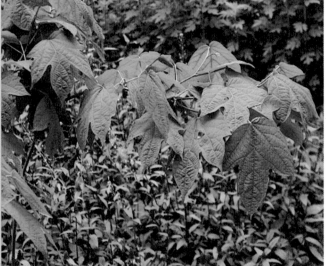

단풍박쥐나무

정향나무

Syringa velutina
Syzygium aromaticum M. et P, 정향(clove)

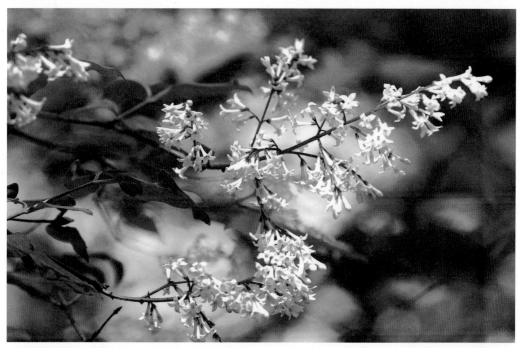

자생지	개화기	채취시기	채취부위
재배	2~4월	8월	꽃

특징
성질은 뜨겁고 맛은 맵다. 건위, 온신작용을 한다.

· 생김새 ·

정향나무의 꽃향이 매우 향기로워 '정향남'이라고 하며, 영명 라일락은 프랑스어 '리라'에서 변했다. 껍질은 민간약으로 치통과 건위제로 쓰이고 말린 꽃봉오리는 방향제, 목욕제로도 이용되었다.

정향 원산지는 몰카제도이며, 기원전에 중국에, 1세기 경에는 인도를 거쳐 서로마에 전해졌다. 중세시대에 아랍인이 북아프리카 및 스페인을 정복, 정착하면서 생긴 문물의 하나이다. 인도의 아유르베다(Ayurveda) 의학의 성전인 『차라카』 본집 (本集)에는 'Lavanga'의 이름으로 정향이 치료에 사용되어 왔다.

유럽에서는 15세기경부터 재배가 성행했고, 열대섬의 점토질 산기슭의 토양에서 잘 자란다. 씨를 심어서 6년이 자라면 꽃이 피면 16~20년 만에 제일 많은 꽃봉오리가 열리는데 보통 한 나무에서 2.5kg을 거두어 드린다.

· 효 능 ·

찬 기운을 몰아내고 양기를 증가시킴 정향은 온조(溫燥)하고 향기가 강하여 찬 기운으로
일어난 위풍을 치료하는 효능이 있다. 위의 소화기능과 양기를 증가시키는데 도움이 된다.
구충작용 정향유는 회충을 마비시켜 없앤다.

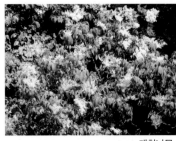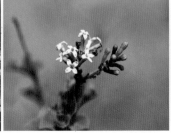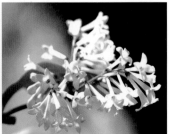

개회나무	미스김라일락	섬개회나무

· 질병에 따라 먹는 방법 ·

위가 차서 생기는 딸꾹질, 삼키기가 곤란할 때 소엽부자, 감꼭지를 넣고 진하게 달여 따뜻하게
해서 마신다. 배가 더부룩하고 식욕이 떨어지면 다시 건강, 오수유, 사인, 반하를 넣어 쓴다.
신양부족으로 인한 음병, 양위에 부자, 육계, 파극, 육종용 등 온신부양약을 넣어 쓴다.
각종 풍습병에 풍습이 오래 머물러 몸이 허약하고 허리와 대퇴부가 차고 아프며 살이 빠지고
힘이 없어질 때는 정향에 부자, 우슬, 두충과 같이 쓰면 좋다.
치통 완화에 정향유에는 가벼운 마취작용이 있어 정향유를 바르면 치통을 멎게 한다.

●수수꽃다리차
꽃봉오리에서 꽃을 뽑아내어 그늘에서 잘 말린다. 용기에 보관하여 한지로 뚜껑을 만들어
둔다. 찻잔에 넣고 끓는 물과 설탕을 넣어 우려내어 마신다.

●정향나무주
꽃 100g을 소주 1,000㎖에 담고 밀봉하여 그늘에 보관한다. 4~5일 마다 가볍게 흔들고 열
흘 정도 지나면 잘 걸러 용액을 용기에 다시 붓고 100g 정도의 설탕으로 녹인다.
여기에 원개의 걸러진 생약을 1/10쯤 다시 넣고 그늘에 보관한 후 한달이 지나 다시 걸른다.

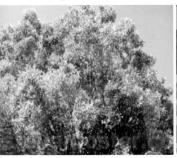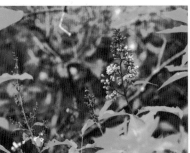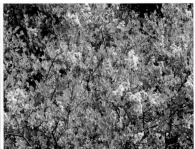

정향	꽃개회나무	미스김라일락

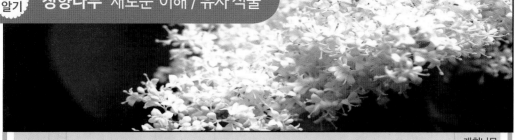

개회나무

정향 상록 소교목으로 꽃봉우리를 영명으로 clove라 하며 도금양과의 식물이다. 주요산지는 말레시아군도, 아프리카, 인도네시아, 베트남이다. 정향은 산침향이라 하며 뿌리가 기를 내리고 복부를 따뜻하게 하는 작용이 있으며 배가 더부룩한 증상을 없앤다. 수피는 치통과 건위제로 쓰였다.

개회나무 종명이 reticulata로 중국에선 폭마정향이라 하며 가지와 꽃을 여러 용도로 사용한다. 유사한 것으로 섬개회나무, 꽃개회나무 등이 자생하며 용도가 비슷하다. 개회나무 가지는 발열을 겸한 해수, 기관지염, 천식에 활용된다.

수수꽃다리 이북에 자생하며 조선정향나무라고도 한다. 꽃이 수수알처럼 알알이 작게 박혀 있으며 색상은 보라색이 원색이나 흰색도 있다.

둥근정향나무 1000m내외 깊은 산속에서 드문드문 자라며 잎이 둥글고 잎 뒷면에 털이 적다.

꽃개회나무 해발 1200m내외 산속에서 자라며 잎이 넓고, 잎 끝이 약간 뒤로 젖혀져 있다.

미쓰김라일락 미국에서 들어온 관상수로 개발된 품종이다.

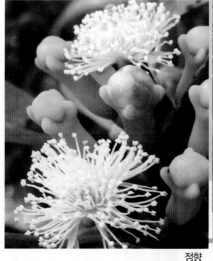

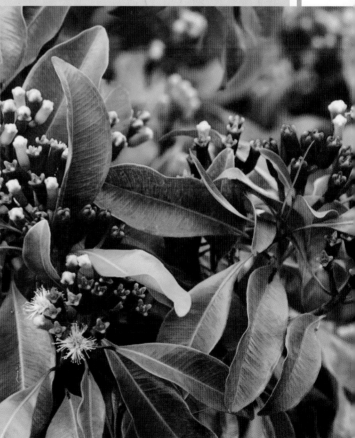

정향

정향

소나무

Pinus densiflora S. et Z.

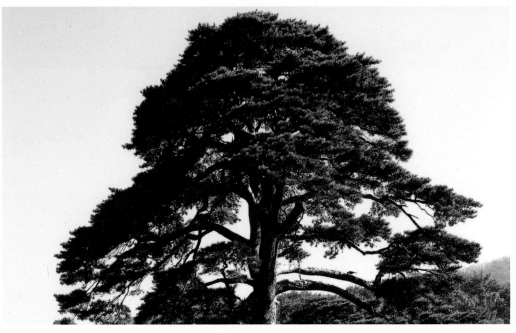

자생지	개화기	채취시기	채취부위
산지	4~5월	다음해 10월	잎, 꽃가루

특징

성질은 따뜻하고 맛은 시다. 기혈순환, 강정작용을 한다.

• 생 김 새 •

껍질이 붉고 가지 끝에 붙은 눈이 붉기에 '적송' 이라 하고 내륙에 자생해서 '육송' 이라고
부른다. 소나무는 잎이 두 개 모여 한 다발을 이루므로 '이엽송' '이침송' 으로 부른다.
봄이 되면 소나무에 물이 오를 때 껍질을 벗기면 나오는 연한 속껍질을 '송기' 라고 한다.
햇볕을 알맞게 받은 소나무는 줄기도 굵고 곧게 자라서 기둥감으로 된다. 그중 강송과 춘양목이
가장 좋다. 강송은 강원도에서, 춘양목은 경북 봉화군 춘양면에서 자라는 소나무를 말한다.
종자는 싹이 틀 때 종피를 쓴 떡잎이 땅 위로 올라온다. 떡잎의 시기를 벗어나면 잎은 두 개가
한 쌍이 되어 마주 나는데 아랫부분은 2~3mm 정도 되는 엽초(입자루) 안에 들어 있고 엽초는
떨어지지 않고 잎과 일생을 같이 한다.
꽃은 4월 하순부터 5월 상순에 피는데, 암꽃은 가지의 끝 쪽에 2~3개씩 달리고 처음 모양은
둥글거나 타원형이며 엷은 보라색을 띤다. 한 나무 위에 암수꽃이 같이 있어 '자웅동주' 또는
'일가화' 라고 한다. 수꽃은 새 가지 밑 부분에 달리며 타원형으로 갈색이다.

· 효 능 ·

솔은 뿌리, 꽃, 마디, 복령, 송이버섯뿐 아니라 소나무 숯도 중요한 약재이다.

솔잎은 풍습을 없애고 몸 안의 벌레를 죽이며 가려움을 멎게 하고 머리털을 나게 한다. 내장을 고르게 하고 배고프지 않게 오래오래 살게 한다.

속껍질 지혈과 설사를 그치게 하며 살이 썩지 않게 한다. 맛은 달고 성질은 따스하다.

솔마디 어린가지를 잘라 쪼개 물에 담갔다가 쓰는데 성질은 따뜻하고 맛은 쓰다. 폐·위를 튼튼하게 한다. 풍습을 없애고 경련을 멈추게 하며 경락을 고르게 한다.

뼈마디가 아플 때, 각기 타박상, 관절염 등에 달여서 또는 술에 담가 먹는다.

솔방울 달고 따스하다. 변비와 풍으로 인한 마비를 낫게 한다. 골절풍과 어지럼증을 고친다.

송화 가루 봄에 수꽃이삭을 따서 꽃가루를 털어 체로 쳐서 쓴다. 풍과 염증을 없애고 지열시킨다. 허약체질, 감기, 두통, 종기 등에 쓴다.

송이버섯 맛은 달고 성질은 평하다. 적송에만 균근이 붙는다. 섬유분해요소, 많은 다당류가 있으며 복통, 설사, 빈혈에 효과가 있다.

송지(松脂) 황색이고 향이 있어 맛이 쓰고 달며 토기가 있어 오장을 편하게 하며 열을 없앤다. 구목하면 몸을 가볍게 하고 늙지 않고 장수한다고 한다.

복령 소나무를 봄철에 베고 나서 3년 이상 지나면 소나무의 정즙(精汁)이 뿌리로 흘러 들어간다. 즉, 소나무의 정기가 뭉쳐서 뿌리에 기생하여 자란 혹이 복령이다.

복령은 구멍버섯과의 복령균(Poria cocos Wolf)의 균핵을 말린 것이다. 균핵엔 $\beta \sim$ 팩키만이 균핵 건중량의 93%를 차지하고 이 밖에 복령산, 콜린, 아데닌 등이 들어 있다. 속의 빛깔이 흰 것은 '백복령', 붉은 것은 '적복령'이라 한다. 솔뿌리가 복령을 관통한 것을 복신이라 하고 이때의 솔뿌리는 황송절 또는 신목이라 부른다. 백복령은 심·비를 보하고 적복령은 습열과 이뇨에 좋다. 복신은 진정작용이 강하므로 가슴 두근거림에 좋다. 복령 껍질은 오줌을 잘 누게 하고 부종에 쓴다.

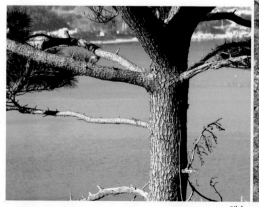

해송

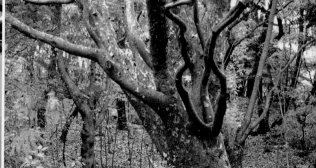

백송

『신농본초경』엔 복령이 "맛은 잘고 기는 평하다. 가슴과 옆구리에서 거꾸로 치미는 기를 다스린다. 우울, 분노, 놀람으로 인해 두려우면서 가슴이 두근거리는 증상을 치료한다. 명치 밑이 응결져 아프거나 한열이 생기면서 가슴이 그득하고 치밀어 오를 때 쓴다. 입, 혀가 마르는 것을 치료하고 소변을 잘 내보낸다.
오래 복용하면 혼을 안정시키고 신을 기르며 허기를 느끼지 않게 하고 오래 살수 있다." 한다.

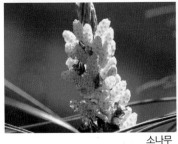
소나무

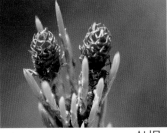
소나무

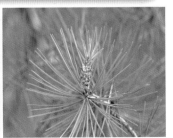
백송

●솔잎주
새로 나온 솔잎 을 훑어 물에 잘 씻은 후 1~2일 그늘에 말린다.
잘 말린 솔잎 250~300g, 소주 1ℓ, 설탕 5~10g 을 용기에 넣은 다음 밀봉한다.
만약 솔잎에 물기가 있으면 곰팡이가 핀다. 시원한 곳에 6개월 이상 보관한다.

●송이주
송이버섯은 물에 살짝 씻은 후 물기를 제거한다.
썰지 않고 통째로 송이 300~400g을 입구가 큰 병에 넣고 소주 1.8ℓ, 설탕 5~20g를 넣은 후 밀봉한다. 시원한 곳에서 6개월 이상 숙성시킨다.

●복령주
복령을 1주일 정도 물에 불려 겉껍질이 부드러워지면 얇게 썰어 햇빛에 말린다.

말린 복령 250~300g을 용기에 넣고 소주 1ℓ, 설탕 5~10g을 넣고 밀봉하여 시원한 곳에 6개월 정도 보관한다.

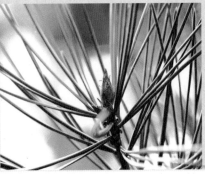

백송

백송

소나무속 식물은 지구상에 6,500만 년 전의 신생대에 처음 나타나서 현재 전 세계에 100여종, 우리나라에 7종이 있다. 추운 지방부터 아열대 지역까지 분포되어 있다.

우리나라 땅속에 묻힌 화분(花粉)분석 결과 약 2000년 전부터 소나무 숲으로 바뀌었다.

소나무과엔 소나무속외에 유사한 속으로 전나무속(abies)가문비나무속(picea)이 있다.

전나무속엔 전나무, 구상나무, 분비나무가 있고

가문비나무속엔 가문비나무, 종비나무가 있고 도입종으로 독일가문비를 재식한다.

널리 알려진 소나무속으로 백송, 리기다소나무, 해송 등이 자생한다.

해송(곰솔, 흑송) 우리나라 남부지역에서 자라고 서쪽으로는 경기도 남양, 동쪽으로는 강원도 속초까지 자란다.

생장속도가 느리나, 일단 뿌리가 내리면 그 자리에서 오래 산다.

소나무(적송,육송)에 비해 잎이 단단하고 끝이 뾰족하며 나무껍질이 회색이고 겨울눈이 은백색이다.

수피는 거칠고 검은 갈색이며 겨울눈은 백색이다.

잎은 침엽으로 2개가 모여 나고 진한 녹색으로 소나무 잎보다 굵다. 4~5월에 꽃이 피는 암수가 같은 나무에 있다.

백송 나무 껍질에 흰 얼룩무늬를 가지고 있어 '백골송' '백피송' 이라고도 한다.

중국이 원산지이며 우리나라엔 600여 년 전에 들어왔다.

수피가 흰색이고 잎이 잎이 3개씩 달려 리기다, 테에다와 같이 3엽송이다. 자라는 속도가 느리고, 옮겨심기도 힘들다.

잎의 길이가 짧고 잎의 단면이 세모꼴이다. 어릴 때부터 곁가지가 잘 발달한다.

리기다소나무 북미가 원산지이며 3엽성 침엽수로 미국삼엽송이다. 수피는 적갈색이며 깊게 갈라지고 소지는 연한 갈색이다. 겨울눈은 짙은 갈색이다. 꽃은 3~4개씩 모여 나고 비틀린 모양이다.

반송 삿갓솔, 다복솔이라고 불린다.

밑둥치에서부터 줄기가 여러 갈래로 나뉘어 원줄기와 곁줄기의 구별이 없는 나무를 가리킨다.

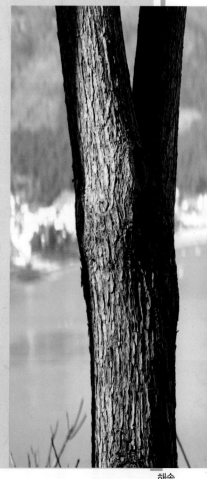

해송

굴나무

Citrus rangerina H. et T.
Citrus unshiu Markovich 진피(陳皮), 청피(青皮)

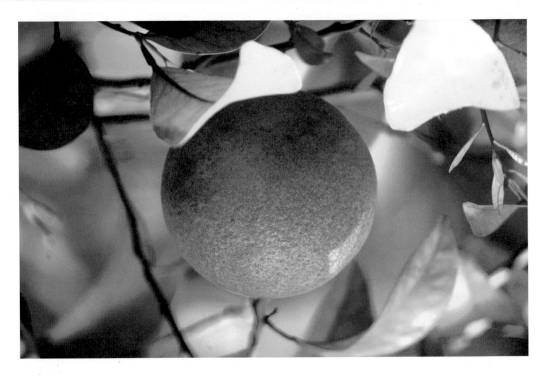

자생지	개화기	채취시기	채취부위
제주(재배)	6월	10월	열매

특징
성질은 평하고 맛은 달다. 소화촉진, 보혈, 이기지통작용을 한다.

· 생 김 새 ·

굴나무는 제주도 지역에서 재배하는 운향과의 늘 푸른 작은키 나무로 키가 5m 정도 자란다.
잎은 어긋나며 피고 뾰족하다.
끝은 둔하고 길이가 5~7cm이다. 잎자루에는 날개가 없거나 좁다. 꽃받침 조각과 꽃잎은 5개씩이고 수술은 여러개이며 암술은 1개이다.
열매는 작은 공 모양이고 지름은 5~8cm이다. 10월에 등황색으로 열매가 열리며 과피가 잘 벗겨지고 가운데 축이 비어있다.
진피(陳皮)란 감귤의 껍질을 말린 한방약이다.
감귤을 먹기 전 깨끗이 씻어 껍질을 벗겨 말리면 충분히 재료로 사용할 수 있다.

· 효 능 ·

이진탕(二陳湯)은 담에 특효 이진탕은 진피에 반하, 적복령, 감초, 생강을 배합한 것으로 담에 특효이다. 기침이 심하고 목이 아플 때는 갈대, 행인, 전호를 가미하고 한담이 많이 생기는 경우엔 전호, 패모, 마황, 백개자, 정력자를 더해 사용한다.

평소에 기관지염에 걸리기 쉬운 소아에게 진피, 패모, (강)반하를 배합한 것을 분말로 하여 아침·저녁으로 4g씩을 복용하면 효과가 있다. 청피를 식초에 법제하면 이기, 지통 작용이 증가하고 기름성분이 감소한다.

진피는 소화기의 촉진 작용 소화기 계통의 각종 질환에 나타나는 기체증상에 대해 좋은 효과를 가진다. 진피를 가공하는 방법은 여러 가지가 있다. 소금, 식초, 술, 감초, 생강 등을 가미해 각반한 후 밀봉 저장하고 시간이 경과하면 효과가 좋아진다.

가공한 진피는 씹어 먹거나 차로 만들어 복용한다. 노인이 생식하면 크게 소화를 돕는다.

진피는 보신약을 복용한 후 자보약품이 체내어 머물러 소화가 안되어 발생하는 식욕감퇴를 방지한다. 고로 보신을 위한 방제에는 진피의 소화촉진 작용을 이용한다.

청피는 강한 이기지통의 효과 청피는 진피에 비해 이기지통이 강하므로 기울로 일어나는 통증이나 복부가 팽만할 때 쓴다. 위에 격렬한 통증이 있고 양쪽 옆구리까지 아플 경우에 쓴다. 청피는 식욕을 증진하며 간경변을 방지하는데 도움이 된다.

· 질병에 따라 먹는 방법 ·

위궤양으로 칼로 베는 듯이 아플 때나 트림이 나오면 시원해지는 경우에 청피 10g에 후박, 향부자, 오약을 넣어 쓴다.

만성간염에 간부위에 통증이 있고 소화력이 떨어지거나 황달이 발생하고 심해지면 간종대로 진행될 수도 있는데 이때에는 청피에 시호, 목향, 백작약, 행부자, 울금을 넣어 쓰면 좋다.

우울하거나 고민이 많아 월경이 늦어지면 청피에 천궁, 현호색, 도인을 배합해 사용하면 통기조경(通氣調經) 효과를 얻을 수 있다.

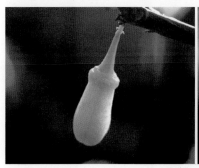
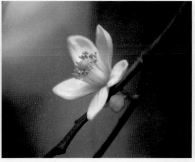
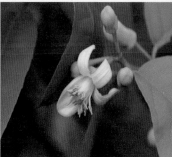

귤나무   귤나무   귤나무

● 진피차(귤껍질차)

진피 20g를 물에 씻어 차관에 넣고 물 300㎖을 부어 끓인다.

물이 끓으면 불을 줄여 은근히 끓인다. 국물만 따라 내어 설탕이나 꿀을 넣어 마신다.

생강을 약간 넣어 끓이면 더욱 좋다.

껍질의 플라보노이드 성분을 제대로 섭취하기 위해서는 진피를 가루로 만들어 뜨거운 물에 타서 마시기도 한다. 꽃도 사용할 수 있다.

구역질과 열이 나고 갈증, 기침에 좋은 효과가 있다.

● 귤차(귤청)

먼저 냄비에 설탕 1컵과 물 1컵을 넣고 절반으로 졸아들 때까지 달여 설탕 시럽을 만든다.

귤 10개를 흐르는 물에 씻어 물기를 닦는다. 껍질을 벗겨 껍질과 알맹이를 얇게 썬다.

잘게 썬 귤은 용기에 빡빡하게 눌러 담고 설탕 시럽을 부어 귤청을 만든다.

냉장고에 20일 정도 보관한 후, 귤청 2작은 술을 찻잔에 담고 끓는 물을 부어 마신다.

● 귤피죽

깨끗이 말려 진피 20g을 달여 국물을 내서 쌀을 50g넣고 죽을 쑨다.

식욕이 없거나 가슴이 답답한 증상에 2~3일 복용한다. 생강즙을 타서 먹기도 한다.

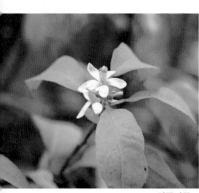

하귤나무

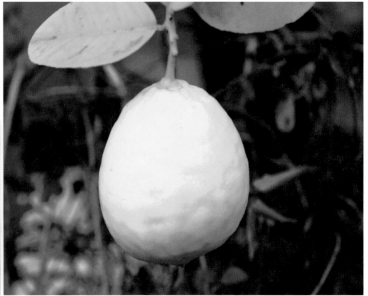

하귤나무

귤나무속 식물은 전세계에 약 20종이 살고 원산지는 아시아 동남부이며 현재 아열대지역에서 모두 재배된다.

중약명은 진피로 미성숙한 열매껍질을 말려 약용하는데 청피라고도 한다. 귤의 흰색 섬유질을 제거한 외층 껍질 또는 성숙된 씨를 말려 약용하는데 각각 귤홍, 귤핵이라 한다.

한국약전에는 진피를 종명 unshiu, reticulata의 익은 열매 껍질이라고 청피는 같은 식물의 덜 익은 열매 껍질로 등재하고 있다.

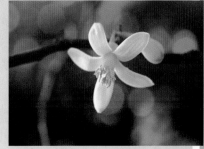

귤나무

오렌지 포멜로(maxima)와 귤의 교배종으로 추정되며 모양이 둥글고 주황빛이며 껍질이 두껍고 즙이 많다. 종류는 발렌시아오렌지, · 네이블오렌지, · 블러드오렌지로 나뉜다.

발렌시아오렌지는 인도 원산으로서 히말라야를 거쳐 중국으로 전해져 중국 품종이 되었고, 15세기에 포르투갈로 들어가 발렌시아 오렌지로 퍼져나갔다. 세계에서 가장 많이 재배하는 품종으로 즙이 풍부하여 주스로 가공한다.

네이블오렌지는 브라질에 전해져 아메리카 대륙으로 퍼져나가 캘리포니아에서 재배하는데, 껍질이 얇고 씨가 없으며 밑부분에 배꼽처럼 생긴 꼭지가 있다.

블러드오렌지는 이탈리아와 에스파냐에서 재배하며 과육이 붉고 독특한 맛과 향이 난다.

금감나무 금감속의 상록 활엽 관목으로 열매는 금귤이라하며 낑깡이라고도 부른다. 열매모양이 구슬처럼 동글동글하게 달린다. 남부지방에서 재배가 가능하며, 충분한 영양이 공급이 되지 않으면 신 열매가 열린다.

하귤나무 하귤은 여름에 과실을 따먹는다 하여 여름 하(夏)자 하귤이라 한다. 제주도의 도로변이나 제주공항에 하귤 나무를 많이 볼 수 있다.

4월경에 꽃이 피어 열매가 맺히기 시작하여 일년내내 과일이 달렸다가 다음해인 5월경에 열매를 딴다.

열매크기는 한라봉 정도지만 봉우리 없이 넓적하다.

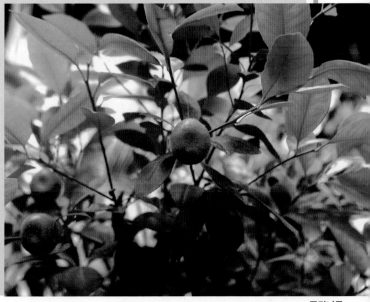

금감나무

탱자나무

Poncirus trifoliata Rafin.

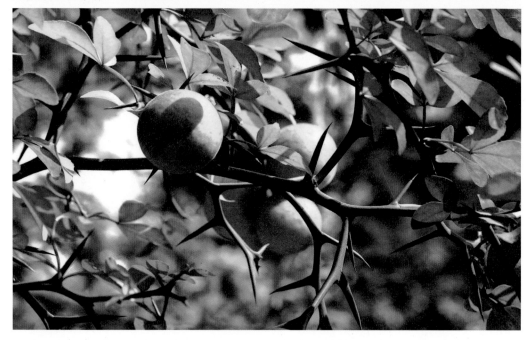

자생지	개화기	채취시기	채취부위
산	3월	9~10월	열매, 뿌리껍질

특징

성질은 차고 맛은 쓰고 시다. 소화불량, 풍열, 변비에 좋다.

· 생 김 새 ·

탱자나무는 운향과에 속하며 낙엽이 지는 작은키 나무이다. 경기 이남에서 자란다.

탱자나무의 익지 않은 푸른 열매를 '지실(枳實)'이라 부르고 습진에 쓴다. 껍질 말린 것을 '지각(枳殼)'이라 하여 건위, 지사제로 쓴다.

지실과 지각이 같은 것인지 관해 옛부터 많은 논란이 있었으나, 현재는 어린 과실을 썰어 말린 것을 지실이라 하고 성숙한 과실의 껍질을 말린 것을 지각이라 한다. '지(枳)'라는 의미는 '가시가 많아 피해를 준다'는 뜻이다.

줄기에 가시가 있으며 길이는 3~5cm이다. 잎은 3출 복엽으로 세 개씩 모여 줄기에 엇갈려 달리고, 잎자루에 날개가 있다. 작은 잎은 반질반질하고 두터우며 도란형이다.

꽃은 5월경에 가지 끝이나 잎겨드랑이 사이에서 달린다. 다섯 장의 흰 꽃 안에는 수술이 많고, 가장자리의 수술과 꽃잎은 대칭이다.

열매는 구형으로 노랗고 표면에 털이 나있다. 보통 지름이 3cm 정도이다. 8~9월 노랗게 익는다.

· 효 능 ·

열매와 꽃은 향료로 사용   열매는 향이 좋으며, 꽃에는 정유를 함유해 각종 향료로 이용한다.
목안 종창이 생겼을 때 잎을 삶아 마시기도 하고 소화에 효과가 있어 체했을 때 쓴다.

지실은 소화기 염증에 사용   지실은 맛이 쓰고 성질이 약간 찬편이다.
기체로 인해 복부가 팽만하고 더부룩하면서 아프고, 메스껍고 트림이 나며, 대변이 시원치 않은
경우에 쓴다. 소화기의 각종 급성 염증에 쓰며, 담적을 제거한다.

지각은 소화기에 작용   지실과 같으나 작용이 완만하고
행기관중(行氣寬中)하여 창(脹)을 제거하므로 흉협창통,
흉복비만에   사용한다.   지경피(줄기껍질)을   치질과
대변출혈을 다스린다.

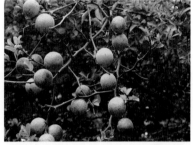

주의   지실은   파기작용이 강해 기(氣)를 손상하므로
실증에만 쓰고, 허약자나 임산부는 주의한다.

탱자나무

· 질병에 따라 먹는 방법 ·

소화불량에 헛배가 부르고 메스껍다면 지실(밀기울에 넣고 볶은 것), 인삼, 백출, 백복령,
감초를 같은 양 가루내어 꿀로 오동나무 열매 크기로 만들어 1일 2~3회, 한 알씩 먹는다.
지실, 지각을 밀기울과 같이 볶아서 쓰면 조성(燥性)이 완화되고 소식, 이기의 작용을 증가시킨다.

숙식(宿食)으로 썩은 내가 나는 트림을 하면 지실에 산사, 신곡을 넣어 쓴다.

위산과다에 백출, 건강, 모려, 사인 등과 같이 쓴다.

설사에 갈근, 황금을 넣어 쓴다.

임산부가 헛배가 불러 힘들면 지각
볶은 것 90g, 황금 30g을 가루 내어 1
회 10g을 달여 식전 복용한다.

여성의 변비에 장의 긴장으로 생긴
변비는 지각과 지실을 달여 마신다.

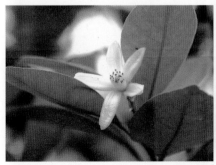

유자나무

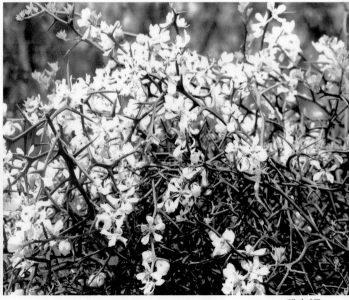

탱자나무

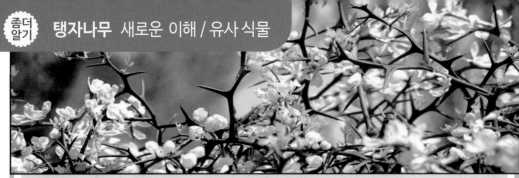

탱자나무

탱자나무는 운향과 식물로 귤나무 유자나무와 같은 속으로 중국이 원산지다.

예전에 쓰던 속명으로 poncirus는 맛이 쓴 일본산 오렌지 프랑스 이름에서 유래한다.

지실枳實이란 약명으로 신농본초경, 명의별록에 수재되었는데 枳의 의미는 가지의 가시가 남을 해친다는 뜻이다.

탱자나무에는 날카로운 가시가 아주 많아 접근하기 어려워 울타리용이나 정원관상용으로도 사용했다. 강화도에 있는 천연기념물 78, 79호로 지정된 탱자나무도 병자호란때 외적의 침입을 막기 위해 수호용으로 사용했던 나무이다.

유자나무 운향과 귤속으로 중국 남부지방에서 재배하는 상록 활엽 관목이다.

키는 4m 내외로 자라며 줄기와 가지에는 뾰족한 가시가 있다.

잎은 어긋나며, 긴 달걀형의 타원형이며, 잎가장자리는 거의 밋밋하지만 잎자루에 넓은 날개가 있다. 꽃은 백색이며 잎겨드랑이에 1송이씩 5월에 핀다. 꽃잎과 꽃받침잎은 각각 5장이며, 수술은 20개 정도이다. 외피는 울퉁불퉁하다. 열매는 지름 4~7cm로 향기가 있고, 11~12월에 노란색으로 익는데 과피는 향기가 나며, 과육은 신맛이 난다.

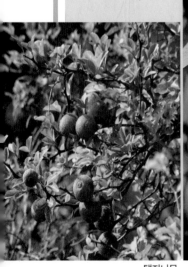

탱자나무

유자나무

쥐참외

Thladiangtha dubia Bunge
왕과(王瓜), 토과(土瓜), 주먹참외

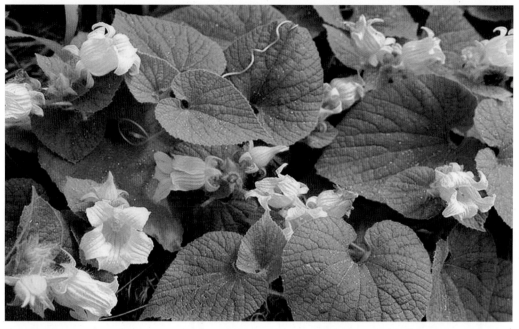

자생지	개화기	채취시기	채취부위
들	6~7월	9~10월	열매

특징

성질은 차고 뿌리와 열매의 맛은 쓰다. 대·소·폐·위장경 기혈을 원활하게 한다.

· 생 김 새 ·

쥐참외를 '왕과' 라고도 하며 우리나라 중남부의 들이나 자라는 박과의 여러해살이 덩굴이다.
식물체 전체에 가는 섬모가 있고 가늘며 긴 덩굴손이 있다.

덩굴줄기는 2~3m 정도이고 밑을 향한 가시털이 있고 줄기는 모가 졌다. 잎은 어긋나기에
말발굽처럼 둥글고 빛이 난다. 잎의 앞면은 푸르고 뒷면은 엷고 거칠며 광택이 없다. 잎 끝은
뾰족하고 가장자리에 톱니가 있으며 잎자루가 있다.

꽃은 6~7월에 작은 노란색으로 피어난다. 암수딴그루이고 잎겨드랑이에서 나며 꽃줄기에 1
개씩 달린다. 화관은 종 모양이고 털이 있으며 5개로 깊이 갈라진다. 수술은 5개로 씨방은 긴
타원 모양이며 비단 같은 긴 털이 빽빽이 있다.

열매는 9~10월에 익으며 그 모양이 참외와 닮았으며 주홍빛이 나고 크기는 작은 달걀만하다.
열매 속에 겹겹이 씨앗이 들어 있고 그 모양은 사마귀 머리와 같다.

뿌리는 '토과근' 이라 하며 가느다란 뿌리 위에 연노랑색 뿌리가 3~5개 이어져 있다.

· 효 능 ·

채취 방법 명의별록엔 음력 3월에 뿌리를 채취하여 그늘에서 말려 쓴다고 하였다.

항암작용 암세포의 호흡을 억제하는 작용이 있다. 위암의 경우에 쥐참외 씨와 평위산(平胃酸)
가루를 배합한 것 6g을 달여 복용하기도 한다.

비인암(鼻咽癌)에 뿌리 10g을 썰어 75%의 에틸 알콜
25cc에 넣고 3일 후에 50cc의 증류수를 더 넣고
골고루 섞은 다음 무균 가제를 써서 걸러내 이것에다
20cc의 글리세린을 넣으면 된다. 매일 코에다 3~6번
떨어뜨린다고 한다.

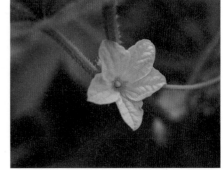

쥐참외

· 질병에 따라 먹는 방법 ·

먹는 방법 3월에 나온 어린 싹은 나물로도 데쳐서 무쳐 먹으며 기름에 튀겨도 먹는다. 뿌리로
반찬을 만들어 먹거나 전분을 추출해 먹기도 한다.

위·대장경의 기혈 원활 뿌리를 약용으로 쓰는데 위, 대장경에 작용하여 열을 내리고 진액을
증가시키고 어혈을 없앤다. 유행성 열성질환이나 황달, 소갈을 다스릴 때 뿌리를 찧어 즙을 내서
마신다.

대·소장경의 기혈 원활 잦은 대소변과 여성의 대하증, 월경이 잘 안 나올 때 쓴다. 또한 대,
소장경을 잘 통하게 하고 배농, 소종하며 젖을 잘 돌게 한다.

폐·대장경의 기혈 원활 열매는 가을에 따서 쪼개 말려서 쓴다. 당뇨나 황달 등에 가루 내어
먹거나 알약으로 만들어 먹는다. 씨앗은 맛이 시고 쓰며 성질은 평하다. 폐, 대장경에 작용하며
기침을 멎게 하며 폐를 잘
다스린다.

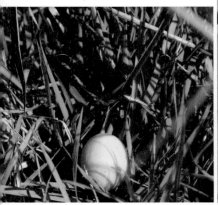

쥐참외

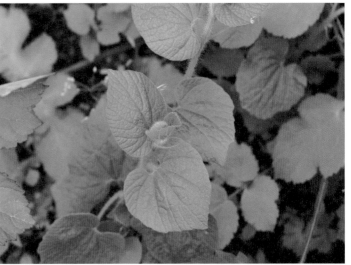

쥐참외

쥐참외

왕과속(thladiantha)식물은 전세계에 5종이 있고 우리나라엔 1종이 자생한다. 신농본초경에 토과로 수재되어 있다.

원산지가 러시아, 중국북부, 한반도이며 유럽, 북미, 일본에서는 도입종이라 한다. 쥐참외의 뿌리는 토과근이라 하고 과루근과 비슷한데 작다. 가느다란 뿌리 위에 연노랑색 뿌리가 3~5개 이어져 있다. 깊이 파야 진짜 굵은 뿌리를 얻는다. 맛은 마와 비슷하고 색깔은 희다. 물에 담그면 하얗고 기름진 가루가 생긴다.

하눌타리 쥐참외와 비슷한 모습인데 하눌타리는 덩굴이 빛나고 매끄럽지만 쥐참외 덩굴은 거칠고 껄끄럽다.

하눌타리 씨는 맛이 시지만 쥐참외 씨는 시고 쓰다. 다른 박과 식물처럼 쿠쿠르비타친(Cucrbitacin)이 들어 있다.

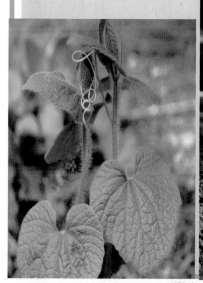

쥐참외

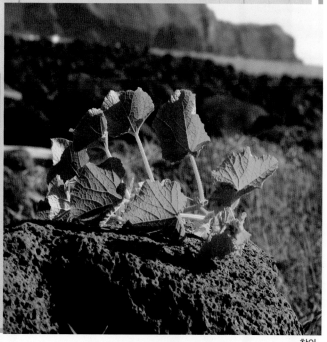

참외

계뇨등

Paederia scandens (Lour.) Merr.
계요등(鷄夭藤), 구렁내덩굴

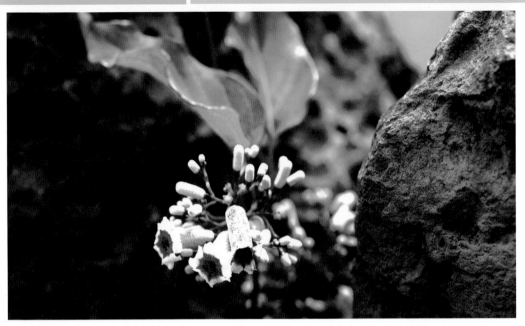

자생지	개화기	채취시기	채취부위
중부이남	6~8월	8~10월	줄기, 뿌리

특징
성질은 평하고 맛은 달고 시다. 거습, 지통, 활혈, 산어작용을 한다.

· 생 김 새 ·

계뇨등(鷄尿藤)은 원래 계요등(鷄夭藤), 계뇨등(鷄尿藤), 피동(被動), 우피동(牛皮凍), 구렁내덩굴, 계요동 등으로 불렸다. 식물 전체에서 향기롭지 못한 냄새가 나서 '구렁내덩굴'이라고도 부른다. 계뇨등이란 이름은 열매에서 '닭오줌' 냄새가 난다하여 붙여진 이름이다. 속명도 라틴어로 '악취'라는 뜻의 'paidor'에서 나왔다.

중부지방 햇볕 좋은 들판이나 바닷가 초원에 분포하는 꼭두서니과의 낙엽이 지는 덩굴식물이다. 덩굴은 5~7m 정도까지 뻗어 나가는데, 윗부분 덩굴은 겨울에 죽지만 밑부분은 죽지 않는다. 잎은 마주나고 계란형이나 뾰족한 계란형이다. 길이 5~12cm, 넓이 1~7cm 정도로 표면에는 털이 있고 뒷면은 잔털이 있거나 없다.

6~8월에 꽃이 피는데, 꽃 바깥면은 흰색이고 안쪽은 자주색을 띤다. 원추화서나 취산화서는 꼭대기에 나거나 겨드랑이에 나고 긴 꽃자루가 있다. 꽃부리는 긴 통모양이며 꽃받침은 끝이 다섯 개로 갈라지고 뾰족하다. 길이 1~1.5cm, 지름 0.4~0.6cm 정도로 겉은 흰색이고, 안쪽은 자주색 반점(斑點)이 나 있으며 겉에 털이 있다. 열매는 둥글고 윤이 나며 황갈색으로 익는다.

· 효 능 ·

채취 방법 열매와 뿌리를 채취하여 말린 것을 '계뇨등', '계뇨등근' 이라 한다.
거습, 지통, 활혈, 산어작용 각종 창상, 타박상, 경미한 종창의 치료에 사용한다. 또한 류머티스
관절통, 이질, 감기, 신장염 등의 치료에도 쓰인다.

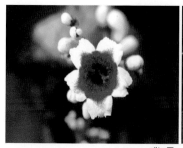 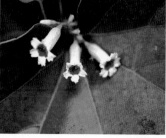 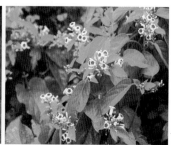

계뇨등　　　　　　　　게뇨등　　　　　　　　계뇨등

· 질병에 따라 먹는 방법 ·

갑자기 관절이 붓고 열이 나면 계뇨등 40g, 희첨 40g, 서장경 20g을 끓여 복용하면 좋다.

각종 신경통, 근육통에 계뇨등, 당귀, 금영자, 현호색을 각 20g을 끓여 복용한다.

소장 부위가 차서 생긴 복통에 계뇨등 20g, 소엽 20g, 계지 4g, 현호색 12g, 후박 4g, 진피 4g
을 끓여 마신다.

이질이나 장염 초기에 계뇨등 80g을 끓여 파를 가미하면 좋다.

만성 류머티즘에 계뇨등 40g, 위령선 20g, 당귀 40g, 적작약 20g을
사용해 매일 아침저녁으로 끓여 마신다.

타박상으로 어혈과 통증에 가루 내어 바르면 활혈산어, 소종지통의
효과가 있다.

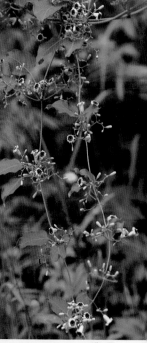

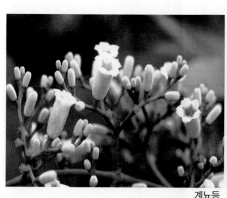 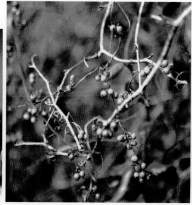

계뇨등　　　　　　　　계뇨등　　　　　　　　계뇨등

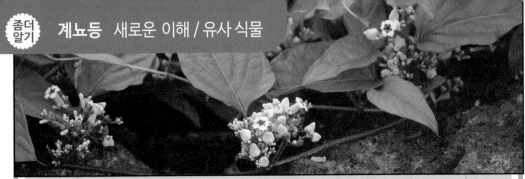

계뇨등

계뇨등속에는 아시아와 남미 열대에 약 25종이 산다. 한국엔 1종 2변종이 있다.

속명은 악취를 의미하는 라틴어에서 유래하고 종명 포에티다foetida도 아주 역겨운 냄새를 뜻한다. 우리나라에서 사용하는 scandens는 이명으로 감고 올라간다는 뜻이다.

여름에 작은 나팔이나 종 모양의 꽃이 많이 피는데, 꽃은 작지만 꽃부리에 무늬가 있어 햇빛에서 보면 색의 조화됨이 매우 아름답다.

계뇨등의 꽃은 붉은 자색 중심부를 백색이 감싸고 있어 곤충들의 눈에 쉽게 띄게 할 수 있다. 자줏빛 꽃속엔 샘털이 꽉 차 있어 작은 곤충만이 드나들 수 있어 꽃가루받이의 효용성을 증대하기 위한 구성이다. 우리나라엔 변종으로 좁은잎계뇨등, 털개뇨등이 있다.

좁은잎계뇨등 꼭두서니과 계요등속 여러해살이 덩굴식물로서 잎이 계요등보다 좁고 긴 피침 모양이어서 가는잎계뇨등, 좁은잎계뇨등이라고도 한다.

제주도와 울릉도 바닷가 산록에 자라며 식물 전체에서 강한 향기가 난다.

길이 5~7m 자란다. 가지의 윗부분은 겨울 동안 죽으며 일년생가지에 잔털이 있다

잎은 마주나기하며 좁고 긴 피침형으로, 길이 10cm에 표면은 털이 없고 뒷면에 잔털이 있다. 꽃은 7~9월에 흰색으로 피며 꽃 안쪽은 자주색이다.

원뿔모양꽃차례로 줄기 끝이나 잎겨드랑이에서 난다. 열매는 둥근 모양에 지름 5mm 정도의 핵과로 황갈색으로 익는다.

털개뇨등 잎이 넓고 뒷면에 융모가 빽빽이 난다. 약명으로 계시등, 백모등, 해서등으로도 불리운다.

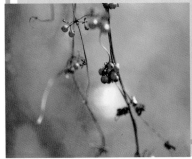

계뇨등

계뇨등

골담초

Caragana sinica Rehder
금작화(金雀花)

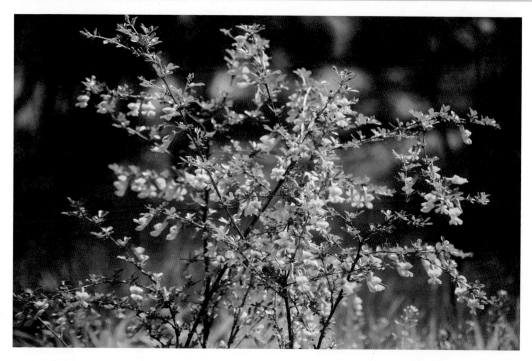

자생지	개화기	채취시기	채취부위
중북부 산지	5월	9월	뿌리, 꽃 줄기

특징
성질은 평하고 맛은 쓰고 맵다. 혈액순환, 여성질환에 효과가 좋다.

· 생 김 새 ·

골담초는 원래 중국이 원산으로 우리나라 중북부의 산지에 자생하는 낙엽이 지는 관목으로
콩과 식물이다. 현재는 관상용으로 많이 심고 있다.

높이는 2m 정도 자라며 가지가 사방으로 늘어져 자란다.

가지는 5개의 능선이 있고 회갈색을 띠며 가시가 있다.

잎은 깃털겹잎으로 2쌍씩 붙고 어긋난다. 소엽은 도란형으로 끝이 둥글거나 오목하다.

꽃은 5월에 처음에는 노란색으로 핀 후에 적황색으로 변해가며 아래로 늘어져 피며 한 개씩
달린다. 꽃자루는 1cm 정도로 중앙부에 1개의 마디가 있다. 열매는 협과로 9월에 익는다.

약으로는 주로 뿌리를 쓰지만 민간에서는 가지와 꽃도 쓴다.

· 효 능 ·

채취 방법 뿌리를 쓰려면 봄, 가을에 채취하여 씻어 잔뿌리와 겉껍질을 없애고 날 것으로 쓰거나 목심을 없애고 잘라서 햇볕에 말려 쓴다. 뿌리는 굵으며 딱딱하고 갈색을 띤 것이 좋다.

혈액순환 촉진 허리와 무릎이 풍습으로 저린 증세에 혈액순환을 촉진하고 혈압을 내린다. 몸이 허약해서 오는 기침에 쓰며, 특히 어린 아이의 만성적인 영양 부족 상태를 개선한다. 또한 몸 안의 음액이 부족해 머리가 아프고 귀가 울리고 어지러운 증세에 좋다.

· 질병에 따라 먹는 방법 ·

고혈압에 30~40g의 뿌리를 500cc의 물에 끓여 꿀을 적당히 섞어 3회를 나눠 마신다.

타박상에 생 뿌리 30g을 즙을 내 따뜻한 술에 섞어 마신다. 또는 짓찧어 환부에 붙인다.

두통에 천마(3g)와 함께 말린 꽃 40g을 700cc의 물에 끓여 복용한다. 몸이 약해 생긴 기침에 말린 꽃을 꿀에 재워 살짝 구운 것 40g과 비파 12g, 강활 12g을 700cc의 물에 끓여 마신다.

●골담초주
말린 뿌리 300g에 소주 1.8ℓ를 붓고 한달 정도 서늘한 장소에서 숙성시켜 200cc씩 1일 2회 식후에 마신다. 신경통, 관절염에 좋다.

●골담초 뿌리차
뿌리 30g을 500cc의 물로 끓여 하루 동안 여러 번 나눠 마신다.
피로하고 대하로 말미암아 흰 냉이 흐를 때 쓴다. 여성 질환에 좋다.

●골담초 꽃차
꽃을 그늘에서 말려 다시 센 햇볕에 말려 습기를 없앤 상태로 보관한다. 말린 골담초 꽃과 설탕을 넣고 끓는 물을 부어 우려 마신다. 말린꽃을 차로 마시면 두통, 기침에 좋다.

●골담초꽃 발효차
꽃을 따서 깨끗이 손질하여 설탕에 재운 뒤 절반 정도 흡수되면 그 위에 물을 골고루 뿌려둔다. 점차 색과 향이 변하면서 발효과정이 시작된다.

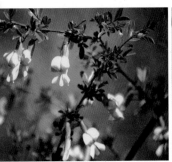
골담초

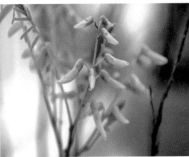
양골담초

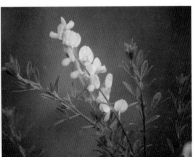
양골담초

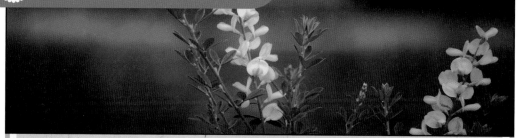

양골담초

골담초는 속명이 caragana로 몽고 이름 canagan에서 유래되었다.
관상용으로 식재하거나 관상용으로 재배한다.

참골담초　강원 이북의 석회암지대의 바위지대나 숲 가장자리에 드물게 자생한다.
골담초보다 소엽의 수가 많으며 꽃자루가 길다. 꽃의 기반이 완전히 뒤로 젖혀지지 않으며
꽃받침이 얕게 갈라진다.

양골담초　양골담초(洋骨擔草)는 콩과에 양골담초속의 소관목이다. 금작화(金雀花)
라고도 부르며, 원산지는 유럽 남부이고 60여 종의 변종이 있다. 주로 저지대의 볕이 잘
들고 건조한 모래땅에서 서식한다.

키는 2m 내외이며, 잎은 어긋나고 3개의 작은잎으로 이루어진 겹잎이다. 꽃은 5~8월에
나비 모양의 노란색 꽃이 잎겨드랑이에 1~2개씩 달리며 수십 일 동안 나무 전체에 가득
핀다. 꽃이 아름다워 관상식물로 기른다.

열매는 협과로 늦봄에 꼬투리열매가 열리며, 열매가 익으면 꼬투리가 터져 퍼져 종자가
퍼진다.

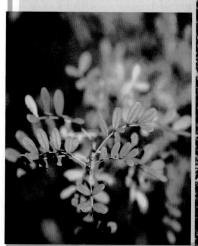

참골담초

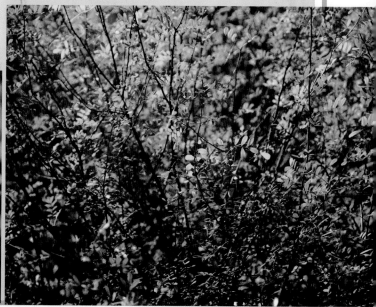

참골담초

구절초

Chrysanthemum zawadskii Herbich var. latilobum kitamura

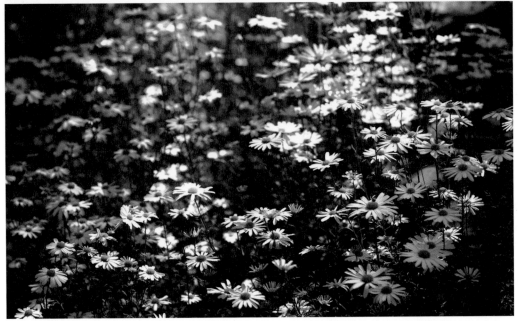

자생지	개화기	채취시기	채취부위
산	가을	가을	전초

특징

성질은 평하고 맛은 쓰다. 불임증, 월경불순, 월경통에 좋다.

· 생김새 ·

구절초(九折草)는 국화과에 속하는 여러해살이풀로 흰색, 연분홍색 꽃을 피우는 식물이다. '구절초'란 이름은 전국에 걸쳐 산, 들에서 자라며 음력 9월 9일에 채취한다는 의미와 마디가 9개가 있다하여 그렇게 부른다.

또 흰꽃 모양이 신선처럼 깨끗하다 하여 '선모초'라고도 부른다.

식물 전체에서 좋은 향기가 나서 뜰에 심어도 좋으며 해가 잘 비치고 물이 잘 빠지는 곳에서 잘 자란다.

구절초의 높이는 50cm 정도 자라며 잎은 넓은 것과 가늘게 갈라진 것이 있다.

줄기에 비해 꽃의 지름이 8cm 정도로 크게 달린다. 총포조각은 긴 타원형으로 갈색이다.

열매는 수과로 씨는 10월에 익는다. 식물 모양이 아름다워 관상용으로 많이 재배한다.

구절초 꽃은 술을 담그거나 말려서 베개 속에 넣으면 그 향도 매우 좋고 두통이나 탈모에 효과가 있다. 또한 머리카락이 희는 증상을 방지한다.

· 효 능 ·

채취 방법 가을에 꽃이 아직 안 피었을 때 전초를 캐어 그늘에 말려 약으로 쓴다.

여성 질병의 필수요약 구절초는 자궁의 수축을 도와주며 월경불순, 월경통, 대하증 등 각종 여성 질환에 많이 쓰인다.

고혈압을 다스림 유전적인 체질로 인한 본태성 고혈압이나, 비만, 염분의 과잉 섭취로 인한 고혈압에도 지속적으로 쓴다.

각종 위장질환 밥맛이 없거나 소화불량으로 인해 배가 더부룩한 증세, 잦은 설사와 속이 찬데 등에 좋다.

· 질병에 따라 먹는 방법 ·

불임증에 기혈이 약해져 생식기능이 떨어져 임신이 잘 안 되면 구절초 30g, 대추 15g에 물 800cc를 붓고 반이 되도록 달여 하루에 여러 차례 나눠 마신다.

월경불순이나 냉증에 구절초 50g을 물 1000cc에 넣고 그 양이 반이 되도록 달여 수차례에 나눠 2일간 복용한다.

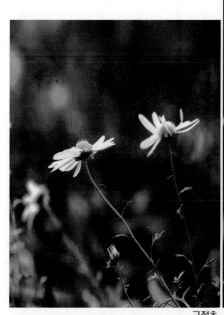
구절초

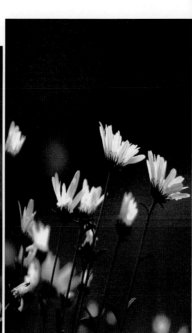
산구절초

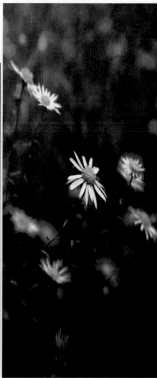
키큰산국

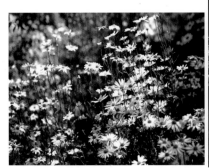
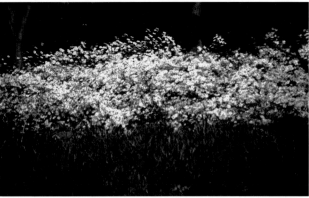

구절초   구절초

●구절초주
뿌리와 꽃을 그늘에 말려서 300g의 양에 소주 1800cc를 붓고 한달 정도 그늘에서 숙성시켜 마신다. 식욕촉진, 강장제로 사용한다.

●구절초차
전초를 그늘에 말려 대추, 감초를 넣어 끓여 마신다. 불임증에 쓴다.

●구절초환
당귀, 천궁, 작약, 목향을 같은 양으로 가루 내어 구절초고와 꿀로 반죽하여 알약을 만들어 먹는다. 녹두 크기로 만들어 하루에 2~3회 한번에 30알 따뜻한 물로 마신다.
월경통, 월경불순에 효과 있다.

●구절초고(膏)
전초를 생즙 내어 조청처럼 달여 쓰거나 마른 것을 푹 끓여 걸러서 걸쭉하게 달여 끈적일 정도로 고와 쓴다. 따뜻한 물이나 술과 함께 먹는다. 보혈강장제로 쓴다

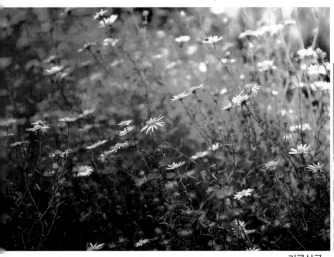
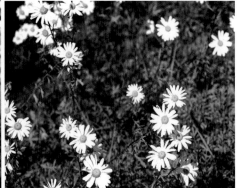

키큰산국   산구절초

국화과 산국속 식물은 전세계에 약 200종이 산다.우리나라엔 변종을 포함해 십여종이
넘는다. 구절초는 국화과 고유종으로 산구절초의 변종으로 분류된다. 산구절초에 비해
식물체가 크다. 중국한자명 광엽자화야국廣葉紫花野菊은 잎이 넓고 자색 꽃이 피는
들국화란 뜻이다. 일본에선 조선국화라 한다.

속명 덴드란테마 dendranthema는 나무와 꽃의 의미를 가진 합성어다. 이전에 쓰던
크리산테뭄은 황금빛과 꽃의 합성어다.

구절초의 유사식물로 산구절초, 바위구절초, 한라구절초, 남구절초, 포천구절초가 있고
울릉국화도 구절초 종류고 속명이 다른 키큰산국도 유사식물이다.

산구절초 높은 산에서 자라며 구절초에 비해 키가 작고 줄기가 바로 서는데 잎이 깊고
가늘게 갈라진다. 꽃은 구절초보다 좀 작고 잎은 좀 더 많이 갈라진다.

바위구절초 아주 높은 산의 정상부근에서 자라는데 키가 크지 않다. 두상화는 작으며
잎이 더욱 잘게 갈라지는데 한라구절초와 매우 유사하다.

한라구절초 건조하고 척박한 곳에서도 자라며 지피용으로 좋다. 두상화가 보다 크다.

울릉국화 국화과에 속하는 울릉도 나리분지에 서식하는 천연기념물 제52호로 보호받는
다년생 초본식물이다. 크기는 40㎝내외이며 지하경이 옆으로 뻗으면서 퍼져 가고 있다.
잎은 두껍고 가늘게 갈라지고 털이 없고 앞면에 광택이 있고 잎의 갈래 조각이 넓다.
꽃은 희다.

키큰산국 큰산국속으로
다년생 초본이다.
양지바른 습지에 산다.
크기는 50~80cm 이다.
잎은 엽병이 없으며 길이
7cm 내외이며 표면이
거칠고, 세갈래진다.
삼지창 모양이고
갈래조각이 피침형이다.
꽃은 9~11월에 백색으로
피며, 머리모양꽃차례는
지름 3-6cm이다.
열매는 원뿔모양이다.

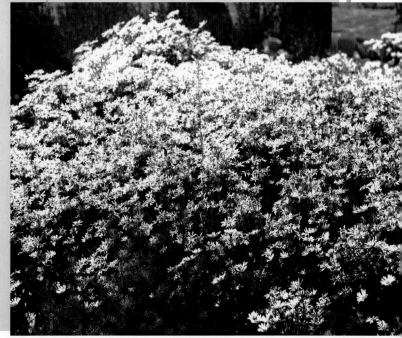

구절초

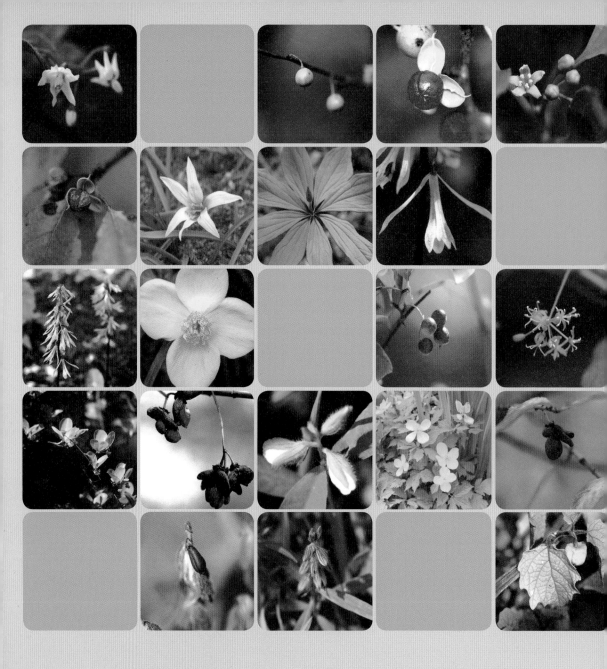

제9장
기.혈을 잘 소통시키는
산야초

● ○ ○ ■ ■ □

애기똥풀은 그리스어인 제비에서 나왔다.
6월경에 태어난 새끼 제비들이 눈꼽으로 눈을 뜨지 못할 때,
어미제비가 애기똥풀 유액을 입에 묻혀 새끼 눈을 씻어준다는 것에서 나왔다.
애기똥풀은 숲 또는 양지에 흔한 양귀비과의 두해살이풀로서,
온 몸에 길고 부드러운 털이 난다.
줄기는 곧게 서나, 꺾어지기 쉬우며 자라면서
무척 억세지기 때문에 '까치다리' 란 이름을 가진다.

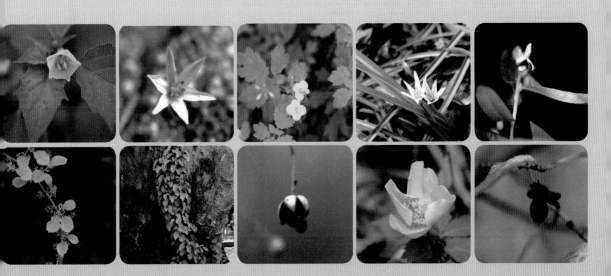

활나물

Crotalaria sessiliflora L. 농길리(農吉利)

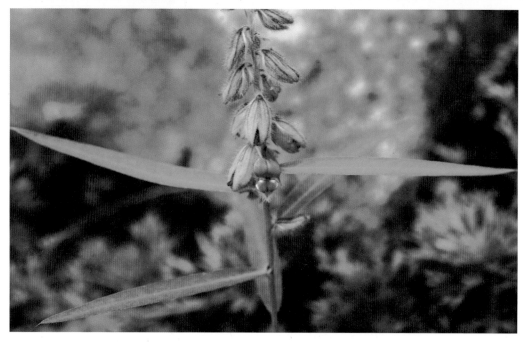

자생지	개화기	채취시기	채취부위
들	7~9월	9~10월	전초

특징

성질은 평하고 맛은 달며, 약간의 독이 있다. 항암, 이수, 해독, 소종작용을 한다.

· 생 김 새 ·

속명은 그리스어의 딸랑딸랑거리는 소리에서 나왔으며, 열매를 흔들면 그 속의 종자가 이런 소리가 나무로 붙여진 것이고 종명은 자루가 없는 꽃이라는 뜻이다.

길게 자란 좁은 타원형 잎 모습이 활처럼 생겨 활나물이라 불렸다.

활나물은 풀밭에서 자라는 콩과의 한해살이풀로서 높이가 20~70㎝된다.

잎 표면을 제외하고는 전체에 긴 갈색털이 있다.

잎은 서로 어긋나며 잎자루가 거의 없으며 피침형이다.   '야백합' 이라고도 부른다.

꽃받침은 꽃과 열매를 감싸는데 9~10월에 열매가 익을 때쯤 겉에 갈색털이 많이 자란다.

꽃받침이 크며 입술 모양인데 2개로 깊게 갈라지고 위쪽의 것이 또 한 차례 2개로 갈라지며 밑의 것은 3개로 갈라진다.

열매는 협과로서 매끄럽다.

· 효 능 ·

채취 방법 여름에서 가을철 사이의 꽃 필적에 전초를 채취하여 햇볕에 말려 썰어서 사용한다.

항암작용, 폐질환에 효과 『중약대사전』에 의하면 활나물에는 7종류의 알칼로이드가 함유되어 있는데 모두 피로리디진의 유도체에 속한다. 그 중에서도 비교적 많은 것이 모노크로탈린인데 전초 중에 약 0.02%, 종자에 약 0.4%가 있다.

이러한 모노크로탈린 성분은 동물 실험결과 백혈병 등을 억제하는 작용이 있었다. 피부암과 자궁암에 대해 임상 결과 좋은 결과를 얻었으며 백혈병에도 일정한 효과를 거둘 수 있었다.

마취한 개에게도 적용하였는데, 지속적이고 현저한 강압작용을 하였고 평활근에 대해 흥분 작용을 나타냈다. 독성이 매우 강해서 큰 쥐에게 피하주사 한 바 그 반 수가 죽었다.

주의 전초의 독은 강하다. 줄기를 잘라버리고 뿌리의 껍질을 벗긴 후 덩이뿌리를 먹으면 폐질환에 효과가 있어 민간에선 이것을 삶아 먹는다.

· 질병에 따라 먹는 방법 ·

자궁경부암에 신선한 야백합을 짓찧어 즙을 짜내서 바르거나 달인 물로 씻는다. 모노크로탈린 염산염 수용액을 하루 또는 이틀에 한번씩 환부 주위에 1~4mℓ 주사한다.

식도암에 모노크로탈린의 염산염 멸균 용액을 하루에 4mℓ 씩 세 차례 근육주사를 실시한다.

피부암에 사매, 백선피 분말을 기름과 섞어 만들며 피부 질환에 바른다. 그러나 피부에 조금이라도 상처가 있으면 사용해선 안 된다. 독소가 들어가면 역효과를 초래한다.

주의 내복용에는 하루 3g만 사용해야 한다. 약량이 과중하면 독성도 강화되므로 간, 신, 소화기에 해로워 생명의 위험을 초래한다.

부작용으로는 오심, 구토, 식욕감퇴, 무력감, 두통이 있고 조혈기능에 손상이 있다.

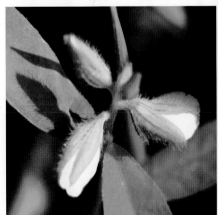

활나물

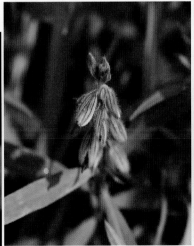

활나물

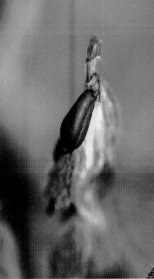

활나물

활나무속엔 전세계에 700여 종이 있다하고 분포중심지는 열대,아열대 지역인데 우리나라엔 오직 1종만이 산다. 활나물은 콩과 식물로서 잎이 단엽이다.

들길 제방에 주로 살고 키 작은 식물들이 살아가는 풀밭에서 살며 햇빛이 바닥까지 가득 들어오는 양지바른 곳에서 잘 산다. 연한 순을 나물로도 먹은 구황식물로서 전초를 자양강정제로 아용해온 식물이다. 이젠 토양환경이 변함에 따라 점차 사라져 가지만 효능의 우수성은 더욱 중요해지는 식물이다.

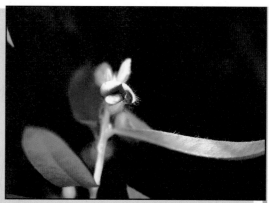

활나물

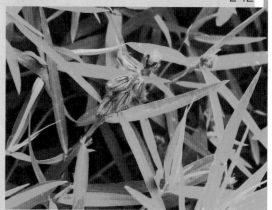

활나물

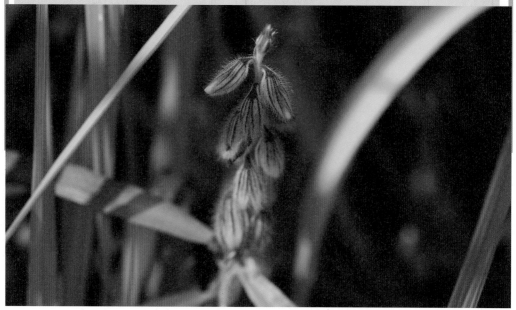

활나물

산자고

Cremastra appendiculata Makino, 약난초, 모자고(毛慈故)
Amana edulis Baker 까치무릇, 산자고

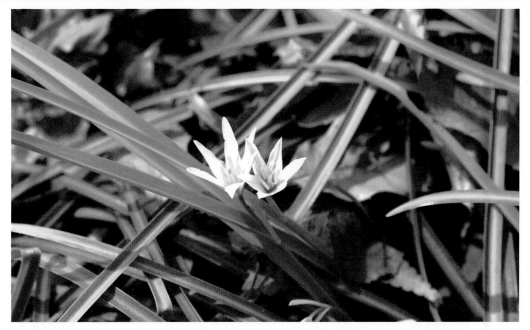

자생지	개화기	채취시기	채취부위
중남부 산지	4~5월	7월	뿌리

특징
성질은 차고 맛은 달고 맵다. 항암, 산결, 소종작용을 한다.

· 생 김 새 ·

산자고로 불리는 것에는 우리나라의 경우 '약난초' 와 '까치무릇' 이 있다.

●약난초

약난초는 우리나라 남부의 숲 밑에서 나는 난초과의 여러해살이풀이다.

위경이 발달하고 잎은 보통 1장이고 긴 타원형이다. 꽃줄기는 위경 옆에서 곧게 서며 꽃은 밑으로 쳐지고 연한 녹갈색에 홍자색을 띠고 5~6월에 핀다. 밑동은 꿀을 내는 주머니 모양으로 되고 끝은 3갈래진다.

열매는 7~8월에 삭과로 열리며 타원형이다. 위경은 계란처럼 둥글고 육질이며 염주알 같이 옆으로 연결된다. 6~7월에 채취하여 경엽과 수염뿌리를 제거한 후 햇볕에 말린 후 썰어서 사용한다.

녹색의 씨방은 세모지고 타원형이며 7월에 익는 열매의 삭과는 녹색으로 둥근 세모꼴이고 끝에 암술대가 달린다. 가을에서 이듬해 봄 사이에 채취하여 인경을 깨끗이 씻은 뒤에 햇볕에 말린다.

●까치무릇

까치무릇의 속명인 Tulipa는 페르시아의 고어인 두건에서 유래했고, 이는 꽃의 형태에서 연상되었다. 중부지방 산기슭 볕이 잘 드는 풀밭에서 자라는 백합과의 여러해살이풀이다.

높이는 20~25㎝ 정도 자라며 땅속 비늘줄기는 둥근 계란형으로 길이가 3~4㎝ 정도 되고 비늘잎 안쪽에는 갈색털이 촘촘히 난다. 지름은 1㎝ 내외이고 옆에 긴 부속 물체가 붙어 있고 밑동에 수염뿌리가 많다.

잎은 뿌리에서 나오는데 두 개이며 선형이다. 백록색이며 털이 없다.

꽃은 4~5월에 피고 백색 바탕에 자주색 실 무늬가 있다. 줄기 끝에 1송이가 붙고 위를 향하여 벌어지며 넓은 종 모양으로 화피는 6장이다.

수술은 6개이고 화피의 절반 정도이며 세 개는 길고 세 개는 짧다.

녹색의 씨방은 세모지고 타원형이며 7월에 익는 열매의 삭과는 녹색으로 둥근 세모꼴이고 끝에 암술대가 달린다. 가을에서 이듬해 봄 사이에 채취하여 인경을 깨끗이 씻은 뒤에 햇볕에 말린다.

· 효 능 ·

인후종통, 임파선염, 통풍을 치료 약난초는 해독, 소종, 산결의 작용을 하므로 주로 외과 질환에 사용되고 있으나 최근에는 항암 효과가 있다는 것이 발견되었다. 또한 편도선염, 후두염과 같은 각종 인후 질환에 쓴다.

· 질병에 따라 먹는 방법 ·

후두암에 산자고에 반변련, 백화사설초, 천화분, 사매 등의 약물을 배합하여 사용한다.

인후종통에 산자고에 산두근, 판람근, 사간을 함께 사용한다.

화농에 금은화, 천화분, 염교, 산자고 등을 신속하게 복용하면 화농의 확산을 막을 수 있다.

목의 임파결핵에 보통 덩어리가 림프관에 생기는 질병으로 산자고에 조휴, 하고초, 원삼, 패모를 사용해 내복제로 만든다. 내복시 1일 30g내로 끓여 복용하고, 외용으로는 짓찧어 환부에 붙인다.

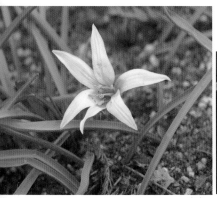

산자고

약난초

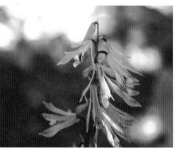

약난초

산자고라 부르는 종으로 까치무릇의 속명은 amana로서 전세계에 50여종이 살며 중앙아시아 지역에 주로 분포한다.

속명 amana는 산자고의 일본명 감채甘菜에서 만들어진 라틴어.

산자고 이름은 약난초의 한자명 산자고근에서 비롯한다. 우리나라에선 약난초보다 더욱 흔하다

산자고속은 고전적으로 tulipa속으로 분류했으나 이것이 얼레지속과 더 가깝다해서 새로이 분류된 속명이다. 한방약명은 光慈姑다. 중국에서 老鴉蒜이라 한다.

여강(麗江) 산자고(lphigenia indica)는 중국, 인도로부터 미얀마에 이르는 지역에서 자라고 있으며, 가란(嘉蘭, Gloriosa superba)은 운남 남부지역, 아프리카에 분포한다. 여강 산자고와 가란은 주성분에 콜히친이 있다. 콜히친은 세포유사분열을 중기에서 멈추게 하는 억제작용이 있으므로 항암작용이 나타난다.

약난초속 cremastra식물은 전세계에 5종이 산다.

우리나라엔 약난초와 두잎약난초가 자생한다.

약난초 지상에 나는 포복성 난으로 위경이 발달하고 잎이 대형으로 밑둥에 붙고 세로로 주름이 진다. 꽃줄기는 위경에서 나오고 초상엽이 여러장 붙는다. 꽃은 대개 활짝 벌어지지 않으며 약 냄새가 난다.

두잎약난초 종명이 unguiculata 이며 잎이 두장이다. 꽃이 황갈색에 자색의 반점이 있으며 입술꽃잎은 암술대를 둘러싸고 끝은 세갈래진다.

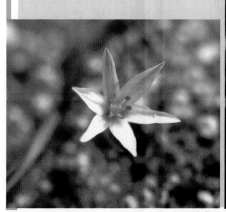

산자고

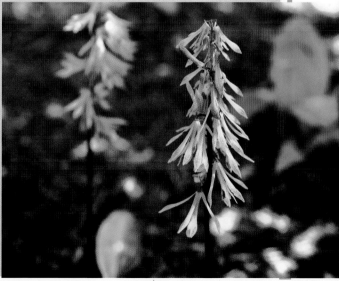

약난초

노박덩굴

Celastrus orbiculatus Thunb.

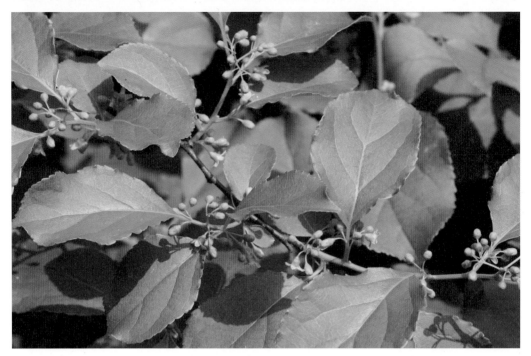

자생지	개화기	채취시기	채취부위
산, 들	5월	10월	열매, 뿌리

특징

성질은 따뜻하고 맛은 맵다. 항암, 소종, 지통작용을 한다.

· 생 김 새 ·

노박덩굴은 노박덩굴과(화살나무과)에 속하며, 속명은 상록수에 대한 고대 그리스어이며 celas 는 늦가을이라는 뜻이다.

노박덩굴을 한자로는 '남사등(南蛇藤)'이라고 쓰며, 금홍수(金紅樹), 지남사(地南蛇), 백룡(白龍), 과산룡(過山龍) 등으로도 부른다.

전국 각처의 산과 들의 숲 속에서 나는 낙엽이 지는 덩굴나무이다.

덩굴은 길이가 5m쯤 자라고 잎은 넓다.

잎에는 잎자루가 있고 어긋나서 핀다. 가장자리에 둔한 톱니가 있으며, 끝은 날카로우며 뾰족하다.

꽃은 암수딴그루이며 연둣빛이다. 꽃받침과 꽃잎은 각각 5개이고 수꽃에 5개의 긴 수술이 있으며 암꽃에 5개의 짧은 수술과 1개의 암술이 있다.

열매는 삭과로 둥근 모양이며 익으면 노랗게 되며 그 속에 빨간 씨가 나온다.

· 효 능 ·

채취 방법　줄기와 뿌리, 열매, 잎을 모두 약으로 쓴다.

노박덩굴은 근육과 뼈를 튼튼하게 하고, 손과 발의 마비를 풀며, 통증을 멎게 하고, 염증을 없애고, 몸 안에 있는 독을 풀어 준다.

류머티즘성 관절염, 퇴행성 관절염, 생리통, 독사에 물린 상처, 종기, 화농성 피부병을 치료한다.

노박덩굴의 뿌리

뿌리는 가을에 캐서 물에 깨끗하게 씻어 그늘에 말려 잘게 썰어서 쓴다. 뿌리가 원기둥 모양으로 잔뿌리가 별로 없고 매우 단단하며 질기다. 노박덩굴 뿌리 추출물은 고초균, 황색포도상구균, 대장균을 억제하는 작용이 있으며 암세포를 억제하는 효과도 있다.

류머티스성 관절염, 근육과 뼈의 통증, 타박상, 구토와 복통 등에 물로 달여 먹으면 효과가 있다. 마음을 안정시키는 효과도 탁월하여 신경쇠약이나 불면증에도 쓴다.

노방덩굴의 열매

노박덩굴 열매에는 기름 성분이 50% 가량 들어 있는데 이 기름 성분이 마음을 가라앉히고 혈압을 낮추며 혈액순환을 좋게 한다. 이 기름에는 강한 방부작용이 있어 식품이나 생선 등을 썩지 않게 보존하는 데에도 쓸 수 있다.

여성의 생리통과 냉증에 특효약　10월 경에 잘 익은 노박덩굴 열매를 따서 그늘에서 말려 살짝 볶아 부드럽게 가루 내어 한 번에 0.5g씩 하루 세 번 밥 먹기 30분전에 따뜻한 물에 먹는다.

뛰어난 해독작용　노박덩굴은 뱀독을 푸는 데 효과가 뛰어나고 아편 중독을 푸는 효과도 있다. 독사한테 물렸을 때에는 노박덩굴 잎을 짓찧어 증류주로 개어 물린 자리에 붙이면 진물이 빠져나오면서 쉽게 아문다. 잎을 즙을 내어 증류주에 한 잔씩 마시면 효과가 더욱 빠르다. 아편 중독에는 노박덩굴 잎을 생즙을 내어 조금씩 먹으면 금단 증상 없이 아편을 끊을 수 있다.

꾸준하고 지속적인 복용 권장　뿌리나 줄기 20～40g을 물 1.8ℓ에 넣고 물이 반으로 줄어들 때까지 달여서 하루 세 번 밥 먹고 나서 먹는다. 아니면 줄기나 뿌리를 잘게 썰어 그물로 된 망태기에 넣어 흐르는 물에 5일 동안 담갔다가 햇볕에 말려 가루를 낸다. 그것을 한 번에 5g씩 하루 세끼 후에 먹는다. 지속적으로 복용하면 고혈압, 저혈압, 동맥경화을 예방하고 치유한다.

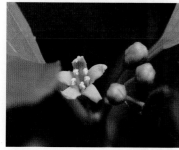
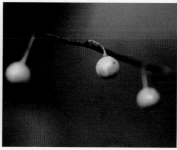
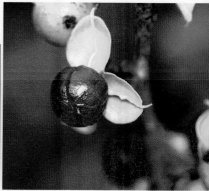

노박덩굴　　　　　　　　　　노박덩굴　　　　　　　　　　노박덩굴

『동의학 사전』에 보면, "노박덩굴은 풍습을 없애고 혈을 잘 돌게 한다.
뼈마디 아픔, 허리와 무릎이 아픈데, 팔다리 마비, 어린이 경풍, 이질, 달거리가 없는데 등에
쓴다. 하루 9~15g을 달임약으로 먹는다.
뿌리는 피 순환을 잘 하게 하는 약으로 쓴다. 또한 곪은 피부질병에 바른다. 민간에서는
노박덩굴의 씨 1~1.5개를 허리 아픔, 류머티즘에 먹으면 진경, 진통작용이 있다고 한다.
월경이 없을 때 쓰며 성기능을 높이는 약, 염증약, 향종양약, 방부약, 열물나기 약으로 쓴다.
뿌리껍질은 마취약 오줌내기 약, 게움약, 땀내기약, 유산시키는 약, 설사약, 살충약으로 쓴다.
잎즙은 아편중독 때 독풀을 약으로 쓴다."고 한다.

• 질병에 따라 먹는 방법 •

튼튼한 관절을 위해서 노박덩굴과 능소화를 각각 같은 양으로 35도 이상의 증류주에 담가 10
일 이상 어둡고 바람이 잘 통하는 곳에 두었다가 매일 잠자기 전 작은 한 잔씩 마신다.
능소화를 구하기 어려우면 노박덩굴만을 20~40g 물로 달여서 하루 세 번에 나누어 먹어도
된다. 또는 노박덩굴 40g, 돼지족발 한 개에 물과 술을 반씩 넣고 푹 끓여서 하루 세 번에 나누어
먹는다. 돼지 족발에 들어 있는 아교질 성분이 관절의 연골을 튼튼하게 한다.
이질이나 설사에 노박덩굴 20g이나 거기에 회화나무 열매 20g ㅇ을 더하여 물 1.8ℓ를 붓고
반이 되게 달여서 하루 세 번에 나누어 차 대신 먹는다. 노박덩굴은 뱃속을 따뜻하게 하고 막힌
기혈을 뚫어 주며 장에 있는 나쁜 균을 죽이는 작용이 있어서
이질이나 설사에 잘 듣는다.
주의 주성분인 알칼로이드에는 약간의 독성이 있어 많이
먹으면 토하거나 설사를 한다.

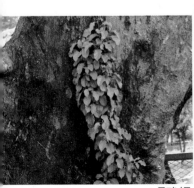

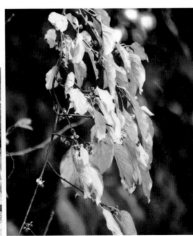

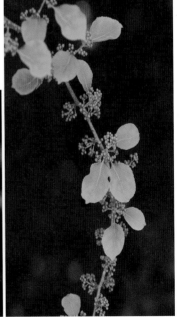

푼지나무   푼지나무   노박덩굴

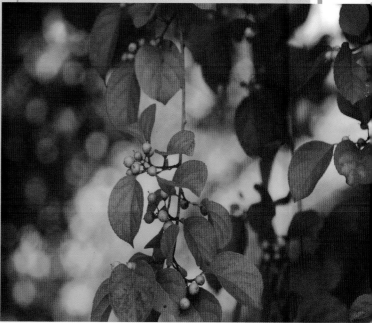

노박덩굴

노박덩굴속 식물은 전 세계에 약 30종이 살고 우리나라엔 3종이 자생한다.

암수딴그루 또는 암수한그루에 단성화 잡성화이기도 한다.

같은 속에 푼지나무, 털노박덩굴이 있다.

푼지나무 우리나라 전역의 산기슭 비탈 암석지에서 자라는 덩굴성 낙엽 떨기나무이다.

공중뿌리는 바위나 노목에 붙으며 땅 위를 기면서 길이가 5m 정도로 자란다.

잎은 어긋나기하며 넓은 타원형이며 길이 2cm, 넓이 2cm로서 털같은 촘촘한 톱니가

있고, 잎자루 아래쪽에 가시가 달린다.

꽃은 6월에 암수딴그루로 피고 잎겨드랑이에 1-3개씩 취산꽃차례로 달리며 지름 6mm

이며 황록색이다.

열매 삭과로 둥글며 지름 6mm로서 10월에 연한 황색으로 3개로 갈라지며 익는다.

털노박덩굴 노박덩굴에 비해 잎 뒷면 맥 주변에 털이 밀생하고 꽃차례에 털이 있다.

꽃이 벌어지지 않고 산지에 드물게 자란다.

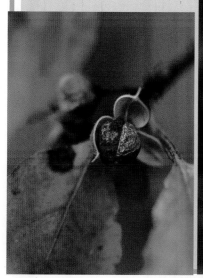

푼지나무

푼지나무

까마중

Solanum nigrum L. 용규(龍葵)

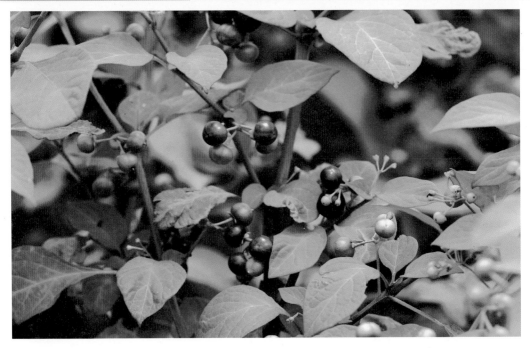

자생지	개화기	채취시기	채취부위
들	8월	9월	열매

특징

성질은 차고 맛은 쓰고 약간 달다. 항암, 소염, 이뇨작용을 한다.

• 생 김 새 •

까마중은 전국 각처의 빈터나 텃밭, 길가에서 자라는 가지과의 일년생풀이다.

까마중은 유럽이 원산지로 농업이 발달함에 따라 중국을 거쳐 국내에 들어온 것으로 추정된다.

줄기는 곧게 서고 높이가 20~60cm로 윗부분에서 많은 가지가 갈라지고 흑자색으로 털이 없고 원줄기에 능선이 약간 있다.

잎은 넓고 달걀꼴로 길이가 3~10cm이고 가장자리에 대체로 톱니가 있다.

꽃은 8~10월에 피며 흰색으로 4~8개의 꽃으로 이루어진 총산화서는 줄기의 중간에 달린다. 꽃받침은 5개로 갈라진다. 열매는 8월부터 익는데 둥글고 종명이 뜻하는 바와 같이 검은색이다.

까마중의 지상부나 뿌리 말린 것을 '용규(龍葵)'라 한다. 성질은 아욱과 비슷하나 줄기가 부드럽고 연하며 둥굴지는 듯하나 덩굴이 아니며 꿈틀거리는 듯 하여 이름에 아욱을 뜻하는 규(葵)와 용(龍)이 들어간다

· 효 능 ·

항암작용 까마중은 많이 쓰이는 항암약 중의 하나이다. 특히 선학초, 지유와 같이 쓰면 항암작용이 증가하고, 떫은맛이 감소된다. 또한 약간 독이 있지만 달이면 독이 줄어든다. 실험에 의하면 엘릿히 복수암, 임파성 백혈병 등에 종양 억제 작용이 있다 한다.

근육 주사제 까마중 전초를 달여 여과하고 여과액에 1.5배의 에타놀을 넣고 여러 번 여과하여 침전물을 버린다. 이 여과액의 에타놀을 휘발시키면 엑기스가 된다. 이것을 주사제로 만들어 근육에 사용한다.

『동의학 사전』에 "맛은 쓰고 성질은 차며 독이 좀 있다. 폐경, 방광경에 작용한다. 열을 내리고 독을 풀며 혈을 잘 돌게 하고 오줌을 잘 누게 한다.

소염작용, 항암작용이 실험으로 밝혀졌다. 솔라닌, 솔라소닌 성분은 혈당량을 높인다. 옹종, 창양, 타박상, 인후두염, 열림 등에 쓴다. 악성종양, 만성 기관지염, 급성 콩팥염에도 쓴다. 하루 15~30g을 달임약으로 먹는다. 외용약으로 쓸 때는 달인 물로 씻거나 신선한 것을 짓찧어 붙인다."고 한다.

『본초강목』에 "열을 맑게 하고 혈을 퍼지게 하며 단석(丹石)의 독을 누른다. 종자는 정종을 다스리며 뿌리는 소변을 잘 누게 한다. 줄기와 잎을 짓찧어 화단창(火丹瘡)에 붙이면 좋다."고 하였다.

· 질병에 따라 먹는 방법 ·

방광 상피조직 종양에 까마중, 배풍등 각 30g을 하루에 1첩씩 달여 마신다.

자궁융모막 상피암에 조기 수술을 한 뒤 까마중 45g, 수염가래 60g, 자초 45g을 하루에 1첩씩 달여 마신다.

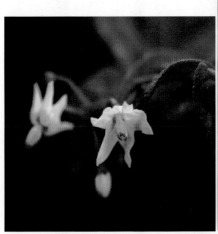
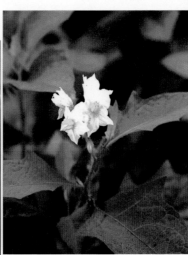
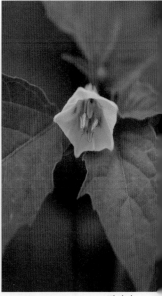

까마중   도깨비가지   땅꽈리

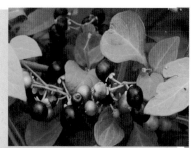

까마중은 가지과 솔라눔 solanum속으로 전세계에 1700
여종이 넘고 한국엔 4종과 여러 변종이 있다. 종명은
열매가 검은색이란 뜻이다.

유사식물로 미국까마중, 귀화식물로 도깨비가지,
땅꽈리가 자생한다.

까마중

도깨비가지 영명으로 Horse Nettle이라하며 종명은
carolinense 이다.

북미 원산의 귀화식물로 1978년에 보고되었다. 전국 강둑에서 자라는 여러해살이풀이다.
줄기는 곧추서며, 가지를 치고, 높이 50-100cm, 별모양털과 달카로운 가시가 있다.
잎은 어긋나며, 긴 타원형 길이 8-15cm, 폭 4-8cm이고, 잎자루에도 가시가 있다. 꽃은
6-10월에 피며, 줄기 옆에서 나온 총상꽃차례에 3-10개가 달린다.
열매는 장과, 둥글며, 주황색으로 익는다. 1개체에 40-50개의 열매가 달린다.

미국까마중 북미 원산이며 주로 중부지방에서 자란다. 꽃과 열매가 까마중보다 조금
작고 꽃이 산형화서로 달린다. 어린 줄기 잎은 삶아서 우려내어 독성을 제거한 다음 나물로
먹기도 한다. 꽃이 필 때부터 가을 사이에 전초를 채취해서 쓴다.

땅꽈리 가지과 꽈리속의 북미 원산으로 남부지방에 귀화하여 사는 한해살이풀이다.
높이 30cm에 줄기에 짧은 털이 있으며 곧게 서고 가지가 갈라진다.
잎은 어긋나기하며 엽병이 길고 달걀모양에 길이 5cm, 폭 3cm이다.
꽃은 7-8월에 피고 황백색이며 잎겨드랑이에 1개씩 밑을 향해 달리고 꽃자루는 길이
1cm정도이다. 열매는 길이
2.5cm 정도의 둥근 장과이며
8-9월에 녹황색으로 익는다.

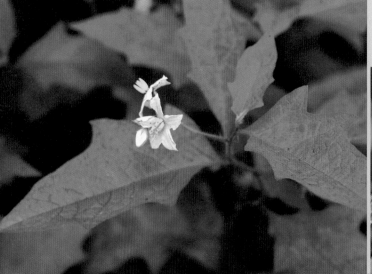

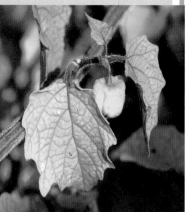

도깨비가지

땅꽈리

화살나무

Euonymus alatus (Thunb.) Sieb.

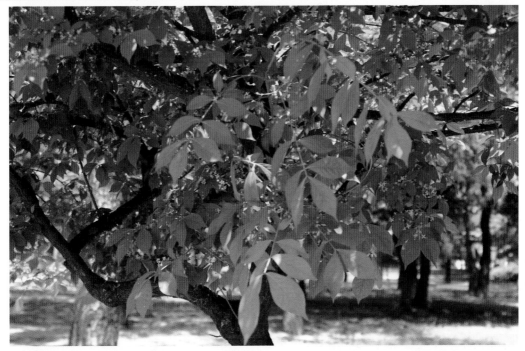

자생지	개화기	채취시기	채취부위
산	5월	10월	가지

특징

성질은 차고 맛은 쓰다. 항암, 활혈, 통경, 거담작용을 한다.

• 생 김 새 •

화살나무는 노박덩굴과에 속하는 넓은 잎의 작은 키 나무이다. 사람 키 정도로 자란다.
사철나무와 같은 과, 속에 들어가지만 사철나무는 상록성이다.
화살나무의 특색은 줄기에 두 줄에서 네 줄까지 달린 코르크 날개를 가지고 있는 것이다. 이
코르크의 성분은 초식 동물이 좋아하는 전분이나 당분이 전혀 없다.
잎은 마주나기로 달리고 타원형이며 잎 가장 자리에 톱니가 있다.
5월에 잎겨드랑이에서 꽃자루가 나오고 여기서 다시 갈라진다. 그 끝에
연한 연두색의 작은 꽃이 달린다. 작은 꽃잎 네 장이 서로 마주나고 다시
그 속엔 네 개의 수술이 선명하게 드러난다.
가을철엔 열매의 자줏빛 껍질이 벌어지고 작은 주홍색 종자가 드러난다.
겨울이 가도록 오래 붙어 있다.

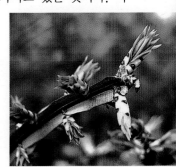

화살나무

활혈 · 통경 · 거담작용 화살나무의 날개의 생약이름은 귀전우, 위모, 호전우 등이라 부른다.
피멍을 풀어주고, 거담작용을 하므로 동맥경화, 혈정증, 가래기침, 월경불순, 젖이 분비되지
않을 때 쓴다. 민간에선 날개부분을 검게 태워 가시를 빼는데도 썼다고 한다.

당뇨를 다스림 화살나무는 당뇨병에 혈당량을 낮추고 인슐린 분비를 늘리는 작용이 있다.

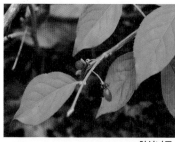 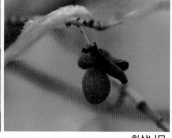 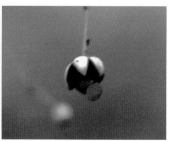

화살나무 　　　　　　　　　　화살나무 　　　　　　　　　　참회나무

『동의보감』에 화살나무는 "성질은 차며 맛은 쓰고 독이 없다. 고독, 시주로 배가 아픈
것을 낫게 한다. 사기나 헛것에 들린 것(邪殺鬼), 월경을 잘 통하게 하고 맺힌 것을 풀며 붕루,
산후 어혈로 아픈 것을 멎게 하며 풍독종(風毒腫)을 삭인다."

『동의학사전』에 화살나무는 "맛은 쓰고 차다. 간경에 작용한다. 혈을 잘 돌게 하고 달거리를
통하게 한다. 약리 실험에서 주요성분인 싱아초산나트륨이 혈당량 낮춘다는 것이 밝혀졌다.
하루 6~9g을 달임약, 알약, 가루약 형태로 먹는다. 임산부에게는 쓰지 않는다."

• 질병에 따라 먹는 방법 •

식용 방법 어린 잎을 나물로 무쳐 먹거나 잘게 썰어 밥을 지어 먹기도 하는데 다소 쓴맛이
나므로 데쳐서 잘 흐르는 물에 담가서 먹는다. '홑잎나물' 이라고 부른다.

산후 기혈 순환에 당귀 30g, 화살나무 60g을 달여 1일 3회 복용한다. 젖이 잘 나오지 않을 때에
화살나무 150g을 달여서 1일 3회 복용한다.

당뇨병에 화살나무 어린 줄기 5~10g을 물로 달여 하루 3번씩 나누어 먹고 효과를 본다.

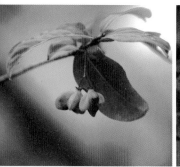 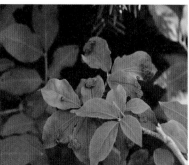 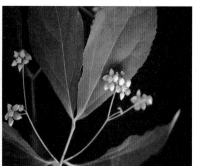

회목나무 　　　　　　　　　　회목나무 　　　　　　　　　　참회나무

참빗살나무

화살나무는 속명이 eunonymus로 전 세계에 약 150종, 우리나라에 12종이 자생한다. 신농본초경 중품에 귀전우 (鬼箭羽)로수재되어 있다. 중국 식물명으로 위모衛矛라 한다. 같은 속에 회잎나무,사철나무,회목나무,회나무,참회나무, 나래회나무 ,참빗살나무 등이 자생하며, 최근엔 미국, 유럽, 중국 등에서 육종된 원예 품종이 많이 들어와 있다.

회잎나무 화살나무와 특징이 다 같으면서 줄기에 코르크질의 날개가 없다. 화살나무와 같은 것으로 보기도 한다.

회나무 열매에는 짧은 날개가 5개 있고 꽃자루가 길게 늘어진다.

참회나무 낙엽 활엽 관목으로 높이는 5m내외이다. 잎은 대생하고, 꽃은 취산화서에 5월에 연한 녹색으로 핀다. 열매는 삭과로 능선 5개가 있으며 10월에 암적색으로 익는다.

나래 회나무 열매에 긴 날개 4개가 있고 날개 끝이 약간 휜다.

참빗살나무 꽃이 양성화로 피고 5~6월에 새가지의 아래쪽에 달리는 취산화서에 연한 황녹색으로 모여 핀다. 열매는 날개가 없고 네모지며, 10~11월에 연한 홍색으로 익는다.

회목나무 고산의 능선에서 자란다. 잎이 약간 넓은 편이고, 꽃은 양성화로 6월에 취산화서로 1~3개의 적갈색 꽃이 잎위에 누워 핀다. 열매는 5개의 작고 둔한 날개가 있고 삭과로 9~10월에 붉은 색으로 익는다.

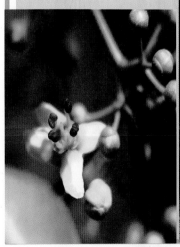

참빗살나무

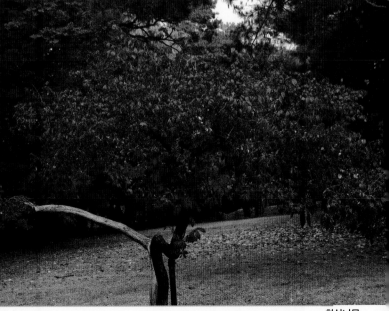

화살나무

토복령

Smilax china L.,
청미래덩굴, 선유량(仙遊糧), 산귀래(山歸來)

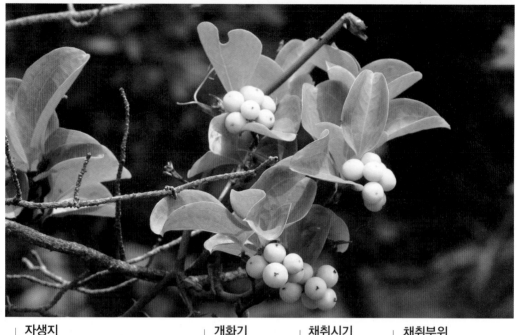

자생지	개화기	채취시기	채취부위
산	5월	9~10월	뿌리

특징

성질은 평하고 맛은 달다. 항암, 소염, 이뇨작용을 한다.

· 생 김 새 ·

청미래덩굴은 경상도에서는 망개나무, 전라도에서는 맹감나무, 명감나무라 불린다. 이외에
매발톱가시, 참열매덩굴, 종가시덩굴, 산귀래 등 여러 이름으로도 부른다. 산기슭 양지 녘에서
자라는 덩굴성 낙엽관목이다. 줄기에는 구부러진 가시가 있으면서 3m 정도로 자란다.

뿌리는 땅에 닿는 줄기에서 바로 뿌리가 나오는 것이 아니라 대나무처럼 땅속을 이리저리 뻗쳐
나가는 땅속줄기(地下莖)를 갖는다. 땅속줄기는 굵고 울퉁불퉁하며 회갈색을 띠며, 오래되면
목질화된다. 마디마다 달려 있는 수염 같은 것이 진짜 뿌리다. 뿌리 부분에 가끔 굵다란 혹이
생기는데, 소나무 밑의 복령을 닮아 '토복령(土茯苓)'이라 한다.

잎은 호생하고 두꺼우며 장타원형으로서 끝이 뾰족하고 반짝반짝 윤이 나며, 잎자루 밑에는
턱잎이 변해서 생긴 덩굴손이 있다.

꽃은 암수딴그루로서 5월에 황록색으로 피며, 수꽃은 수술이 6개이다. 봄 끝자락에 잎겨드랑이에
덩굴손 옆에 긴 꽃대가 올라와 지름 1.5㎝ 정도의 꽃이 산형꽃차례(傘形花序)로 달린다.

열매는 장과로서 둥근 모양이며 9~10월에 노랗다가 붉게 달콤하게 익는다.

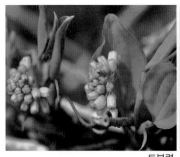

토복령

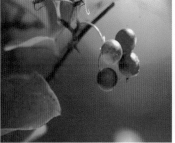

토복령

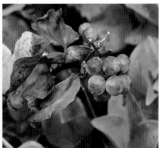

토복령

· 효 능 ·

항암작용 도홍경의 『명의별록』에 여러 효능이 언급되었고, 근년에 항암작용이 발견되어
위암, 식도암, 직장암의 치료에 사용된다.

소염 · 이뇨작용 풍습치료 방광염과 초기 매독의 치료에 좋다.

청미래덩굴의 뿌리 뿌리는 굵고 크며, 바위 틈 사이에 깊이 뿌리를 내려 캐기가 어렵다.

구황식품으로 녹말이 많아 쪄서 먹고, 혹처럼 뭉친 덩이뿌리가 줄지어 달리며 암뿌리는 통통하다.

맛은 달고 성질은 따뜻하며, 가을, 이른 봄에 뿌리를 캐어 잔뿌리를 버리고 씻어 그늘에서 말린다.

뿌리를 캐서 잘게 썰어 수 일간 물에 담가 우려 쓴맛을 빼고, 밥과 떡에 섞어 먹었다고 한다.

계속해서 먹으면 변비가 생겨 고생하게 되므로 쌀뜨물을 함께 넣고 끓이면 좋다.

청미래덩굴의 줄기와 열매

청미래덩굴의 줄기를 보통 젓가락을 만들어 쓰며, 살균과 해독작용을 한다.

열매는 검게 태워서 그 재를 참기름에 개어서 종기, 태독(胎毒), 피부병에 바른다.

열매는 식용하며 어린 순은 나물로 먹는다.

청미래덩굴의 잎 차대용, 담배 대용으로 이용되어 왔다. 봄에 어린 순은 나물로도 즐겨 먹는다.

어린 잎을 잘게 썰어 그늘에 말려 차를 끓여
복용하면 중금속 중독을 예방할 수 있을
뿐만 아니라 치료도 가능하다.

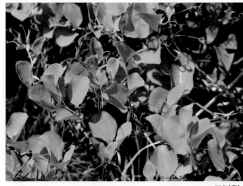

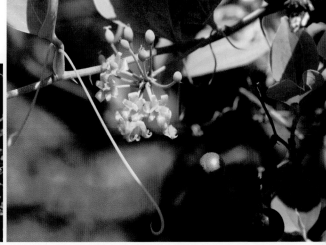

토복령

토복령

• 질병에 따라 먹는 방법 •

간 질환, 신장병, 림프선염, 아토피, 소화불량에 봄, 가을에 뿌리를 채취하여 쌀뜨물에
데쳐서 햇볕에 말려서 쓴다. 말린 것 15g을 물 700㎖에 넣고 달여서 마신다.

수은 중독, 감기, 신경통에 잎(발계엽)을 봄~여름에 채취하여 햇볕에 말려서 쓴다. 말린 것
15g을 물 700㎖에 넣고 달여서 마신다.

습독창양, 습진, 신경성 피부염으로 피부가 붉게 붓고 아프면 금은화, 연교, 포공영, 생지황
등을 넣고 진하게 달여 환부를 씻으면 좋다. 농양을 치료할 때에는 토복령을 군약으로 하고
천화분, 천산갑, 조각자, 황기와 같이 쓰면 배농의 효과가 아주 좋다.

알레르기성 심마진의 예방과 치료에 백선피, 자초, 생지황과 같이 쓰면 좋다. 만성 신염으로
단백뇨가 남을 때 황기, 산약, 백출, 택사, 옥수수 수염 등과 같이 쓰면 좋다.

주의 이뇨작용이 있어 음을 상하기 쉬우므로 간, 신이 허약한 사람은 조심해서 쓴다.

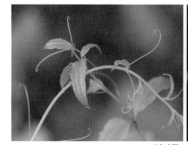 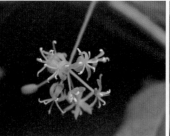 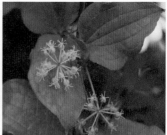

밀나물 　　　　　　밀나물 　　　　　　밀나물

●청미래덩굴 발효액 담그기

잎, 열매, 줄기, 뿌리를 모두 사용할 수 있다. 잎, 줄기, 뿌리 등을 잘게 잘라서 감초, 생강,
대추를 진하게 달인 물에 흑설탕과 함께 넣어 10개월간 응달에 놓고 발효시켜 응용한다.
열매는 따로 꿀이나 흑설탕에 푹 잠기도록 해서 발효시켜 마신다.

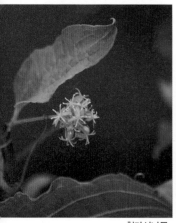 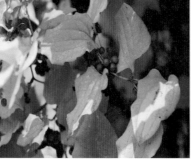

청가시나무 　　　　　　청가시나무 　　　　　　밀나물

청미래덩굴은 밀나물속(smilax) 식물로 세계에 300여종이 있고 여러 변종이 자생한다. 영명으로 Chinaroot라 하며 , 일본명으로 山歸來 , 猿捕茨 등이 있다.

본초강목에 토복령으로 수재되어 있고 별명으로 우여량, 토비해, 선유량이 있다.

청미래덩굴의 잎은 아이의 얼굴처럼 둥글납작하고, 표면에는 윤기가 자르르하다.

기다란 잎자루의 가운데나 잎겨드랑이에서 나온 한 쌍의 덩굴손이 나온다.

산속의 날쌘돌이 원숭이도 잡는다는 뜻으로 일본인들은 원숭이 잡는 덩굴이라고 한다.

어린잎을 따다가 나물로 먹기도 하며, 잎으로 떡을 싸서 찌면 서로 달라붙지 않고, 오랫동안 쉬지 않으며, 망개떡은 청미래덩굴의 잎으로 싼 떡을 말한다.

그 외에 쓰임새로 옛사람들이 문란한 성생활로 매독에 걸리면 먼저 토복령 처방부터 시작했다. 같은 속에 한국에 자생하는 식물로 청가시덩굴, 밀나물이 있다.

밀나물 청미래덩굴속의 전국 각처에 분포하는 덩굴성 여러해살이풀이다.

잎은 어긋나기하며 긴 타원형이고 길이 10cm 정도이다. 탁엽이 변한 덩굴손으로 다른 식물에 의지하여 감겨붙어 자란다. 꽃은 5-7월에 노란색, 녹색으로 피며 길이 7-12mm 의 꽃자루가 15-30개 정도 달린다. 열매 장과이며 검게 익는다.

산가시 청미래덩굴속으로 낙엽활엽의 덩굴성 관목으로 청가시나무라고도 부른다.

줄기는 녹색이며 길이 3-6m로 자란다. 잎은 어긋나며, 난상 타원형으로 털이 없다.

잎자루 아래쪽에는 턱잎이 변한 1쌍의 덩굴손이 있다. 꽃은 6월에 피며, 잎겨드랑이에서 난 꽃대 끝에 3-8개씩 산형꽃차례로 달리고 노란빛이 도는 녹색이다.

열매는 둥근 장과로 검게 익는다.

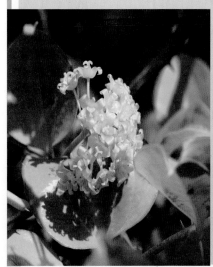

토복령

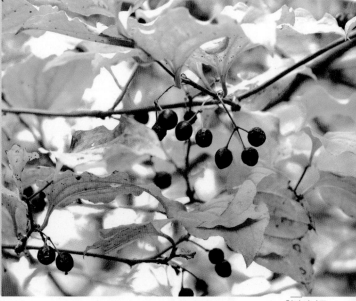

청가시나무

애기똥풀

Chelidonium majus var. asiaticum Ohwi
백굴채(白屈菜), 젖풀

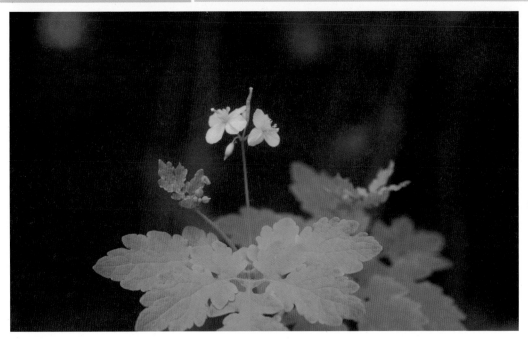

자생지	개화기	채취시기	채취부위
들	4~8월	7~10월	전초

특징

성질은 약간 따뜻하고 맛은 쓰고 맵다. 항암, 진통작용을 한다.

· 생 김 새 ·

속명인 Chelidonium은 그리스어인 제비에서 나왔다. 6월경에 태어난 새끼 제비들이 눈꼽으로 눈을 뜨지 못할 때 어미제비가 애기똥풀 유액을 입에 묻혀 새끼 눈을 씻어준다는 것에서 나왔다. 애기똥풀은 숲 또는 양지에 흔한 양귀비과의 두해살이풀로서 온 몸에 길고 부드러운 털이 난다. 줄기는 곧게 서나, 꺾어지기 쉬우며 자라면서 무척 억세지기 때문에 '까치다리'란 이름을 가진다. 잎과 더불어 원줄기는 분백색이 돌며 곱슬한 털이 있으나 자라면서 없어진다.
높이는 30~80cm이며 원뿌리가 땅속 깊이 들어가며 뿌리의 색깔이 등황색이다.
잎은 서로 어긋나게 자리 잡고 깃털 모양으로 갈라진다.
갈라진 조각은 길쭉한 타원꼴이다. 잎 가장자리는 무딘 톱니가 있다.
4~8월에 노란색의 꽃이 피며 꽃받침은 2개로 일찍 떨어진다. 꽃잎은 4개이며 많은 수술과 1개의 암술이 달리고 6월부터 씨가 익으며 긴 꼬투리 속의 작은 씨는 땅에 떨어져 9~10월경에 새싹이 돋아나와 겨울을 나기도 한다.

· 효 능 ·

채취 방법 꽃을 포함한 줄기와 잎을 모두 약으로 쓴다. 꽃 피고 있을 때에 채취하여 그늘에서 말린다. 외용으로는 생것을 쓰기도 한다.

강한 소염, 항균작용 진통작용을 하는 켈리도닌을 미롯하여 켈러리스린, 프로토핀, 말릭산, 산구이나린 등의 성분이 함유되어 있다. 켈리도닌과 산구이나린은 독성이 약하며 소염, 향균작용이 있어서 염증의 치료약으로 사용된다.

항암작용 백굴채는 이미 백 년 전에 암 치료약으로 알려져 있었다. 말기 자궁경부암, 피부암에 좋은 효과를 보았다 한다. 최근 북한의 임상자료에는 확실히 항암효과가 있다고 한다.

진통작용 진통제로서 위통, 치통에 민간약으로 사용한다. 예부터 의약품으로 사용하지는 않았으나, 백굴채의 많은 성분이 진통작용이 있어 위장의 동통과 궤양을 치료한다.

> 북한의 『동의학 사전』 에는 "맛은 쓰고 매우며 오줌을 잘 누게 하며 독을 푼다. 약리 실험에서 물 우림약과 즙액이 살균작용, 열물내기작용, 항암활성을 나타낸다는 것이 밝혀졌다. 위장아픔, 황달, 붓는데, 옴, 헌데, 뱀에게 물린데 등에 쓴다. 위암, 피부암 등에도 쓴다. 하루 2~6g을 달여 먹는다. 외용약으로 쓸 때는 생것을 짓찧어 붙인다." 고 한다.

· 질병에 따라 먹는 방법 ·

음용 방법 민간에서는 잎과 줄기를 생채로 짓찧어 백굴채 50g을 술 200cc에 넣고 하루 정도 우려내어 짜서 하루 3번, 1회에 10cc씩 공복에 마신다. 전초를 꽃이 필 때 달여 그늘에 말린 후 8~10g에 물 200cc를 넣어 달여 하루 3번 나눠 식후에 먹는다.

벌레물림, 종기에 효과적 전초를 달여서 버짐 부위에 바르면 효과가 있다. 그래서 버짐풀이란 속명이 있다. 벌레물린 데 즙을 내어 바른다. 종기가 곪아서 빨리 터지게 할 때 찧어서 붙인다.

만성 기관지염에 백굴채 600g, 감초 40g을 재탕까지 달여, 1회 30cc씩 1일 3회 나눠 복용한다.

주의 많은 양을 쓰면 위장에 강한 자극을 주어 위경련, 혈뇨, 동공 수축마비가 생긴다. 이때 위 세척을 위해 과망간산칼륨은 1~2%, 탄닌 용액은 5분 간격으로 12cc씩 마신다.

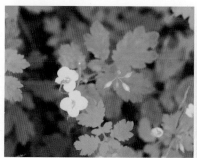
애기똥풀

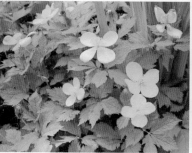
노랑매미꽃

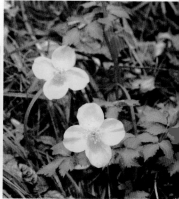
피나물

애기똥풀속 식물은 전 세계에 걸쳐 2종이 사는데,
1변종이 있다. 유사식물로 피나물속엔 아시아에 여러
종이 있고 한국엔 피나물, 노랑매미꽃이 산다. 학설에
따라 이들을 모두 애기똥풀과 한 속으로 보기도 한다.

피나물 어린 순을 나물로 하지만 독성이 있다. 한방에선
하청화근(荷靑花根)이라하여 뿌리를 말려 약용한다.
풍습성 관절염과 타박상에 유효하며 심한 노동으로 인하여 사지가 무력하고 얼굴빛이
노랗고 수척할 때 술에 짓찧어 복용한다고 한다.

노랑매미꽃 다년생 초본으로 중북부지방에 분포하며 산지의 숲 속에서 자란다.
근경은 짧고 굵으며 옆으로 자라서 많은 뿌리가 나오고 원줄기는 높이 30cm 정도이다.
꽃은 4~5월에 원줄기 끝의 잎겨드랑이에서 1~3개의 화경이 나와 그 끝에 지름 3cm쯤
되는 황색의 꽃이 1개씩 핀다.
열매는 삭과이며 길이 4cm내외이다.
어린순을 데쳐서 우려내고 나물로 먹는 곳도 있지만 독이 있어 조심해야 한다.

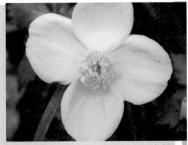

피나물

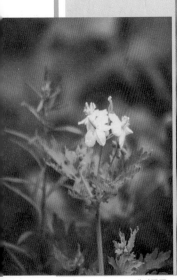

애기똥풀

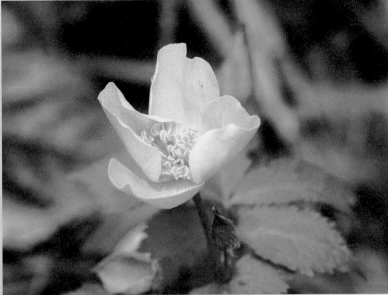

피나물

삿갓나물

Paris verticillata Bieb.
Paris polyphylla Smith 조휴(蚤休)

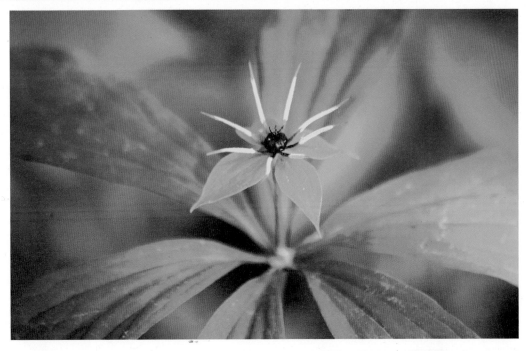

자생지	개화기	채취시기	채취부위
숲속	6~7월	9~10월	뿌리

특징

성질은 차고 맛은 맵고 쓰다. 항암, 산어, 해독, 소종작용을 한다.

· 생 김 새 ·

삿갓나물을 칠엽일지화라고도 부른다.

삿갓나물은 산지의 숲 속에서 자라는 백합과의 여러해살이풀이다.

근경은 옆으로 길게 뻗고 끝에서 원줄기가 나와 20~40㎝ 정도 자라며 끝에서 6~8개의 잎이 돌려난다.

꽃은 6~7월에 피며 잎 가운데서 1개에 꽃대가 나와 끝에 1개의 녹갈색 꽃이 위를 향해 핀다. 외화피는 4~5개이며 넓은 피침형이고 내화피는 실같고 누른빛이 돌며 나중에 밑으로 펴진다. 꽃받침조각은 넓은 바소꼴 또는 좁은 달걀 모양으로 끝이 뾰족하다. 뿌리는 주로 가을철에 채취하여 햇볕에 말려 썰어서 사용한다. 마치 인삼 뿌리처럼 생겼다. 한방에서는 뿌리줄기를 '조휴'라고 한다.

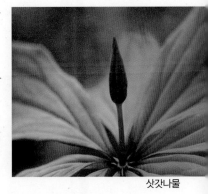

삿갓나물

· 효 능 ·

항암제, 해독제 주로 암 치료제, 뱀에 물렸을 경우 해독제로 쓴다. 조휴의 독은 땅속줄기 껍질에 다량 함유되어 있어 외용해서는 중독이 일어나지 않는다.

각종 화농성 구균에 대해서는 강력한 억제작용이 있어서 외과에 널리 사용되고 있다.

뿌리를 잘 씻어 다진 후 감초 가루, 생강즙을 적당량 가미하면 그 독성을 약화시킬 수 있다.

산어 · 지혈작용 조휴는 외용, 내복용 어느 것으로 사용해도 어혈을 흩어뜨리고 지혈하는 작용을 한다. 또한 외상에 의한 출혈을 막는데도 외용한다.

· 질병에 따라 먹는 방법 ·

급성 유선염에 초기 유방에 종창이 생겨 만지면 아프고 젖을 짜도 시원하게 안 나오는 경우 조휴에 대황을 섞어 연고를 만들어 바르면 염증을 없애고 곪는 것을 예방할 수 있다.

뱀한테 물렸거나 벌이나 독충에 찔렸을 경우 뱀에 물리면 조휴 가루에 천남성 가루를 가미해 식초로 연고를 만들어 소독하고 약물을 바른다.

근육의 심부에 생긴 농양을 없애려면 감염된 병소에 세균이 혈생을 따라 심부의 조직에 들어가면 근육이 서서히 부어오르고 통증을 수반한다. 이때 내복용으로는 감초, 금은화, 연교를 진하게 끓여 하루에 한 첩씩 복용한다.

급성 기관지염에 해수, 발열 등의 증상이 동반되는데 이때 행인, 반하를 배합하여 사용한다.

뇌종양에 삿갓나물, 위령선, 목과를 가지고 하루에 1첩씩 탕액으로 삼칠근 가루와 함께 먹는다.

비인암에 삿갓나물, 조구등, 용담초 생천남성, 태자삼, 하고초를 쓴다.

피부암에 생삿갓나물, 생하수오를 돌 그릇에 찧어 떡을 만들어 종양 부위에 두 차례 붙인다.

기관지염, 임파선결핵, 인후염에 삿갓나물의 뿌리를 달여 하루 3~6g을 조심스럽게 복용한다.

주의 조휴는 독이 강하므로 임산부는 복용하지 않는다.

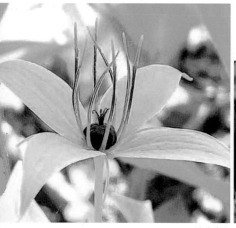
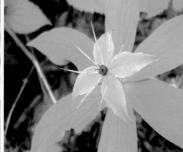
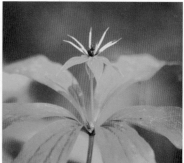

삿갓나물   삿갓나물   삿갓나물

삿갓나물속 paris은 전 세계에 약 30여종이 있으며,
중국엔 약 20여종이 있어 대부분 약용한다.
신농본초경 중품에 조휴라는 명칭으로 수재되었다.
칠엽일지화는 종명이 chinensis 이며 한국에 자생하는 것은 종명이 verticillata이다.
동의학사전엔 백공초라 하는데 종명이 tetraphylla이다.

삿갓나물을 칠엽일지화라고도 부르는데 다음과 같은
일화가 있다.
옛날 어느 마을에 늠름한 아들 일곱과 아름다운 딸 하나를
가진 집안이 있었다.
어느날 마을에 큰 이무기가 내려와 사람들에게 해를 끼쳐,
일곱 형제가 이무기와 처절한 싸움을 벌였으나 모두
죽었다. 그리고 바늘로 만든 갑옷을 입은 여동생마저 삼킨
이무기는 49일 동안 뒹굴며 몸부림치다 죽었다. 얼마후
이무기가 죽은 곳에서 이상한 풀이 자랐다.
일곱 개의 깃잎이 있고, 한 송이 아름다운 꽃이 피어났는데
꽃 속에 금빛 바늘 같은 것이 돋아 있었다. 많은 사람들은
일곱 형제와 그 여동생의 넋이 꽃이 되어 자라났다고 하여
그 꽃을 칠엽일지화(七葉一枝花)라고 불렀다.

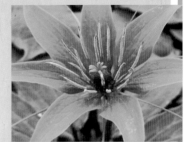

사엽중루(quadrifdia)

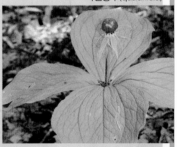

사엽중루

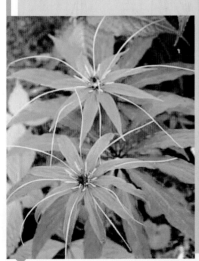

사엽중루

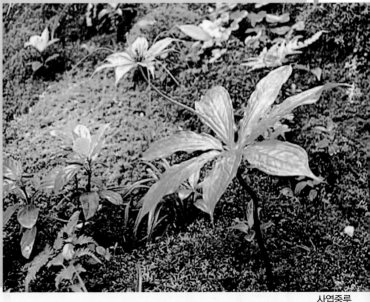

사엽중루

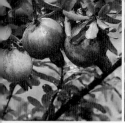
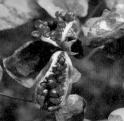
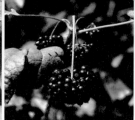
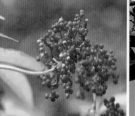
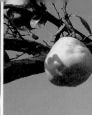
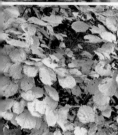
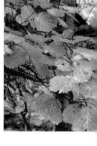

참고 문헌

『신농본초경』, 하북과학 기술 출판사 (2000)

『신논본초경소』, 중국중의약 출판사 (2000)

『향약집성방』, 과학 백과사전 출판사 편, 일월서각 (1993)

『약초의 성분과 이용』, 과학 백과사전 출판사 편, 일월서각 (1991)

『중약대사전』, 상해 과학 기술 출판사 (2000)

『신씨본초학』, 신길구 저 수문사 (1988)

『항암본초』, 김수철 역주, 바람과 물결 (1992)

『한약자원식물학』, 장상문 공저, 학문출판(주) (1999)

『본초비요』, 서부일 공 편저, 일중사 (1999)

『본초삼가합주』, 신장환 공편역, 일중사 (2000)

『한약포제와 응용』, 이정원 공편저, 영림사 (1991)

『장부변증론치』, 김완희 공편, 성보사 (1998)

『원색천연약물대사전』, 김재길 저, 남산당 (1992)

『도설 한방의약대사전』, 진존인 저, 도서출판 송악 (1982)

『대한 식물도감』, 이창복 저, 향문사 (2014)

『원색 한국식물도감』, 이영노 저, 교학사 (2002)

『동의학 사전』, 과학백과사전 종합출판사, 까치출판사 (1997)

『본초강목(정화본)』, 과학출판사 (1998)

『한국의 나무』, 김진석, 김태영 저, 돌베개 (2011)

『한국의 귀화식물』, 박수현 저, 일조각 (2009)

『한국 양치 식물도감』, 한국양치식물 연구회 저, 지오북 (2005)

『임상본초학』, 박만철 외, 중의문학출판사 (2015)

『약초 및 한약재 법제임상대전』, 안덕균 저, 학술편수관 (2016)

『한국본초도감』, 안덕균 저, 교학사 (2003)

『임상한약대도감』, 안덕균 저, 현암사 (2013)

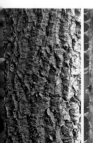
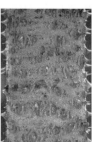
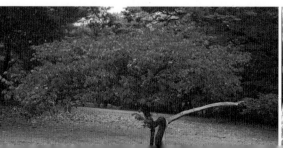
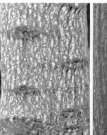